LiSAコレクション
超音波ガイド下 末梢神経ブロック
実践 25 症例

編集 **森本 康裕** 宇部興産中央病院 麻酔科

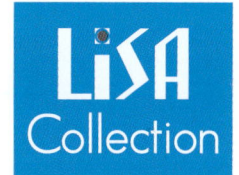

メディカル・サイエンス・インターナショナル

Ultrasound-Guided Peripheral Nerve Blocks in 25 cases, Volume 2
First Edition
by Yasuhiro Morimoto, M.D.

Ⓒ 2016 by Medical Sciences International, Ltd., Tokyo
All rights reserved.
ISBN 978-4-89592-851-9

Printed and Bound in Japan

注 意

本書に記載した情報に関しては，正確を期し，一般臨床で広く受け入れられている方法を記載するよう注意を払った。しかしながら，著者ならびに出版社は，本書の情報を用いた結果生じたいかなる不都合に対しても責任を負うものではない。本書の内容の特定な状況への適用に関しての責任は，医師各自のうちにある。

　著者ならびに出版社は，本書に記載した薬物の選択・用量については，出版時の最新の推奨，および臨床状況にもとづいていることを確認するよう努力を払っている。しかし，医学は日進月歩で進んでおり，政府の規制は変わり，薬物療法や薬物反応に関する情報は常に変化している。読者は，薬物の使用にあたっては個々の薬物の添付文書を参照し，適応，用量，付加された注意・警告に関する変化を常に確認することを怠ってはならない。これは，推奨された薬物が新しいものであったり，汎用されるものではない場合に，特に重要である。

はじめに

超音波ガイド下末梢神経ブロックの新たな世界へ

2013年に上梓した「超音波ガイド下末梢神経ブロック実践24症例」は，症例にもとづく超音波ガイド下末梢神経ブロックの実践書として評価を得ることができた。これは，神経ブロックの実践にはテクニックだけでなく，ブロックを活用する麻酔管理全体を知らなければならないという編者の考えが多くの読者に理解されたものと考えている。

　しかし，神経ブロックの領域の進歩は早く，ここ数年でも新しい知見が増えている。新しい概念の神経ブロック法の登場と機材の進歩は，より幅広い症例へと神経ブロックの適応を拡大した。そこで前書の改訂ではなく，2作目として新たに本書を企画した。

　本書では，前書と同じ術式に対しても異なるアプローチが試みられている症例，新たに適応となった症例，さらに小児麻酔での応用を採用した。したがって，前書と合わせると計49症例を取り上げることとなり，幅広い麻酔管理をカバーできるようになった。前書と本書で異なるアプローチで述べられているものでも，決して前書の内容が時代遅れになったわけではない。さまざまな方法の中から自分にあったアプローチを探してもらいたい。

　また，近年の末梢神経ブロックのトピックを総論，ミニ解説，コラムにまとめた。これらからお読みいただくと，症例検討のセクションがより理解しやすいのではないかと考えている。

　麻酔管理には絶対的な正解はない。よりよい方法を求めて日々研鑽を重ねていくのが麻酔科医としての責務である。超音波ガイド下末梢神経ブロックの普及が日本の麻酔管理の質を向上したのは間違いないが，さらにレベルの高い麻酔管理の実践のために，本書が役立つことを希望している。

　最後に，本書の発行に当たり多大なご協力を賜ったメディカル・サイエンス・インターナショナルの江田幸子，金子史絵の両氏にこころから感謝します。

2016年4月
満開の桜の季節に

森本　康裕

編　集

| 森本　康裕
宇部興産中央病院 麻酔科

執　筆（掲載順）

| 佐藤　裕
つがる西北五広域連合つがる総合病院 麻酔科

| 堀田　訓久
自治医科大学 麻酔科学・集中治療医学講座

| 山田　知嗣
鹿児島大学医学部・歯学部附属病院 麻酔科

| 中本　達夫
関西医科大学 麻酔科学講座

| 末盛　泰彦
福岡リハビリテーション病院 麻酔科

| 香川　哲郎
兵庫県立こども病院 麻酔科

| 村田　寛明
長崎大学医学部 麻酔学教室

| 中島　邦枝
群馬県立がんセンター 緩和ケア科

| 上嶋　浩順
昭和大学病院 麻酔科

| 八反丸　善康
東京慈恵会医科大学附属第三病院 麻酔科

| 柴田　康之
名古屋大学医学部附属病院 手術部

| 笹川　智貴
旭川医科大学 麻酔・蘇生学講座

| Hyungtae Kim
Department of Anesthesiology and Pain Medicine, Presbyterian Medical Center

| 渕辺　誠
沖縄赤十字病院 麻酔科

| 渡辺　邦太郎
杏林大学医学部 麻酔科学教室

| 徳嶺　譲芳
杏林大学医学部 麻酔科学教室

| 滝本　佳予
大阪市立池田病院 麻酔科ペインクリニック

| 佐藤　慎
旭川医科大学 麻酔・蘇生学講座

| 宮﨑　直樹
国立病院機構熊本医療センター 麻酔科

| 仲西　康顕
奈良県立医科大学 臨床研修センター

| 酒井　規広
総合大雄会病院 麻酔科

| 相川　勝洋
北海道大学大学院医学研究科 麻酔・周術期医学分野

| 福井　公哉
湘南鎌倉総合病院 麻酔科

| 野村　岳志
横浜市立大学大学院医学研究科 麻酔科学

田中 絵理子
周南記念病院 麻酔科

逢坂 佳宗
川崎市立川崎病院 麻酔科

吉田 敬之
関西医科大学附属枚方病院 麻酔科
(前 新潟大学医歯学総合病院 麻酔科)

中本 あい
住友病院 麻酔科

新屋 苑恵
名古屋大学医学部附属病院 麻酔科

湯本 正寿
東京慈恵会医科大学葛飾医療センター 麻酔部

入嵩西 毅
大阪大学大学院医学系研究科 麻酔集中治療医学教室

矢鳴 智明
福岡大学病院 麻酔科

武田 泰子
愛媛県立中央病院 麻酔科・集中治療科

田中 基
埼玉医科大学総合医療センター 産科麻酔科

久米村 正輝
東京慈恵会医科大学 麻酔科

森 英明
島根大学医学部 麻酔科

紫藤 明美
横浜栄共済病院 麻酔科

佐倉 伸一
島根大学医学部 麻酔科

大久保 涼子
新潟市民病院 麻酔科

超音波ガイド下末梢神経ブロック第2巻 実践25症例 ● 目 次

はじめに ……………………………………………………………………………………… iii
本書で扱う症例と施行するブロック一覧 ………………………………………………… x

総 論 1

総論1	**なぜ今，神経ブロックなのか**	
	手術の「方便」から周術期チームの「基本的要素」への道	**3**
		佐藤　裕

総論2	**抗血栓療法と神経ブロック**	
	抗血栓薬の薬理学的特性と神経ブロックの出血性合併症にもとづいて判断する	**7**
		堀田 訓久

総論3	**末梢神経ブロックと安全対策**	
	そのブロック，間違えていませんか？	**15**
		山田 知嗣

総論4	**腰神経叢ブロック再考**	
	胸腰筋膜との関係を含めて	**19**
		中本 達夫

総論5	**脊柱管の超音波解剖と臨床への応用**	
	プレスキャンによる質の担保	**25**
		末盛 泰彦

総論6	**小児の術後鎮痛法と末梢神経ブロック**	
	マルチモーダル鎮痛を行おう	**31**
		香川 哲郎

総論7	**末梢神経ブロックにおけるトリプルガイダンス**	
	超音波画像，神経刺激に加えて，注入圧も重要な情報源!!	**37**
		村田 寛明

COLUMN 1	**超音波装置の針強調技術**	
	針が光って見えるってホント?!	**41**
		中島 邦枝

総論8	**神経ブロック針とその描出**	
	安全に神経ブロックを行うために，もういちど見直してほしい	**45**
		上嶋 浩順

COLUMN 2	**catheter-over-needle**	
	持続末梢神経ブロックの革命	**50**
		八反丸 善康

症例検討

Section 1　頭頸部·····53

ミニ解説1　頭頸部の神経ブロック
頭頸部で可能な超音波ガイド下神経ブロック　　　　　　　　　55
柴田 康之

症例1　下顎骨部分切除と頸部郭清術
超音波ガイド下による下顎神経ブロックと深頸神経叢ブロックの実際　　57
柴田 康之

Column 3　欧州区域麻酔学会（ESRA）の認定医制度
チームで勝ち取った3年間の軌跡　　　　　　　　　　　　　62
笹川 智貴

Section 2　上肢·····65

ミニ解説2　腕神経叢ブロック斜角筋間アプローチの注意点
超音波時代において，神経刺激はもう必要ないのか？　　　　67
Hyungtae Kim

症例2　肩関節手術
持続腕神経叢ブロックとデクスメデトミジン鎮静で，患者満足度の高い早期離床を　71
渕辺 誠

症例3　肩関節腱板修復術
ステロイドを局所麻酔薬に添加すると腕神経叢ブロックの鎮痛時間が延長する！　79
渡辺 邦太郎・德嶺 讓芳

症例4　鎖骨骨折の観血的プレート固定術
最小限の局所麻酔薬と効果範囲で，最大限の満足を　　　　　85
滝本 佳予

症例5　頸髄損傷患者に対する肩関節手術
横隔神経麻痺を回避して肩関節の鎮痛を得る　　　　　　　　93
笹川 智貴・佐藤 慎

症例6　肘骨折に対する骨接合術
肘周囲の手術には鎖骨上アプローチが第一選択　　　　　　　99
宮﨑 直樹

症例7　選択的知覚神経ブロックによる腱移植術および手関節形成術
覚醒下で力源となる筋収縮と腱張力を術中に確認し，確実な手指機能の再建を行う　105
仲西 康顕

vii

Section 3　下肢 ……………………………………………………………… **111**

ミニ解説 3　**内転筋管ブロック**
選択的神経ブロックの進化と深化　　　**113**
酒井 規広

ミニ解説 4　**膝関節局所浸潤麻酔**
局所浸潤麻酔の現状と，これからの課題　　　**119**
相川 勝洋

症例 8　**大腿骨頸部骨折**
高リスク患者への神経ブロック：難題に立ち向かい早期リハビリテーションを目指す　**123**
福井 公哉・野村 岳志

症例 9　**人工膝関節置換術 1**
持続大腿神経ブロックと膝関節局所浸潤麻酔で脱・硬膜外麻酔を目指す　**129**
相川 勝洋

症例 10　**人工膝関節置換術 2**
強力な鎮痛と運動機能の温存の両立を目指す　　**133**
酒井 規広

症例 11　**前十字靱帯再建術**
リハビリテーションの早期開始による現役への早期復帰をねらった麻酔管理　**141**
田中 絵理子

症例 12　**足関節骨折**
健肢の筋力を保持したまま，患肢の持続疼痛管理を行う　**147**
逢坂 佳宗

Section 4　体幹部 ………………………………………………………… **153**

ミニ解説 5　**腹横筋膜面ブロック**
広範囲の鎮痛を確実に得るためには　　**155**
吉田 敬之

Column 4　**創部浸潤麻酔**
術後鎮痛法の一つとして，今後，発展が期待される　**160**
中本 あい

ミニ解説 6　**胸筋神経（PECS）ブロック**
乳癌手術の術後鎮痛に広がりつつある　　**163**
上嶋 浩順

症例 13　**悪性胸膜中皮腫の胸膜切除/肺剝皮術**
集学的治療とマルチモーダル鎮痛で管理する　**167**
新屋 苑恵・柴田 康之

症例 14　**乳癌手術 1**
局所麻酔薬を最大限利用して，患者の満足度向上を目指す　**173**
湯本 正寿

症例 15　**乳癌手術 2**
術後鎮痛には，簡便な PECS ブロックを　**179**
上嶋 浩順

症例 16	経カテーテル的大動脈弁留置術の心尖アプローチ	
	積極的な術後鎮痛で早期回復に貢献する	**183**
		入嵩西 毅

症例 17	腹腔鏡補助下胃全摘術	
	肋骨弓の外側で手術創に妨げられずにブロックを実施	**189**
		村田 寛明

症例 18	開腹胆嚢摘出術	
	腹腔鏡下手術から開腹術に変更になっても，臨機応変にブロックを追加する	**195**
		矢鳴 智明

症例 19	卵巣癌に対する開腹手術	
	持続腹横筋膜面ブロックはうまく使えば硬膜外麻酔に勝るとも劣らない	**201**
		吉田 敬之

症例 20	腹腔鏡下子宮全摘術	
	腹横筋起始部から中枢側へアプローチして，よりよい鎮痛効果をねらう	**209**
		武田 泰子

症例 21	病的肥満妊婦の帝王切開術に対する脊髄くも膜下硬膜外併用麻酔	
	病的肥満患者であっても，確実に穿刺し，全身麻酔を回避する	**215**
		田中 基

Section 5　小児 **223**

症例 22	腹腔鏡下虫垂切除術	
	子どもの快適な術後のために	**225**
		久米村 正輝

症例 23	臍ヘルニア根治術	
	日帰り手術には超音波ガイド下腹直筋鞘ブロックを第一選択に	**231**
		森 英明・紫藤 明美・佐倉 伸一

症例 24	鼠径ヘルニア根治術	
	日帰り手術を妨げる症状を予防する	**237**
		大久保 涼子

症例 25	新生児の動脈管開存症	
	より少ない麻薬使用量で，より効果的な周術期管理を	**245**
		佐藤 慎

索引 **251**

■本書で扱う症例と施行するブロック一覧

症例	疾患名	術式	施行する神経ブロック	ページ
1	下顎骨歯肉癌	下顎骨部分切除，頸部郭清術	下顎神経ブロック/深頸神経叢ブロック	57
2	肩回旋筋腱板損傷	鏡視下肩回旋筋腱板修復術	持続腕神経叢ブロック斜角筋間アプローチ	71
3	肩腱板断裂（棘上筋腱）	肩関節鏡下腱板修復術	腕神経叢ブロック斜角筋間アプローチ	79
4	鎖骨遠位端骨折	プレートによる観血的整復固定術	C_5, C_6神経根ブロック/浅頸神経叢ブロック	85
5	肩関節唇損傷	関節鏡視下関節唇縫合術，肩峰下除圧術	持続肩甲上神経ブロック/腋窩神経ブロック	93
6	上腕骨通顆骨折	骨接合術	腕神経叢ブロック鎖骨上アプローチ	99
7	関節リウマチ	伸筋腱の再建術，手関節形成術（Sauve-Kapandji 法）	選択的知覚神経ブロック〔橈皮神経（外側前腕皮神経）・内側前腕皮神経・後前腕皮神経・尺骨神経背側枝・筋膜下ブロック（長掌筋）・筋膜下ブロック（前腕伸筋群）・前骨間神経ブロック（前腕遠位部）・後骨間神経ブロック（前腕遠位部）〕	105
8	大腿骨頸部骨折	人工骨頭置換術	腰神経叢ブロック/坐骨神経ブロック傍仙骨アプローチ	123
9	変形性膝関節症	人工膝関節置換術	持続大腿神経ブロック（＋膝関節局所浸潤麻酔）	129
10	変形性膝関節症	人工膝関節置換術	持続内転筋管ブロック/選択的脛骨神経ブロック	133
11	前十字靱帯断裂	ハムストリング腱移植による再建術	内転筋管ブロック/選択的脛骨神経ブロック	141
12	足関節骨折	観血的整復固定術	持続坐骨神経ブロック膝窩アプローチ	147
13	悪性胸膜中皮腫	胸膜切除/肺剥皮術	持続胸部傍脊椎ブロック	167
14	乳癌	乳腺部分切除術とセンチネルリンパ節郭清	胸部傍脊椎ブロック	173
15	乳癌	乳腺部分切除術とセンチネルリンパ節生検	胸筋神経ブロック（PECS Ⅱブロック）	179
16	大動脈弁狭窄症	経カテーテル的大動脈弁留置術	胸部傍脊椎ブロック	183
17	胃体上部の腫瘍	腹腔鏡補助下胃全摘術	肋間神経ブロック	189
18	胆嚢炎	開腹胆嚢摘出術	肋骨弓下腹横筋膜面ブロック/持続胸部傍脊椎ブロック	195
19	卵巣癌	腹式子宮全摘術＋両側付属器切除術＋大網部分切除術＋骨盤内リンパ節郭清＋傍大動脈リンパ節郭清	持続腹横筋膜面ブロック肋骨弓下斜角アプローチ	201
20	子宮筋腫	腹腔鏡下子宮全摘術	腰方形筋ブロック	209
21	病的肥満妊婦	帝王切開術	脊髄くも膜下硬膜外併用麻酔（needle through needle 法）	215
22	小児の急性虫垂炎	腹腔鏡下虫垂切除術	腹直筋鞘ブロック	225
23	小児の臍ヘルニア	臍ヘルニア根治術	腹直筋鞘ブロック	231
24	小児の外鼠径ヘルニア	腹腔鏡下経皮的腹膜外ヘルニア閉鎖術	腸骨鼠径神経・腸骨下腹神経ブロック/腹横筋膜面ブロック	237
25	新生児の動脈管開存症	動脈管結紮術	持続胸部傍脊椎ブロック	245

総論

総論 1

なぜ今，神経ブロックなのか

手術の「方便」から周術期チームの「基本的要素」への道

■時代の要請と先人たちのパイオニア精神

2015年1月18日，現在の米国区域麻酔学会（ASRA[*1]）の創設者founding fatherの一人であり，元会長であるDr. Alon P. Winnieが逝去された。享年82歳。晩年のインタビューで自らの専門的な業績を問われ，氏は控えめに「分野でいえば，数多くの若い麻酔科医に教育と訓練をしたことだ」と答え，すぐ続けて誇らしげに「彼らはみんな区域麻酔と疼痛治療にすぐれた技術を身に付けてくれた。疑いのないことは，アカデミックな麻酔科学にとっての最も大きなご褒美は，教える者が世界中に数えきれない友情を生み出すことだ」と付け加えた，と伝えられる[*2]。

1970年代に留学先のミシガン大学でDr. Winnieの謦咳に接した松木明知博士[*3]は，Dr. Winnieがキャリアの頂点で成人型のポリオにより気管切開による人工呼吸を余儀なくされたのち奇跡的に回復したが，下半身に重い障害を残した体で車椅子に乗って手術室を次々に巡っては神経ブロックを行い，終生後進の教育にあたっていた姿を筆者に繰り返し語ってくれた。

19世紀末に発見された局所麻酔薬コカインを用いた区域麻酔法は，当時3000～6000人に1人とされた吸入麻酔薬による全身麻酔の死亡率[1]に対するアンチテーゼとして出発し，浸潤麻酔法の提唱者であるCarl L. Schleichは，当初ドイツ外科学会の権威者たちから激しい反発に遭ったが，次第にその利点が評価され，コカインの依存性，中毒などの問題を克服する新薬の開発と相俟って，脊椎麻酔，区域麻酔への応用が欧米から急速に世界中へ普及していった。

当初，メスの加わる組織ごとの浸潤麻酔法から出発した区域麻酔は，20世紀の初頭から解剖学的な知識をもとに末梢神経をブロックする方法に発展する。この間，19世紀から20世紀初頭にかけて，アヘン戦争，クリミア戦争，南北戦争，普仏戦争，第一次世界大戦など，膨大な外傷治療の需要と経験が医学界に大きな影響を及ぼしたことは想像に難くない。

区域麻酔はその始まりから解剖学の知見に立脚してその手法が考案され，経験を積み重ねてきた。より合理的な方法を模索する際には解剖学教室と提携して，遺体をモデルに注入の工夫を重ねることが欧米では伝統的に行われてきた[2,3]。

[*1] ASRA：American Society of Regional Anesthesia and Pain Medicine。

[*2] Milwaukee Journal Sentinel on Jan. 20, 2015. 〈http://www.legacy.com/obituaries/jsonline/obituary.aspx?pid=173906060〉

[*3] 弘前大学名誉教授。

20世紀前半までのあいだに，解剖学に立脚して手術の必要な範囲の神経支配の知識にもとづいて感覚神経を遮断する末梢神経ブロック法が完成した。手法として体表から触知できる骨の突起や間隙，伴走動脈の拍動などを触知して神経の走行を推測し，穿刺針により当該神経領域に放散痛や電激痛を生じさせて効果を判定するランドマーク法が基本であった。

20世紀の後半に至り，電気生理学的な研究の進歩を応用し，被覆針から微弱な電流を流して，目標神経の運動線維を刺激し，支配領域の筋線維の収縮を確認する，神経刺激法が1960年代以降，事実上の世界標準として欧米で普及した。

翻って日本では，神経刺激装置を作る技術は持ち合わせていながら，麻酔科領域での利用は一部の熱心な個人の努力にとどまり，長いあいだ主流はランドマーク法であり，患者の電激痛の訴えを目安にブロックを行うことが標準の時代が続いた。これは日本人一般の，自分の主観的感覚，「針先に目をもつ」技術の修練が最優先される気風が影響していたと思われる。

■臨床解剖に立脚し，解剖を越えて

神経ブロックはその始まりから，解剖学の正確な知識なしには習得し得ない。

最初は欧州大陸でドイツ語圏，フランス語圏で始まった浸潤麻酔法，脊髄くも膜下麻酔法は，さらに解剖学の正確な知識を臨床に応用して神経ブロック法に至るのは，19世紀から20世紀初めにかけて，たび重なる大規模な地域紛争や多国間戦争によって手術の需要が膨大となったことと深く関連していることは既述のとおりである。

英国から北米へ区域麻酔法が伝播するには，20世紀初頭の独仏語の教科書からの忠実な翻訳に始まり，ついで1920年代には英語圏の独自の教科書に神経ブロック法が取り上げられるようになった。一例を挙げれば，フランスで区域麻酔の普及に努めた外科医 Victor Pauchet（1839-1922）は，数度にわたりフランス語の教科書[4]を上梓したが，彼の弟子でその第3版の共著者になった Gaston Labat（1843-1908）は，1920年，Pauchet のもとに研修に訪れた米国の Mayo Clinic の創始者の一人，William J. Mayo の招きに応じて翌年に渡米し，Mayo Clinic で区域麻酔の指導者となり，その技法を伝えたが，北米での教育の必要性に迫られて短期間でまとめたのが彼の「Regional Anesthesia : Its Technic and Clinical Application」である[5]。

Labat の教科書には，従来から師匠 Pauchet のフランス語版との図版の重複や文章の転用などの類似が指摘されてきた。しかし，近年の検証[6]により，当時の版権の慣習から考えて問題とならないこと，Pauchet の原著が技法の記述に終始しているのと対照的に，Labat の教科書ではその適応や患者評価および管理の重要性を強調した点に記述が割かれているなど，より麻酔科医の視点に立った著作であると結論づけられている。

この伝統は Labat の後継者である John Lundy（1894-1973）にも受け継がれ，Lundy は全米で初めて区域麻酔の教育のための cadaver lab を創設した。1942年に上梓された Lundy の教科書[7]には，区域麻酔について，"Sooner or later someone will make a sufficiently close examination of the anatomy involved … so that an exact technique will be developed." という有名な言葉が残されている。

この精神は，冒頭に紹介した Winnie にも受け継がれ，彼の著作[8]でも，自ら提唱する腕神経叢ブロック法の章の冒頭に，この Lundy の言葉が引用されている。Winnie の著作は幸い邦訳[9]され，長年にわたり日本の麻酔科医を啓発してきたが，著作の後半は如何に患者にとって安全で快適な区域麻酔を提供するかに多くのページ

を費やしている。それは当時，北米にあっても区域麻酔法は患者にとって苦痛の多い麻酔方法となることが多かった証左とも思われる。

■ ERAS, PSH そして周術期管理チーム

19世紀末に外科医が創始した区域麻酔法は，安全な全身麻酔管理法が未発達であった当時に，より簡便で安全な手術のための「方便」を術者に提供する方法として普及した[1〜4]。近年，先進国を中心に，世界的な高齢化社会を迎え，医療に対して安全性や経済性へのニーズが高まっている。その変化に区域麻酔も無縁ではない。区域麻酔は，単に術者の要求に応えるための「一手段」から，患者が安全に，快適に，短い入院期間に手術を受け，円滑に社会復帰や在宅療養継続を果たすためのチーム医療での集学的管理のなかの重要な「要素」と考える視点が必要となっている。

21世紀初頭から欧州を中心に始まった術後回復力強化（ERAS）プロトコールは，円滑な周術期管理を遂行するための集学的プログラムとして普及した[10, 11]。そのなかでは，硬膜外鎮痛法がエビデンスのある急性期痛管理の要素として明示された。その後，米国麻酔科学会（ASA[*4]）は周術期外科ホーム perioperative surgical home（PSH）として集学的周術期管理のチーム医療を提唱し，その要となるヘルスケアプロバイダーとして麻酔科医を位置づけている[12]。

日本では，2008年から日本麻酔科学会が「周術期管理チーム」[13]を提唱し，看護師や薬剤師など，周術期管理のために，多職種で医療チームを構成することを推進している。その目的は，周術期管理の質の向上と，組織化した医療に対する正当な診療報酬上の評価（チーム医療加算）の実現であると謳われている[*5]。

これらの取り組みでは，いずれも麻酔科医の提供する各種の鎮痛法が重要な基礎的要素となっている。麻薬系鎮痛薬が強力な鎮痛を提供することは論を俟たないが，同時に術後悪心・嘔吐（PONV），便秘や尿閉など，円滑な周術期管理を阻害する副作用を惹起しやすく，かつ，近年では悪性腫瘍の増殖，転移を促進する可能性が指摘されている。麻酔科医はこれまで以上に麻酔科学的な知識にもとづいた適切な鎮痛法の選択を，個々の患者に合わせて行う必要がある。その観点から，局所麻酔薬による区域麻酔は，麻薬系鎮痛薬の欠点を補い，使用量を軽減することが期待される。

紀元前1世紀にローマで活躍したギリシャ人医師，アスクレピアデス（Asclepiades of Bithynia ca. 124 or 129-40 BC）は，医療の本質として"curare tuto, celeriter et jucunde（患者を安全に，迅速にかつ快適に治療せよ）"という言葉を残している[14]。ERAS, PSH そして周術期管理チームなどの集学的チーム医療は，患者にとって急性期の治療が，より安全，迅速かつ快適なものとなり，併せて医療経済上も有益な取り組みとなることを目指すものである。

麻酔科医は，そのチーム医療の要として鎮痛法を駆使することで，チーム内で「名誉ある地位」を占めるのみならず，区域麻酔法が「アカデミックな麻酔科学」のなかで，効果的な鎮痛法として信頼を勝ち得るために，この分野の研究と実践に寄与することが期待される。

（佐藤　裕）

文献

1. Schleich CL. Schmerzlose Operationen. Örtliche Betäubung mit indifferenten Flüssigkeiten. Berlin : Julius Springer, 1894.
2. Hirschel G. Lehrbuch der Lokalanästhesie für Studierende und Ärzte. Wiesbaden : Verlag von J.F. Bergmann, 1913.
3. Braun H. Die Lokalanästhesie, ihre wissenschaftlichen Grundlagen und praktische Anwendung. Leipzig : J.A. Barth, 1907.
4. Sherwood-Dunn B. Regional Anesthesia : Victor Pauchet's Technique (1920). Philadelphia : FA Davis, 1920.

*4 ASA : American Society of Anesthesiologists.

*5 2016年4月の診療報酬改定で，全身麻酔に区分番号L100に掲げる神経ブロックを併せて行った場合の加算（45点）が初めて認められた。

5. Labat G. Regional Anesthesia : its technic and clinical application. New York : WB Saunders, 1922.
6. Côté AV, Vachon CA, Horlocker TT, et al. From Victor Pauchet to Gaston Labat : the transformation of regional anesthesia from a surgeon's practice to the physician anesthesiologist. Anesth Analg 2003 ; 96 : 1193-200.
7. Lundy JS. Clinical Anesthesia—a manual of clinical anesthesiology. Philadelphia : WB Saunders, 1942.
8. Winnie AP. Perivascular Techniques of Brachial Plexus Block. In : Plexus Anesthesia, Vol I. Philadelphia : Saunders, 1983.
9. Winnie AP．川島康男，佐藤信博訳．腕神経叢ブロック．東京：真興交易医書出版部，1988．
10. Ren L, Zhu D, Wei Y, et al. Enhanced Recovery After Surgery (ERAS) program attenuates stress and accelerates recovery in patients after radical resection for colorectal cancer : a prospective randomized controlled trial. World J Surg 2012 ; 36 : 407-14.
11. Ni TG, Yang HT, Zhang H, et al. Enhanced recovery after surgery programs in patients undergoing hepatectomy: a meta-analysis. World J Gastroenterol 2015 ; 21 : 9209-16.
12. Vetter TR, Goeddel LA, Boudreaux AM, et al. The perioperative surgical home: how can it make the case so everyone wins? BMC Anesthesiol 2013 ; 13 : 6.
13. 日本麻酔科学会会員，日本手術看護学会会員，日本病院薬剤師会会員ほか．周術期管理チームテキスト（第2版）．神戸：日本麻酔科学会，2011．
14. 松木明知．麻酔科学の源流．東京：真興交易医書出版部，2006：13．

総論 2

抗血栓療法と神経ブロック

抗血栓薬の薬理学的特性と神経ブロックの出血性合併症にもとづいて判断する

今日，動脈および静脈血栓塞栓症の予防や治療のために，抗血栓薬（抗血小板薬，抗凝固薬）を使用している患者は少なくない。末梢神経ブロック peripheral nerve block（PNB）を受ける患者がこれらの薬物を使用している場合，神経ブロックの適応判断や，薬物継続の可否，休薬する場合のタイミングなどに注意する必要がある。脊柱管ブロック（脊髄くも膜下ブロックおよび硬膜外ブロック）については，ガイドラインで休薬期間や穿刺手技，カテーテル抜去のタイミングが示されているが，PNBの安全性に関するエビデンスは少ない。

■抗血小板薬，抗凝固薬
◎抗血小板薬

アスピリン（アセチルサリチル酸）

アスピリンは血小板のシクロオキシゲナーゼ（COX）のセリン残基をアセチル化することにより，その酵素活性を不可逆的に阻害する。その結果，下流のトロンボキサン A_2 の合成が抑制されて，血小板機能が阻害される。アスピリンの抗血小板作用は，COXを不可逆的に阻害するため，血小板寿命と同じ7日程度である。少量のアスピリンはトロンボキサン A_2 の合成だけを抑制するが，多量のアスピリンを用いると，血小板凝集抑制作用のあるプロスタグランジン I_2 の合成も抑制し，抗血小板作用は減弱する可能性がある。

チエノピリジン系抗血小板薬

血小板のアデノシン二リン酸（ADP）受容体 $P2Y_{12}$ にADPが結合すると，血小板内のサイクリックアデノシン一リン酸（cAMP）濃度が低下し，細胞内 Ca^{2+} 濃度が上昇することにより血小板機能が活性化する。チエノピリジン系抗血小板薬であるチクロピジンやクロピドグレルは，ADPの $P2Y_{12}$ への結合を阻害することにより，抗血小板作用を発揮する。これらの抗血小板作用は不可逆的であり，アスピリンと同様に7日程度持続する。

◎抗凝固薬

ワルファリン

ワルファリンはビタミンKの活性を阻害することにより、ビタミンK依存性の凝固第Ⅱ因子、Ⅶ因子、Ⅸ因子、Ⅹ因子の合成を抑制する。投与開始から作用発現までに3～4日かかり、投与を中止しても効果消失には4～5日かかる。ワルファリンによる抗凝固作用はPT-INR[*1]を指標にコントロールする。

*1 プロトロンビン時間国際標準化比。

未分画ヘパリン

ヘパリンは主にブタの腸粘膜から精製されたムコ多糖類である。未分画ヘパリンにはさまざまな長さの糖鎖が含まれており、分子量は3000～30000と幅広い。ヘパリンはアンチトロンビンと結合する五糖構造（ペンタサッカライド）を有する。ヘパリンがアンチトロンビンと結合すると、アンチトロンビンの立体構造が変化し、その結果、活性型凝固第Ⅱ（Ⅱa）因子および活性型凝固第Ⅹ（Ⅹa）因子に対する阻害活性が高まる。

未分画ヘパリンを静脈内投与した場合の半減期は1～2時間で、調節性がよいのが特徴である。抗凝固作用のモニタリングには、APTT[*2]が用いられる。未分画ヘパリンの作用はプロタミンで拮抗できる。

*2 活性化部分トロンボプラスチン時間。

低分子ヘパリン

低分子ヘパリンは未分画ヘパリンから抽出された15前後の糖鎖からなる比較的均一なヘパリンであり、分子量は4000～5000である。ヘパリンがアンチトロンビンおよびⅡa因子と複合体を形成するには、18残基以上の糖鎖が必要とされる。低分子ヘパリンの糖鎖は15程度と比較的短く、Ⅱa因子に対する結合性が低いため、未分画ヘパリンと比べ抗Ⅹa/Ⅱa因子の活性比が高い。

また、アンチトロンビン以外のタンパクとの結合性が低いために効果が安定しているとともに、血漿半減期が長いといった特徴がある。皮下投与した場合の生物学的利用能は90％で、半減期は3～6時間（静脈内投与した場合は2～4時間）である。低分子ヘパリンはAPTTに対する感度が低いので、APTTによるモニタリングは行われない。また、プロタミンの効果が確実でなく、腎機能低下患者では作用が延長する。

フォンダパリヌクス

フォンダパリヌクスは、ヘパリンのアンチトロンビンに対する親和性に注目して開発された合成ペンタサッカライドである。分子量は1728で、Ⅹa因子を特異的に阻害して抗凝固作用を示す。フォンダパリヌクスは未分画ヘパリンと比べて静脈血栓塞栓症の予防効果が高く、Ⅱa因子を阻害せず、また、半減期が17時間と長いのが特徴である。アンチトロンビン以外のタンパクとほとんど結合しないため、生物学的利用能が非常に高く、安定した効果が得られる。腎臓から排泄されるため、腎機能低下患者では障害の程度に応じて減量する必要がある。プロタミンとは結合せず、拮抗薬はない。

非ビタミンK阻害抗凝固薬（NOAC）

近年、新たな経口抗凝固薬として、直接トロンビン阻害薬であるダビガトランや、直接Ⅹa因子阻害薬であるリバーロキサバン、アピキサバン、エドキサバンが使用可能となった。ワルファリンと比べて出血性合併症の発症頻度を抑えつつ、優れた抗血栓作用を有する。これらの薬物の半減期を**表1**に示す。保険適応症は「非弁膜症性心房細動患者における虚血性脳卒中および全身性塞栓症の発症抑制」であり、リバーロキサバンとエドキサバンについては静脈血栓塞栓症の治療および再発抑制も適応症となっている。

■ガイドライン

区域麻酔による出血性合併症のなかでも，脊髄硬膜外血腫による後遺障害は極めて重大となる可能性がある。そのため，神経ブロックに関する海外のガイドラインの内容は，脊柱管ブロック（脊髄くも膜下ブロックおよび硬膜外ブロック）における運用指針が中心となっている[1~3]。一方，超音波ガイド下神経ブロックの普及に伴い，PNBにおける運用指針の必要性が増しており，最近のガイドラインには，PNBに関する記述も増えてきている[3,4]。

しかし，抗血小板薬，抗凝固薬とPNBの安全性に関する大規模な無作為化比較試験が存在しないことから，ガイドラインの推奨内容は，過去の症例報告や抗血小板薬，抗凝固薬の薬理学的特性にもとづいたエキスパートオピニオンを根拠にしたものが多く，エビデンスレベルとしてはあまり高くない。また，PNBを行う場合に，抗血小板薬，抗凝固薬を休薬するか，休薬する場合にどの程度の休薬期間を設けるかは，神経ブロックや薬物の種類だけでなく，患者背景なども考慮する必要がある。

◎米国のガイドライン

米国区域麻酔科学会（ASRA[*3]）は，2010年に「Regional anaesthesia in the patient receiving antithrombotic or thrombolytic therapy：American Society of Regional Anesthesia and Pain Medicine Evidence-Based Guidelines (Third Edition)」[1]を発表している。区域麻酔による出血性合併症としては，脊柱管ブロックによる脊髄硬膜外血腫が最も重大なものであることから，主に脊柱管ブロックに関する指針となっている。これらの手技の施行やカテーテルの抜去については，抗血小板薬，抗凝固薬の作用が十分に低くなったタイミングで行うことが推奨されている（**表1**）。

PNBによる合併症リスクはいまだ明らかになっておらず，過去の症例では，神経学的な後遺障害よりも出血そのものが重大な合併症となっている。腰部交感神経節ブロック，腰神経叢ブロック，傍脊椎ブロックといった深部の神経ブロックは，抗血小板薬，抗凝固薬の存在下で，後腹膜血腫といった重大な合併症を生じていることから，脊柱管ブロックと同様の休薬期間を設けるべきとされる。

◎欧州のガイドライン

欧州麻酔科学会（ESA[*4]）は，2010年に「Regional anaesthesia and antithrombotic agents: recommendations of the European Society of Anaesthesiology」[2]を発表している。このガイドラインの内容も脊柱管ブロックを行う場合の運用指針が中心で，PNBに関する記述は少ない。PNBによる出血性合併症は，脊柱管ブロックほど重篤でないものの，後腹膜血腫の報告があることから，腰神経叢ブロックや傍脊椎ブロックでは，脊柱管ブロックと同様の休薬期間（**表1**）を設けることが推奨されている。

一方，腋窩での腕神経叢ブロックや大腿神経ブロック（FNB）といった表在性の神経ブロックについては，アスピリンや抗凝固薬の投与下でも行ってよいとしている。ただし，これらのブロックでも，カテーテルの挿入や抜去については，可能なかぎり薬物の作用が最も低いタイミングで行う。また，斜角筋間，鎖骨上，鎖骨下からアプローチする腕神経叢ブロックや腰部交感神経節ブロックについては，動脈性出血に対する圧迫止血が困難であることから，深部の神経ブロックとして扱い，アスピリンを含めて出血リスクを高める薬物は休薬すべきとされている。

◎英国，アイルランドのガイドライン

英国，アイルランドの学会からは，2013年に「Regional anaesthesia and patients with abnormalities of coagulation : the

[*3] ASRA：American Society of Regional Anesthesia and Pain Medicine。

[*4] ESA：European Society of Anaesthesiology。

表1 抗血小板薬および抗凝固薬の休薬期間と再開時期

	血中濃度がピークとなるまでの時間[3]	半減期[3]	休薬期間 ASRA, 2010[1] 脊柱管ブロック	休薬期間 ESA, 2010[2] 脊柱管ブロック	休薬期間 UK/Ireland, 2013[3] 脊柱管ブロック	ASRA, 2015[4] 脊椎の侵襲的手技 高リスク手技	ASRA, 2015[4] 脊椎の侵襲的手技 中リスク手技	ASRA, 2015[4] 脊椎の侵襲的手技 低リスク手技
抗血小板薬								
NSAIDs	1〜12時間	1〜12時間	休薬なし	休薬なし	休薬なし	半減期の5倍	休薬なし	休薬なし
アスピリン	12〜24時間	該当なし	—	休薬なし	休薬なし	6日	注意する	休薬なし
クロピドグレル	12〜24時間	該当なし	7日	7日	7日	7日	休薬なし	—
チクロピジン			14日	10日		—	—	—
シロスタゾール	2.7〜3.6時間[2]	21時間[2]	—	42時間	—	2日	休薬なし	休薬なし
非経口抗凝固薬								
未分画ヘパリン（皮下）：予防量	<30分	1〜2時間	2〜4時間	4〜6時間	4時間/APTT正常	8〜10時間	8〜10時間	8〜10時間
未分画ヘパリン（皮下）：治療量				8〜12時間	—			
未分画ヘパリン（静脈）：治療量	<5分	1〜2時間	4〜6時間	4時間/APTT正常	4時間	4時間	4時間	4時間
低分子ヘパリン（皮下）：予防量	3〜4時間	3〜7時間	10〜12時間	12時間	12時間	12時間	12時間	12時間
低分子ヘパリン（皮下）：治療量	3〜4時間	3〜7時間	24時間	24時間	24時間	24時間	24時間	24時間
フォンダパリヌクス：予防量	1〜2時間	17〜20時間	—	36〜42時間	36〜42時間	4日	4日	要検討
フォンダパリヌクス：治療量	1〜2時間	17〜20時間			行わない			
経口抗凝固薬								
ワルファリン	3〜5日	4〜5日	5日	PT-INR<1.4	PT-INR<1.4	5日	5日	要検討
リバーロキサバン：予防量	3時間	7〜9時間	—	22〜26時間	18時間	3日	3日	要検討
リバーロキサバン：治療量	3時間	7〜11時間			48時間			
ダビガトラン：C_{Cr} >80 mL/min	0.5〜2時間	12〜17時間	—	—	48時間	4〜5日	4〜5日	要検討
ダビガトラン：C_{Cr} 50〜80 mL/min	0.5〜2時間	15時間			72時間	6日（低腎機能）	—	
ダビガトラン：C_{Cr} 30〜50 mL/min	0.5〜2時間	18時間			96時間			
アピキサバン	3〜4時間	12時間	—	26〜30時間	24〜48時間	3〜5日	3〜5日	要検討

(Horlocker TT, et al. 2010[1]，Gogarten W, et al. 2010[2]，Harrop-Griffiths W, et al. 2013[3]，Narouze S, et al. 2015[4] より作成)
C_{Cr}：クレアチニンクリアランス。

再開時期			
ASRA, 2010[1]	ESA, 2010[2]	UK/Ireland, 2013[3]	ASRA, 2015[4]
脊柱管ブロック	脊柱管ブロック	脊柱管ブロック	脊椎の侵襲的手技
—	注意はない	注意はない	24時間
—	注意はない	注意はない	24時間
—	カテーテル抜去後	6時間	12〜24時間
—	カテーテル抜去後	—	—
—	5時間	—	24時間
1時間	1時間	1時間	2時間
	1時間	—	
	1時間	4時間	2時間
2時間	4時間	4時間	4〜24時間
	4時間	4時間	4〜24時間
—	6〜12時間	6〜12時間	24時間
	—	12時間	
PT-INR<1.5	カテーテル抜去後	カテーテル抜去後	24時間
—	4〜6時間	6時間	24時間
	—	6時間	
—	6時間	6時間	24時間
	—	6時間	—
	—	6時間	
—	4〜6時間	6時間	24時間

Association of Anaesthetists of Great Britain & Ireland, the Obstetric Anaesthetists」[3] が発表されている。このガイドラインでは，薬物動態および薬力学データにもとづいた抗血小板薬，抗凝固薬の休薬期間を示している（表1）。出血性合併症リスクが最も高いと考えられる脊柱管ブロックでは，薬物の効果がピークとなる時間に半減期の2倍の時間を加えた時間を休薬期間として推奨している。この休薬期間により，血中薬物濃度はピーク時の1/4以下になると考えられる。

また，神経ブロックによる出血性合併症のリスクに関して，ブロック手技を6つのカテゴリーに分類し，通常リスクから高リスクまでの相対的なリスク強度を示している（表2）。

最も出血性合併症リスクが高い手技には「硬膜外ブロック，脊髄くも膜下ブロック，傍脊椎ブロック」が分類されている。続いて「深部のブロック」「浅部における血管周囲へのブロック」「筋膜面のブロック」「浅部のブロック」「局所浸潤麻酔」の順となる。出血リスクが高い手技では，脊柱管ブロックに準じた運用をすべきであると考えられるが，出血リスクの比較的低い手技で，具体的にどのような運用をすべきかは明示されていない。

◯欧米の学会によるガイドライン

ASRAをはじめとする欧米の複数の学会が，2015年に「Interventional Spine and Pain Procedures in Patients on Antiplatelet and Anticoagulant Medications」[4] を発表した。このガイドラインの特徴としては，他のガイドラインで触れられていないペインクリニシャンの行う侵襲性の高い脊椎領域の穿刺手技について述べている点が挙げられる。

また，手技の出血性合併症リスクを「高リスク」「中リスク」「低リスク」の3段階に分けており，「高リスク」の手技には，

表2 止血凝固異常がある患者への区域麻酔法と相対的なリスク

ブロックカテゴリー	例
硬膜外ブロック（カテーテル留置） 硬膜外ブロック単回投与 脊髄くも膜下ブロック 傍脊椎ブロック	傍脊椎ブロック 腰神経叢ブロック 腰部交感神経節ブロック 深頚神経叢ブロック
深部のブロック	腹腔神経叢ブロック 星状神経節ブロック 近位坐骨神経ブロック（SNB）（Labat法, Raj法, 臀下部法） 閉鎖神経ブロック 鎖骨下腕神経叢ブロック 鎖骨下腕神経叢ブロック（vertical法） 鎖骨上腕神経叢ブロック
浅部の血管周囲へのブロック	膝窩坐骨神経ブロック（SNB） 大腿神経ブロック（FNB） 肋間神経ブロック 斜角筋間腕神経叢ブロック 腋窩腕神経叢ブロック
筋膜面のブロック	腸骨鼠径神経ブロック 腸骨下腹神経ブロック 腹横筋膜面（TAP）ブロック 腸骨筋膜下ブロック
浅部のブロック	前腕の神経ブロック 膝関節の伏在神経ブロック 足関節の神経ブロック 浅頚神経叢ブロック 手首の神経ブロック 指の神経ブロック 静脈内区域麻酔
局所浸潤麻酔	

高リスク ↑ 通常リスク

(Harrop-Griffiths W, et al. Regional anaesthesia and patients with abnormalities of coagulation: the Association of Anaesthetists of Great Britain & Ireland, the Obstetric Anaesthetists' Association, Regional Anaesthesia UK. Anaesthesia 2013 ; 68 : 966-72 より)

脊髄刺激電極埋め込み術や，くも膜下カテーテル留置術，椎体形成術，硬膜外内視鏡手術などが含まれる。これらを行う際には，非ステロイド性抗炎症薬（NSAIDs）であっても，半減期の5倍の休薬期間を設けることが推奨される。

「中リスク」の手技には，硬膜外ステロイド投与（椎弓間法，経椎間孔法），脊髄神経後枝内側枝ブロックおよび高周波熱凝固術，傍脊椎ブロック，椎間板内治療，交感神経ブロック（星状神経節，胸部交感神経節，内臓神経，腹腔神経叢，腰部交感神経節，下腹神経叢），末梢神経刺激電極埋め込み術，パルスジェネレーター埋め込み術などが含まれる。これらの手技では，NSAIDs やシロスタゾールの休薬は不要であるものの，抗凝固薬については適切な休薬期間を設けることが推奨される。

「低リスク」の手技には，PNB，関節および筋骨格への注射，トリガーポイント注射，仙腸関節注射などが含まれる。抗血小板薬，抗凝固薬の休薬は不要であるが，非経口抗凝固薬については適切な休薬期間を設けることが推奨される。

また，中および低リスクの手技でも，患者背景に高い出血リスクがある場合は，手技の出血性合併症リスク強度を1段階上げて，高および中リスクとして扱う。

■ガイドラインにもとづいた神経ブロックの実践

まず，患者背景として，もともとの止血凝固異常の有無や使用している抗血小板薬，抗凝固薬を確認する。そして，これらの薬物が一時的に休薬可能かどうか，ほかの短時間作用性の薬物への切り替えが可能かを確認する。必要な休薬期間については，薬物の薬理学的特性にもとづいたガイドライン[3]の推奨を参考にするとよい。

次に，神経ブロック手技の出血性合併症リスク分類にもとづき，神経ブロックの適応や抗血小板薬，抗凝固薬の休薬要否，期間を判断する。ブロック手技の出血性合併症リスクを高める因子としては，神経周囲に血管が存在することや，圧迫止血が困難な部位であること，出血性合併症の重症度が高いことなどが挙げられる[3]（表2）。

四肢の神経ブロックは，多くの場合，圧迫止血が可能と考えられる一方，体幹（特に深部）の神経ブロックは圧迫止血が困難で，リスクを高める要因となる。また，神経付近に主要な動脈が存在する神経ブロックは，誤穿刺により止血困難となる可能性がある。特に頸部の止血困難な出血は，気道閉塞をきたす可能性があり，リスクを高める要因となる。

単回ブロックと持続ブロックとでは，穿刺針が太くカテーテルを留置する持続ブロックのほうが，出血性合併症のリスクが高い。

出血性合併症のリスクに応じた対応とは，侵襲性の高い脊椎領域の穿刺手技に関するガイドライン[4]を参考にすると，以下のように考えられる。出血性合併症リスクの低い四肢で行う神経ブロックは，抗血小板薬は休薬せずに施行してよい。しかし，非経口抗凝固薬は薬理学的特性にもとづいた適切な休薬期間を設けるべきであり，NOACについては慎重な運用を行うべきである。また，腰神経叢ブロックや胸部傍脊椎ブロック（TPVB）といった深部の神経ブロックは，出血性合併症が中リスクの手技に分類される。NSAIDsやアスピリンは休薬の必要はないが，それ以外の抗血小板薬，抗凝固薬は，脊柱管ブロックに準じて適切な休薬期間を設ける必要がある。一方，より侵襲性が高く，出血性合併症リスクの高い手技では，NSAIDsやアスピリンでも休薬期間を設けたほうがよい。

■超音波ガイドにより出血性合併症リスクを回避できるか？

ブロックを行う神経の付近に血管が存在する場合，誤穿刺による出血性合併症に注意が必要である。超音波ガイドは，神経，血管，ブロック針の像をリアルタイムに描出できるので，太い血管を誤穿刺する頻度を下げられるかもしれない。この点に関して，上肢の神経ブロックを超音波ガイド下法と従来法（体表ランドマーク，または神経刺激）を比較した文献[5]では，血管穿刺の頻度は超音波ガイド下法のほうが低いことが示されている。

ただし，超音波ガイドが出血性合併症の頻度を下げる，とは今のところ言い切れない。また，体表から深い部位では血管の描出はより困難となる。超音波ガイドの利点はあるものの，出血性合併症のリスクを完全に回避することはできないであろう。

本稿執筆時点（2016年3月）において，日本麻酔科学会，日本ペインクリニック学会，日本区域麻酔学会の3学会による「抗血栓療法中の区域麻酔・神経ブロックガイドライン」の作成が進められており，日本のガイドライン発行も間近と思われる。

症例ごとに状況はそれぞれ異なり，ガイドラインにもとづく運用が100％の安全を保障するものではないことは明らかである。ガイドラインの内容を参考にしながら，抗血小板薬，抗凝固薬を使用する個々の症例において，神経ブロックを行うことのリスク，ベネフィットを勘案し，慎重に実施

することが望ましい。

(堀田 訓久)

文献

1. Horlocker TT, Wedel DJ, Rowlingson JC, et al. Regional anesthesia in the patient receiving antithrombotic or thrombolytic therapy : American Society of Regional Anesthesia and Pain Medicine Evidence-Based Guidelines (Third Edition). Reg Anesth Pain Med 2010 ; 35 : 64-101.
2. Gogarten W, Vandermeulen E, Van Aken H, et al. Regional anaesthesia and antithrombotic agents : recommendations of the European Society of Anaesthesiology. Eur J Anaesthesiol 2010 ; 27 : 999-1015.
3. Harrop-Griffiths W, Cook T, Gill H, et al. Regional anaesthesia and patients with abnormalities of coagulation : the Association of Anaesthetists of Great Britain & Ireland, the Obstetric Anaesthetists' Association, Regional Anaesthesia UK. Anaesthesia 2013 ; 68 : 966-72.
4. Narouze S, Benzon HT, Provenzano DA, et al. Interventional spine and pain procedures in patients on antiplatelet and anticoagulant medications : guidelines from the American Society of Regional Anesthesia and Pain Medicine, the European Society of Regional Anaesthesia and Pain Therapy, the American Academy of Pain Medicine, the International Neuromodulation Society, the North American Neuromodulation Society, and the World Institute of Pain. Reg Anesth Pain Med 2015 ; 40 : 182-212.
5. Choi S, McCartney CJ. Evidence base for the use of ultrasound for upper extremity blocks : 2014 Update. Reg Anesth Pain Med 2016 ; 41 : 242-50.

総論 3

末梢神経ブロックと安全対策

そのブロック，間違えていませんか？

2009年1月，米国ラガーディア空港発USエアウェイズ1549便がマンハッタン上空で雁の群れと衝突し，両側のエンジンが停止したにもかかわらずハドソン川に無事着水し，一人の命も失われなかった。航空業界では複雑な操縦を確実に行うためにチェックリストが使用されており，このときもチェックリストが有用であったという。医療も飛行機と同様，複雑化しており，チェックリストが使用されるのは自然な流れであろう。

本章では，タイムアウト，チェックリストの有用性を述べる。

■手術安全チェックリストの普及

2008年に世界保健機関（WHO）は，手術安全チェックリストの使用により，先進国4施設，発展途上国4施設では，死亡率，重篤な合併症が有意に減少したことを報告[1]した。それ以来，手術安全チェックリストは急速に広まり，日本でも，現在多くの施設で運用されている。

「WHO手術安全チェックリスト2009年改訂版」では，麻酔導入前の確認で，まず患者確認，手術部位マーキングの確認を行うことになっている（図1）。

エビデンスは不足しているが，チェックリストの導入により，手術部位間違いの減少（米国，オーストラリア）などの報告があり，皮膚切開直前のタイムアウトが強く推奨されている[2]。タイムアウトでは外科医，麻酔科医，看護師で，患者，手術部位，手術内容の確認を含め，しっかりとコミュニケーションをとることが重要である。この手術開始前のタイムアウトも日本の多くの施設で行われている。

■PNBにおける部位間違い

末梢神経ブロック peripheral nerve block（PNB）は，部位によっては左右が限定される手技であり，また，1日に多くの類似ブロックを行うような施設では，部位間違い[*1]やブロック種類の間違いが起こり得

*1 末梢神経ブロックの部位間違いとしては，左右の間違いが最多と考えられ，大腿神経ブロックが最も多いと報告されている。ほかにも腰神経叢ブロック，腕神経叢ブロック斜角筋間アプローチ，肋間神経ブロック，星状神経節ブロック，腰部交感神経ブロックなどが報告されている。肋間神経ブロックではレベルの間違いも報告されている[3,4]。そのほかにも，患者取り違えにより発生する可能性がある。

麻酔導入前	皮膚切開前	手術室退室前
（少なくとも，看護師と麻酔科医で）	（看護師，麻酔科医，外科医で）	（看護師，麻酔科医，外科医で）
患者本人に間違いのないこと，部位，術式，手術の同意の確認はしたか？ □はい 手術部位のマーキングは？ □はい □適応でない 麻酔器と薬剤のチェックは済んでいるか？ □はい パルスオキシメータが患者に装着され作動しているか？ □はい 患者には： アレルギーは？ □ない □ある 気道確保が困難あるいは誤嚥のリスクは？ □ない □ある，器具/介助者の準備がある 500 mL（小児では 7 mL/kg）以上の出血のリスクは？ □ない □ある，2本の静脈ライン/中心静脈ラインと輸液計画	□チームメンバー全員が氏名と役割を自己紹介をしたことを確認する □患者の氏名，術式と皮膚切開がどこに加えられるかを確認する 抗菌薬の予防的投与が直前の60分以内に行われたか？ □はい □適応ではない 予想される重大なイベント 外科医に： □極めて重要あるいは通常と異なる手順があるか？ □手術時間は？ □予想出血量は？ 麻酔科医に： □患者に特有な問題点は？ 看護チームに： □滅菌（インジケータ結果を含む）は確認したか？ □器材の問題あるいは何か気になることがあるか？ 必要な画像は提示されているか？ □はい □適応でない	看護師が口頭で確認する： □術式名 □器具，ガーゼ（スポンジ）と針のカウントの完了 □摘出標本ラベル付け（患者氏名を含め，標本ラベルを声に出して読む） □対処すべき器材の問題があるか？ 外科医，麻酔科医，看護師に： □この患者の回復と術後管理における重要な問題点は何か？

このチェックリストには，すべてのものを含むことを意図していない．施設の実情に応じた追加，改変が推奨される．

図1 WHO 手術安全チェックリスト（2009年改訂版）
(WHO. 日本麻酔科学会ワーキンググループ訳. WHO 手術安全チェックリストの実施マニュアル. In：WHO 安全な手術のためのガイドライン 2009.〈http://anesth.or.jp/guide/pdf/20150526guideline.pdf〉より)
麻酔導入前，皮膚切開前，手術室退室前の3ポイントでの小休止（タイムアウト）が推奨されている．内容は各施設で改変を加えて使用することとなっている．

---

*2 〈https://www.rcoa.ac.uk/sites/default/files/CSQ-PS-WSB-Brits-Simmons2011.pdf〉

*3 筆者は，後輩の指導で手術室に入ったときに，左右逆にマーキングを行っていた場面に遭遇した経験がある．幸い穿刺前に気づき問題とはならなかった．また，初めての神経刺激ガイド下による大腿神経ブロックのカテーテル留置を行った症例で，穿刺直前に外科医から指摘を受け左右取り違えに気づいた事例も仄聞している．

る[3,4]．神経ブロックの部位間違いは0.00128％などと報告されている．英国や米国の調査によると，麻酔科医の4人に1人は神経ブロックの左右間違いを経験しており，米国では術後鎮痛への PNB の使用が増加するにつれ，発生頻度の上昇がみられる[5]．

外科手術と比較すると，数時間で効果が消失し，重篤な合併症が起きづらいことから，患者もあまり追及しないことが多く，報告されている症例が少なく見積もられている可能性があると指摘されている．しかも英国からの報告[*2]では，40％の症例が意識下でブロックを行っていたにもかかわらず，患者は麻酔科医に間違いを指摘しなかった．つまり，実際にはさらに多くの部位間違いが起きている可能性がある[*3]．

間違いの原因には，さまざまな要因が考えられる．神経ブロックの部位間違いには，麻酔科医，患者，ブロック手技などが影響しているとされている（図2）．麻酔科医（施行者）の要因としては，忙しい労働環境，時間的余裕のなさ，疲労，周囲とのコミュニケーション不足などが挙げられている[6]．

■チェックリストとタイムアウト

ここで，チェックリストの活用が有用である。手術部位間違いを減少させた手術安全チェックリストを神経ブロック手技にも使用することで，ブロック部位の間違いを減少させることが期待できる。ブロック施行前にもタイムアウトを行い，可能であれば麻酔科医，看護師，外科医で手技内容の確認（手術部位，ブロック種類，マーキング，左右，両側など）を行う。これに要する時間はほんの30秒程度だろう。

PNBの施行時のチェックリストの原案が発表[5]されている。これは，米国区域麻酔学会（ASRA[*4]）のフェローシッププログラムコーディネーターと，その修了者へのアンケートをもとに作られたもので，9項目からできている（表1）。9項目中3項目（1，3，4）が患者，部位間違いを防ぐための確認になっている。そのほか，アレルギー，抗凝固薬，抗血小板薬，準備薬物，モニタリング，局所麻酔薬中毒への準備，無菌操作，そして，最後はタイムアウトを各ブロック施行前に行うことが挙げられている。

チェックリストを作っても運用されなければ意味はない。チェックリストで確認したあとでなければ針を出さない，ぐらいの取り決めがあってもいい。鹿児島大学医学部・歯学部附属病院（当院）でも，ブロック穿刺前のタイムアウトを推奨していたが，麻酔科医主導によるチェックリストの確認は省略されてしまう傾向にあった。現在は，簡単ではあるが，当院の手術安全チェックリストの中にタイムアウトを入れ，穿刺前に看護師と共に行うことになっている（図3）。当院でのチェックリストの運用は看護師主導で行っている。

■局所麻酔薬中毒発生時のチェックリスト

PNBの合併症に局所麻酔薬中毒 local anesthetic systemic toxicity（LAST）がある。

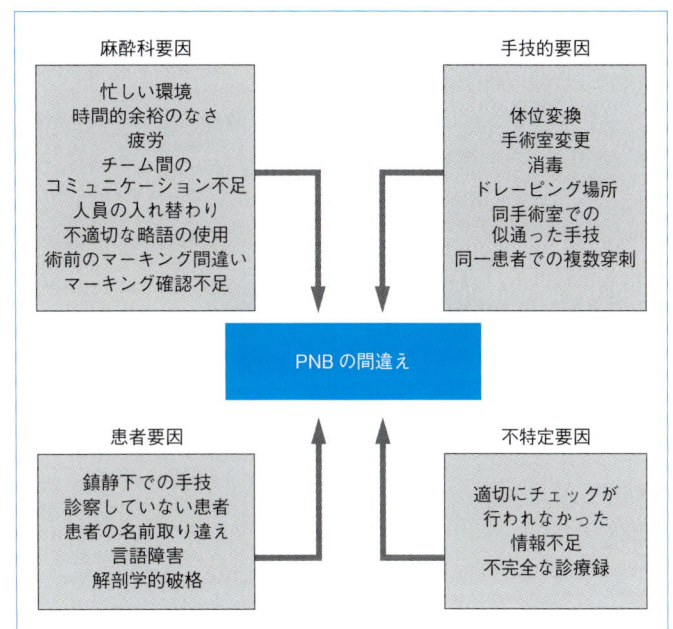

図2 PNBの間違えを起こす要因
（O'Neill T, et al. Patient safety in regional anesthesia: preventing wrong-site peripheral nerve block. J Clin Anesth 2010 ; 22 : 74-7 より）

発生頻度は低いが，LASTは生命にかかわる合併症であり，適切な治療を迅速に行わなければならない。LAST発生時のチェックリストもASRAにより公表[7]されており，インターネット[*5]で入手できる。循環破綻した場合の蘇生法が通常の心肺蘇生と異なり，脂肪乳剤によるlipid rescueやアドレナリンの使用量，使用禁忌薬物に若干の違いがあるが，チェックリストがあれば迷わず適切な治療を確実に行える。当院ではASRAのチェックリストを参考に，日本人向けに変更を加え使用している。

● ● ●

チェックリストはPNBを行う際にも使用を検討すべきと考える。ただ，手術安全チェックリストの導入後も死亡率，合併症に有意差を認めない報告[8]もある。チェックリストの使用が形骸化されれば意味をなさない。麻酔科医，外科医，看護師，他コメディカル全員が危機管理意識をもち，安全確認のための多職種間のコミュニケーションツールの一つと位置づけ，儀式化さ

*4 ASRA : American Society of Regional Anesthesia and Pain Medicine。

*5 〈https://www.asra.com/content/documents/asra_last_checklist.2011.pdf〉

表1 PNB施行時のチェックリスト

1. 患者確認（2段階確認）
2. アレルギー，抗凝固療法，抗血小板療法の確認
3. 術式，同意書の確認
4. 神経ブロックの計画，マーキングの確認
5. 物品，薬品準備の確認
6. 急変時の準備：エアウェイ，吸引，昇圧薬，脂肪乳剤など
7. 適切なモニタリングの確認
8. 無菌操作で行われているか：手指消毒，マスク，滅菌手袋の着用
9. タイムアウト：各ブロック，各部位，各施行者ごと

(Mulroy MF, et al. A checklist for performing regional nerve blocks. Reg Anesth Pain Med 2014 ; 39 : 195-9 より)

図3 当院での手術安全チェックリスト
マーキングの確認や，抗凝固薬の中止確認など，項目追加は必要である。

れたタイムアウトに陥らないよう導入，使用していくことが重要である。

（山田 知嗣）

文献

1. Haynes AB, Weiser TG, Berry WR, et al. A surgical safety checklist to reduce morbidity and mortality in a global population. N Engl J Med 2009 ; 360 : 491-9.
2. WHO. 日本麻酔科学会ワーキンググループ訳．WHO手術安全チェックリストの実施マニュアル．In：WHO安全な手術のためのガイドライン2009．〈http://anesth.or.jp/guide/pdf/20150526guideline.pdf〉
3. Cohen SP, Hayek SM, Datta S, et al. Incidence and root cause analysis of wrong-site pain management procedures : a multicenter study. Anesthesiology 2010 ; 112 : 711-8.
4. Hudson ME, Chelly JE, Lichter JR. Wrong-site nerve blocks : 10 yr experience in a large multi-hospital health-care system. Br J Anaesth 2015 ; 114 : 818-24.
5. Mulroy MF, Weller RS, Liguori GA. A checklist for performing regional nerve blocks. Reg Anesth Pain Med 2014 ; 39 : 195-9.
6. O'Neill T, Cherreau P, Bouaziz H. Patient safety in regional anesthesia : preventing wrong-site peripheral nerve block. J Clin Anesth 2010 ; 22 : 74-7.
7. Neal JM, Mulroy MF, Weinberg GL. American Society of Regional Anesthesia and Pain Medicine checklist for managing local anesthetic systemic toxicity : 2012 version. Reg Anesth Pain Med 2012 ; 37 : 16-8.
8. Urbach DR, Govindarajan A, Saskin R, et al. Introduction of surgical safety checklists in Ontario, Canada. N Engl J Med 2014 ; 370 : 1029-38.

総論 4

腰神経叢ブロック再考

胸腰筋膜との関係を含めて

腰神経叢は仙骨神経叢と並んで下肢の運動や感覚にかかわる重要な神経構造である。主たる分枝に大腿神経や閉鎖神経，外側大腿皮神経，陰部大腿神経をもち，下肢手術の麻酔や鎮痛には欠かせない。Winnie[1]は，鼠径部からの大腿神経ブロック femoral nerve block（FNB）と同様のアプローチで大量の局所麻酔薬を注入することで大腿神経だけでなく閉鎖神経，外側大腿皮神経のブロックが得られると報告した。いわゆる「3 in 1 block」である。

しかしその後，大腿神経と外側大腿皮神経は同一コンパートメントを走行するが，閉鎖神経は大腰筋内側を下行するため，実際には閉鎖神経のブロックが欠落することが多いことが確認され，真の「3 in 1 block」は腰神経叢ブロック lumbar plexus block（LPB）であることが現在では定説[2]となっている。

また，日本ではLPBの別称である psoas compartment block が大腰筋筋溝ブロックと訳されていることから，大腰筋筋膜内のコンパートメントではなく，大腰筋と腰方形筋間の筋膜コンパートメントと誤解されることも多い。後者のコンパートメントにおけるブロックは，現在では腰方形筋ブロック quadratus lumborum block（QLB）Ⅲとして知られており，体幹ブロックにおけるトピックの一つとなっている。

本章では，LPBの歴史を振り返り，より安全かつ確実なブロックの実施法と今後のさらなる応用について解説を行う。また，QLBにも関与する胸腰筋膜 thoracolumbar fascia（TLF）との関係についても考察して，下肢だけでなく体幹をも含めたブロックについても触れる。

■歴史と手技の変遷

これまで，体表ランドマーク法による抵抗消失法や神経刺激法で行われていたLPBは，魅力的ではあるが神経の同定が難しく，腎皮膜下血腫や後腹膜血腫，大腰筋内血腫などの報告[3~5]もあり，比較的リスクの高いブロックに分類されていた。

約10年前から導入された超音波ガイド下法によりLPBも，より安全性の高いブロックとなったはずである。しかし，実際にはLPBはFNBのような普及をみていないのが現状である。その理由として，①コンベックスプローブによる深部神経ブロック，②周辺構造としての腰椎横突起と音響陰影，③腰神経叢の超音波画像上の同定の難しさ，が考えられる。これらの点について考察し，対応法について考えていく。

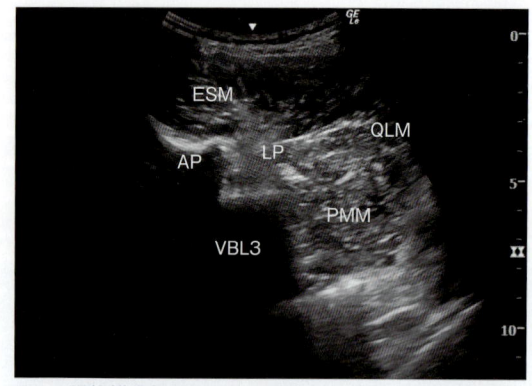

図1　腰椎横突起間でのLPB後方アプローチ画像
傍脊椎横断走査，コンベックスプローブ使用。横突起の音響陰影による影響なしに，大腰筋を中心とした傍脊椎領域の超音波解剖が明瞭に観察できる。
AP：関節突起，ESM：脊柱起立筋，LP：腰神経叢，PMM：大腰筋，QLM：腰方形筋，VBL3：第3腰椎椎体．

■コンベックスプローブによる深部ブロック

2～5 MHzといった低周波数帯を用いるコンベックスプローブでは，空間分解能にして単純に1/10～1/4と劣るため，画質の点でリニアプローブに対する分の悪さは如何ともしがたい。しかし，最近は各社から5～8 MHzの，より周波数の高いプローブや振動子の単結晶化などによって，より質の高い画像が得られる環境が整いつつある。

さらに，リニアプローブと比較して，表面が弧を描いている体表への固定に困難を感じることも，コンベックスプローブが使いにくいと感じる理由かもしれない。しかし，この形状によって放射状の超音波照射がなされ，リニアプローブよりもはるかに急峻な穿刺角度での針の描出が可能となっていることも事実であり，このことは傍脊椎領域での持続ブロックなどでは大いなる優位性となる。

■周辺構造としての腰椎横突起と音響陰影

LPB施行時の穿刺レベルや大腰筋の同定に，横突起は有用なランドマークではあるものの，これによって生じる音響陰影は超音波解剖の理解を大いに低下させる[4]。す

なわち，プローブのスライドによって神経や周辺構造の連続性を意識しつつ内部構造を理解し，穿刺部位の決定ができるという超音波ガイド下手技のメリットが横突起の音響陰影で損なわれてしまう。

この点は胸部についても同様であり，胸部傍脊椎ブロック（TPVB）肋間アプローチの際には，横突起間で画像描出ができると，より中枢に近い部位での穿刺が可能であるが，横突起にかかってしまうと音響陰影によって奥の構造が明瞭には描出できず，結果的に，より外側での穿刺となってしまう。したがって，傍脊椎領域における超音波ガイド下神経ブロック施行時には，横突起は重要なランドマークではあるが，音響陰影による連続性の途絶を理解して走査することが重要であり，実際の穿刺では横突起間を選択すべきである[6]（図1）。

最近の報告で，コンベックスプローブを体幹外側に当て，腰椎横突起の突出に対して垂直に走査を行うshamrock viewがある[7]（図2）。この走査法では，横突起による音響陰影は大腰筋にかかることなく連続性を保った状態での観察が可能となる。

さらに，背部から垂直に針の穿刺を行った際には超音波が針に対して直交するため，従来法よりも，より鮮明に針先の描出が可能である点においても，優れている。

shamrock viewは，LPB以外にも応用が可能であり，これについては後述する。

■腰神経叢の超音波画像上の同定困難について

第2～4腰神経は，それぞれ$L_{2/3}$, $L_{3/4}$, $L_{4/5}$椎間孔から出て大腰筋内で神経叢を形成している。そのため，大腰筋短軸像を考えると，後内側1/4に腰神経叢は存在し，腕神経叢が前斜角筋と中斜角筋間を走行するのと同様に，大腰筋の前側コンパートメントと後側コンパートメント間を走行するが，実際には，腕神経叢のように明瞭な神経の像を確認することは困難である。実際

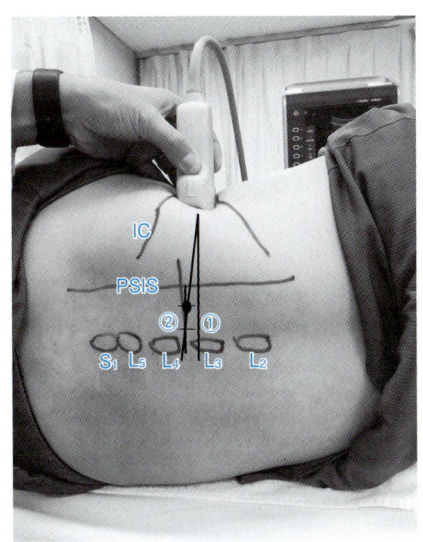

図2 LPBの実施体位と走査方法
患側を上とした側臥位で、コンベックスプローブを腸骨稜直上の側腹部に当て、第3腰椎横突起を指標に描出し（①、図4A）大腰筋後内側に腰神経叢を確認する。穿刺は、プローブをやや尾側に傾け（②）、横突起が穿刺の妨げにならない像（図4B）で行う。IC：腸骨稜、PSIS：後上腸骨棘

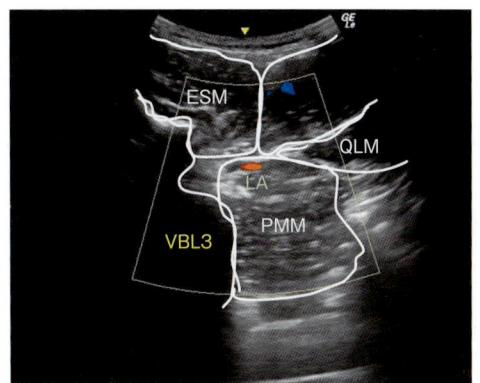

図3 LPB後方アプローチによる傍脊椎領域での腰動脈の同定（L_3レベル）
ESM：脊柱起立筋、LA：腰動脈、PMM：大腰筋、QLM：腰方形筋、VBL3：第3腰椎椎体。

のところ、神経刺激を併用するデュアルガイダンス（超音波＋神経刺激）でブロックを行い、薬液を注入することで神経叢の同定ができることも少なくない[8]。

これは、前述のとおり、使用プローブの周波数帯の低さによる分解能の問題や腰神経叢の走行に対して直交する形での超音波走査が困難なこと、さらには音響インピーダンスの近似など複合要因が関係する。

■ 抗血栓療法中の患者での安全性

LPBの実施が躊躇される要因として、深部ブロックであることは疑いの余地がない。各国の抗凝固薬・血小板薬併用患者での区域麻酔施行ガイドライン[9,10]では、LPBは硬膜外ブロックとほぼ同等に扱われており、後腹膜血腫や腎皮膜下血腫などの出血性合併症の報告[3〜5]もある。

その一方で、抗凝固薬の併用下で休薬することなくLPBを行い、出血性合併症の発生はなかったとする後向き研究[11,12]もある。超音波を用いることで、特に気をつけるべき腰動脈は検出可能と考えられ、従来法に比べると出血リスクをある程度は軽減できると考える（図3）。

■ shamrock viewを用いた
　LPBについて

従来のLPB後方アプローチでは、横突起による音響陰影が大腰筋の描出を不良にするため、横突起間での描出が重要であることは前述のとおりである。

従来のプローブポジションから横突起をとらえつつプローブを外側へスライドさせ、横突起が画面下から上に向かって真っすぐな角のように描出されるように側腹部まで移動させる（図2）。画面上では表面に腹壁筋群から広背筋が描出され、その奥には横突起と連続して、胸背筋膜で包まれる腰方形筋が確認できる。

横突起の背側には脊柱起立筋が存在し、腹側には大腰筋が確認できる。横突起を茎とみて、中央に腰方形筋、左右に脊柱起立筋と大腰筋の筋腹があたかも「三つ葉のクローバー」のように描出される。これがshamrock viewである（図4A）。

実際のshamrock viewを用いたLPBの際には、L_3あるいはL_4レベルで走査を行うが、横突起が描出されている走査面では背部から穿刺した針は横突起で進路を遮ら

図4 shamrock viewでの超音波画像
A:第3腰椎横突起レベル。
B:第3腰椎横突起直下。
C:L_{3/4}椎間孔レベル。椎間孔を通して硬膜などの脊柱管内の構造が確認できる。
AP:関節突起, D:硬膜, ESM:脊柱起立筋, IVF:椎間孔, LP:腰神経叢, PMM:大腰筋, QLM:腰方形筋, VBL3:第3腰椎椎体.

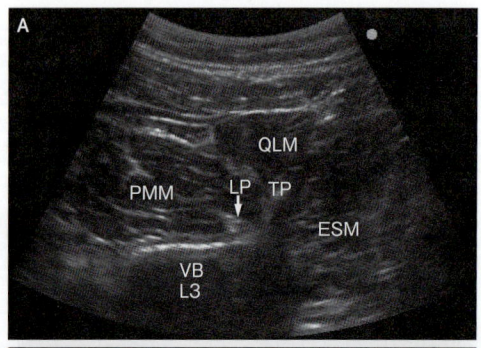
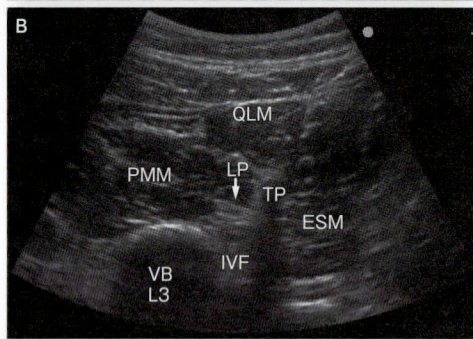
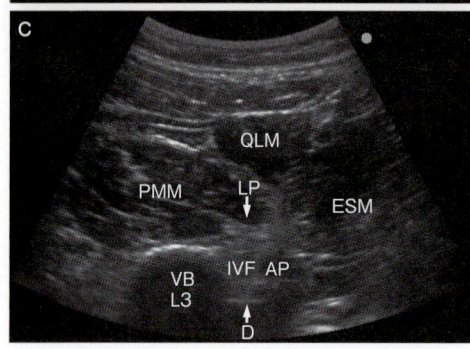

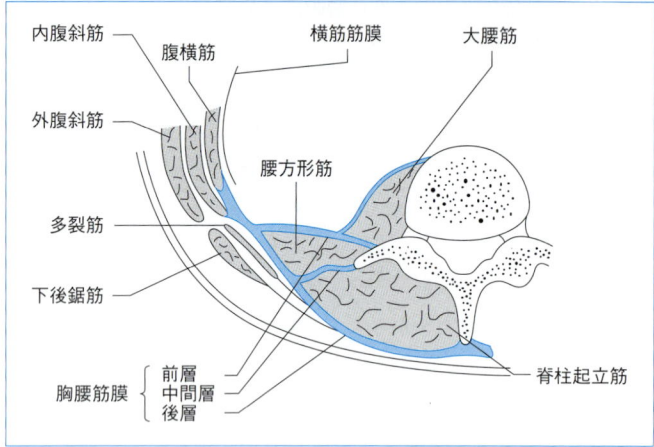

図5 腰部における傍脊柱筋と胸腰筋膜との関係
shamrock viewで描出される大腰筋以外の腰方形筋ならびに脊柱起立筋は、それぞれ胸腰筋膜の前層と中間層、中間層と後層のあいだに存在し、胸腰筋膜は外側で横筋筋膜へと連続する。QLBの胸部傍脊椎腔への広がりや脊髄神経後枝・腰神経叢への影響を考察する際の鍵となる構造である。

れるため（図2①），ほんの少しプローブを尾側へスライドあるいは傾けることで横突起の消失が確認できる椎間関節レベルでの走査に修正する（図2②）。横突起の腹側に存在する高エコー性のドーム状構造 bulging edge（腰椎椎体外側壁）の外側に大腰筋が存在することを確認して手技を行うことになる[13]。腰神経叢は椎間孔のすぐ外側のやや腹側，大腰筋を4等分した際の後内側の区画に存在し（図4B），椎間孔レベルでは脊柱管内の硬膜も観察される（図4C）。

プローブと針の穿刺部位が離れるため，probe-eye coordination（プローブの外側を真っすぐに見ながら，確実にビーム面に合わせて針の穿刺を行う技術）の習得は必須である。基本的に針の刺入点や方向に関しては，従来のランドマーク法と同じであるため，あらかじめ体表ランドマークをマーキングしておくことも手技の補助となる（図2）。

椎間孔近傍で腰動脈が走行していると穿刺経路を修正する必要があるため，事前にカラーDopplerを用いた確認を行うほうがよい（図3）。また，超音波ガイド下での神経叢の確実な同定は常に可能とは限らないため[6]，神経刺激装置を併用したデュアルガイダンスで大腿四頭筋の収縮を確認することが推奨される。

■胸腰筋膜の多様性：
　胸部と下肢の架け橋？

shamrock viewでは，三つ葉の構成成分である大腰筋，腰方形筋，脊柱起立筋以外にも，腰方形筋に連なる横筋筋膜，さらには腹壁を構成する外・内腹斜筋と腹横筋が明瞭に描出されることがわかる（図4A）。このことは，shamrock viewあるいは仰臥位でも後側腹部からコンベックスプローブを用いることで，QLBや腹横筋膜面(TAP)ブロック後方アプローチ，横筋筋膜面ブロックが実施可能であることを示し

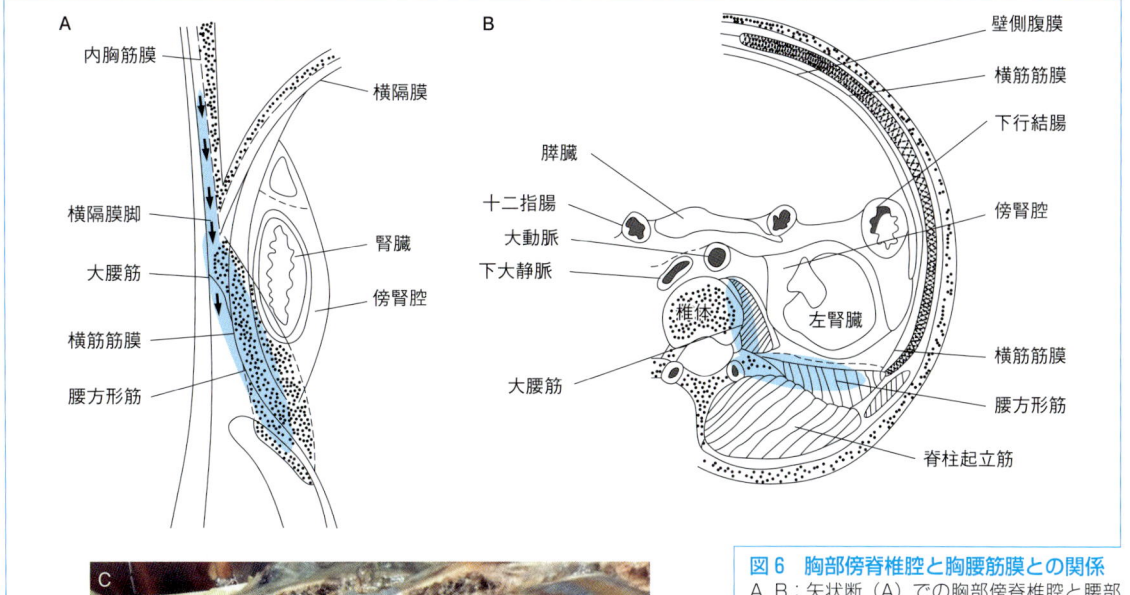

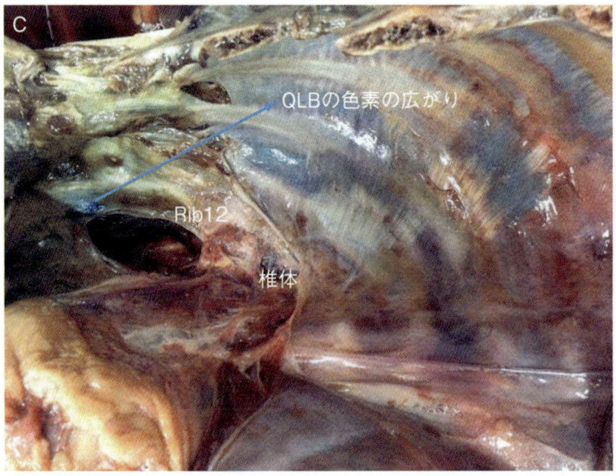

図6 胸部傍脊椎腔と胸腰筋膜との関係
A, B：矢状断（A）での胸部傍脊椎腔と腰部傍脊椎腔との連続性，ならびにL₁レベルでの断面（B）と下部胸部傍脊椎腔からの注入薬液の広がり．下部胸部傍脊椎腔に注入された薬液は壁側胸膜・内胸筋膜から弓状靱帯を経て横隔膜を越え，胸腰筋膜ならびに横筋筋膜を介して肋間神経，腸骨下腹/鼠径神経，陰部大腿神経，外側大腿皮神経へと及ぶ（Karmakar MK, et al. Ipsilateral thoracolumbar anaesthesia and paravertebral spread after low thoracic paravertebral injection. Br J Anaesth 2001；87：312-6より作成）．
C：shamrock viewを用いたQLBⅢで注入した色素（青色，25 mL）の第12肋骨（Rib 12）から横隔膜脚にかけての広がり．

ている．

　Børglumら[14]によれば，大腰筋外側と腰方形筋内側の筋膜間での局所麻酔薬の投与によって上腹部までの鎮痛が得られるというQLBⅢは，胸腰筋膜の深層に沿った薬液の広がりとなる．胸腰筋膜は腸骨稜と第12肋骨下縁を結ぶ筋膜で後層，中間層，前層の3層からなり，後層と中間層のあいだには多裂筋などの脊柱起立筋が，中間層と前層のあいだに腰方形筋が入っている（図5）．腰方形筋は腰椎横突起に付着し，この胸腰筋膜は左右それぞれの横隔膜脚へと連続することが知られている．上腹部の痛覚伝導には肋間神経が関与しており，神経根や交感神経節の存在する胸部傍脊椎腔内に投与した薬液が壁側胸膜から弓状靱帯を経て横隔膜を越え，胸腰筋膜に沿って大腰筋筋膜外へと広がることについてSaito[15]やKarmakerら[16]によって報告されている．逆にQLBⅢで注入した色素が，横隔膜脚にまで広がることを筆者は自験例で確認している（図6）．

　また，最近の研究[17]では，腰方形筋の外側で筋膜外への薬液注入により（QLBⅠ），股関節手術時の術後疼痛をFNBと比べて有意に低下させ，持続時間も長かったという報告もある．

　このように，胸部と下肢を連結する筋構造やそれを包む筋膜の周囲コンパートメントへの局所麻酔薬の投与が，ある場所では

胸部への効果を示し，また別の場所では下肢に作用するというのは非常に興味深く，今後の胸腰筋膜に関連する解剖学的研究の進展に期待をしたい．

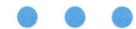

深部ブロックであるために，他のブロックに比べてハードルが少し高く感じられがちなLPBではあるが，shamrock viewの利用や近年注目されているQLBとの関連を考えると，今までよりも親しみをもてるのではないかと考える．とりわけ，胸部傍脊椎腔との連続性など，大腰筋を中心とした胸腰筋膜を含む周囲コンパートメントとの関係は，腰部が胸部や下肢との連続性としてどのようにかかわっているのかを考えるうえでも重要である．これから先，さらなる知見が報告されるだろうし，本章で関心をもった方々の研究参加にも期待したい．

（中本 達夫）

文 献

1. Winnie AP, Ramamurthy S, Durrani Z. The inguinal paravascular technic of lumbar plexus anesthesia : the "3-in-1 block". Anesth Analg 1973 ; 52 : 989-96.
2. Marhofer P, Nasel C, Sitzwohl C, et al. Magnetic resonance imaging of the distribution of local anesthetic during the three-in-one block. Anesth Analg 2000 ; 90 : 119-24.
3. Klein SM, D'Ercole F, Greengrass RA, et al. Enoxaparin associated with psoas hematoma and lumbar plexopathy after lumbar plexus block. Anesthesiology 1997 ; 87 : 1576-9.
4. Weller RS, Gerancher JC, Crews JC, et al. Extensive retroperitoneal hematoma without neurologic deficit in two patients who underwent lumbar plexus block and were later anticoagulated. Anesthesiology 2003 ; 98 : 581-5.
5. Aida S, Takahashi H, Shimoji K. Renal subcapsular hematoma after lumbar plexus block. Anesthesiology 1996 ; 84 : 452-5.
6. Karmakar MK, Li JW, Kwok WH, et al. Sonoanatomy relevant for lumbar plexus block in volunteers correlated with cross-sectional anatomic and magnetic resonance images. Reg Anesth Pain Med 2013 ; 38 : 391-7.
7. Lin JA, Lu HT, Chen TL. Ultrasound standard for lumbar plexus block. Br J Anaesth 2014 ; 113 : 188-9.
8. Karmakar MK, Li JW, Kwok WH, et al. Ultrasound-guided lumbar plexus block using a transverse scan through the lumbar intertransverse space: a prospective case series. Reg Anesth Pain Med 2015 ; 40 : 75-81.
9. Gogarten W, Vandermeulen E, Van Aken H, et al. Regional anaesthesia and antithrombotic agents : recommendations of the European Society of Anaesthesiology. Eur J Anaesthesiol 2010 ; 27 : 999-1015.
10. Horlocker TT, Wedel DJ, Rowlingson JC, et al. Executive summary : regional anesthesia in the patient receiving antithrombotic or thrombolytic therapy : American Society of Regional Anesthesia and Pain Medicine Evidence-Based Guidelines (Third Edition). Reg Anesth Pain Med 2010 ; 35 : 102-5.
11. Chelly JE. Risk of bleeding associated with the combination of thromboprophylaxis and peripheral nerve blocks : role of the technique. Reg Anesth Pain Med 2015 ; 40 : 396-7.
12. Chelly JE, Schilling D. Thromboprophylaxis and peripheral nerve blocks in patients undergoing joint arthroplasty. J Arthroplasty 2008 ; 23 : 350-4.
13. Lin JA, Lee YJ, Lu HT. Finding the bulging edge : a modified shamrock lumbar plexus block in average-weight patients. Br J Anaesth 2014 ; 113 : 718-20.
14. Børglum J, Moriggl B, Jensen K, et al. Ultrasound-guided transmuscular quadratus lumborum blockade. Br J Anaesth 2013. <http://bja.oxfordjournals.org/forum/topic/brjana_el%3B9919>
15. Saito T, Den S, Tanuma K, et al. Anatomical bases for paravertebral anesthetic block : fluid communication between the thoracic and lumbar paravertebral regions. Surg Radiol Anat 1999 ; 21 : 359-63.
16. Karmakar MK, Gin T, Ho AM. Ipsilateral thoraco-lumbar anaesthesia and paravertebral spread after low thoracic paravertebral injection. Br J Anaesth 2001 ; 87 : 312-6.
17. Parras T, Blanco R. Randomised trial comparing the transversus abdominis plane block posterior approach or quadratus lumborum block type I with femoral block for postoperative analgesia in femoral neck fracture, both ultrasound-guided. Rev Esp Anestesiol Reanim 2016 ; 63 : 141-8.

総論 5
脊柱管の超音波解剖と臨床への応用

プレスキャンによる質の担保

主観的な経験や勘を通して獲得するいわゆる「暗黙知」は，数や数式など，誰もが客観的に共有できる「形式知」へ変換され，これらが統合されることで効果的な知識創造につながるという。すでに盲目的手技が確立された脊柱管ブロックに超音波診断を応用するアイディアは，臨床面での暗黙知を形式知へ変換する試みと解釈することもできる。先人たちが培ってきた巨大な暗黙知の集積を，十分な理解とともに形式知に変換し，新たな価値につなげたい。

■脊柱管ブロックへの超音波診断，その現状

脊柱管ブロック（硬膜外・脊髄くも膜下ブロック）は従来，硬膜穿通感や loss of resistance 法での陰圧確認など，主に盲目的手技を頼りに施行されてきた。これに対し近年，超音波を積極的に活用する事例が知られつつある。

脊柱管ブロックにおける超音波の使用には，画像描出と同時に穿刺を行うリアルタイムスキャンと，穿刺前の情報収集を目的とするプレスキャンの2種類がある。

このうちプレスキャンは穿刺部位の同定のほか，到達目標となる硬膜周辺への距離や刺入角度を推定し，適正な手技の実施や合併症の予防に役立てようとするものである。これには脊柱管周囲の解剖，特に，超音波解剖についての十分な理解が必要となる。また，人体の深部，しかも超音波ビームの進入を阻む骨性成分に囲まれた領域を標的とするため，末梢神経ブロックとは異なる戦略をもって臨む必要がある。

プレスキャンの有用性についてはすでに妊産婦や肥満患者などで報告があるが[1,2]，以下では，主に整形外科領域手術を例に，プレスキャンを行う際に求められる脊柱管の超音波解剖，そして臨床への応用の実際面について概説する。

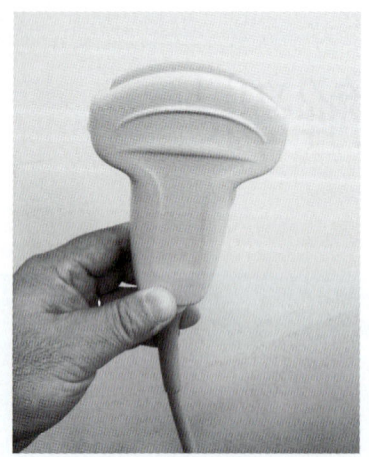

図1 コンベックスプローブ
大きく，ビーム面が局面を描くことも特徴。

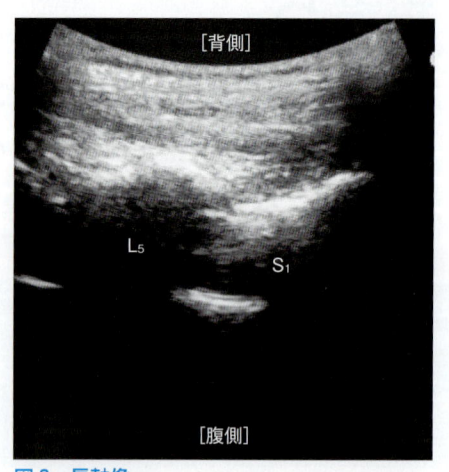

図2 長軸像
画面上方が背側，下方が腹側を示す。画像右側の水平構造物が仙骨，続いて左に腰椎移行部，下位腰椎とレベルを同定していく。

■超音波プレスキャンの概要

福岡リハビリテーション病院（当院）では年間約280例の膝関節鏡手術が実施され，そのうち200例近くで硬膜外麻酔を施行，合併症を回避し良好な術後鎮痛を得ている。硬膜外穿刺の際にプレスキャンをルーチンワークとすることで，適切な穿刺部位から麻酔領域を得ることに加え，意図しない硬膜穿刺を防ぐ意義も大きい。以下，こうした膝関節鏡手術に対する硬膜外麻酔に関連して，プレスキャンの準備と手順について記す。

■プレスキャンの準備

深部を観察する目的で40mmもしくは60mm，2～5MHzのコンベックスプローブ（図1）を用意する。リニアプローブと比較すると，より深く広い領域を描出する一方で，分解能が劣ることを知っておく。また，プローブそのものが大きく，最適画像を得るには両手での操作を要する場合が多い。小柄あるいは皮下脂肪が薄い患者ではリニアプローブの使用も可能である。

穿刺はプレスキャンのあと従来の方法で行うので，同じ要領で穿刺針や薬液を準備する。当院では18G Tuohy針，25G脊髄くも膜下針をそれぞれの用途で使用し，

体位は側臥位あるいは坐位で行う。筆者は慣れている側臥位を選択しているが，より正中を確認しやすく穿刺体位を安定させやすいとして坐位を推す意見も多い。また可能であれば側臥位で，体幹中央部からベッドを屈曲させることで，よりよい視野を得られる場合もある。

プレスキャンを実施する者は，プローブの保持に専念し，深度・ゲイン設定，最適画面のフリーズなどのパネル操作は，息の合った助手に任せたい。プローブのわずかな動きで穿刺に適した画面を見失うことも多いからである。

■プレスキャンの手順

背部にプローブを当てる場合，画面上方が背側，下方が腹側を示す（図2）。腰椎は前方要素と後方要素からなるが，穿刺の標的はあくまで腰椎の後方要素，つまり画面上方にあることを認識しておく。描出画面の深度は6.6cmぐらいを設定すれば十分だろう。

プレスキャンの手順は長軸像で穿刺椎間レベルを同定したのち，短軸像に切り替えて体表面から硬膜への距離や角度を測定するのが一般的である。

まず仙骨部で脊柱長軸に沿ってプローブ

を置き，高エコー性の水平構造物（仙骨）を同定する．正中よりわずかに外側から脊柱管を観察し，仙骨を描出したままゆっくりとプローブを頭側にスライドする．腰椎移行部に続き，下位からL_5，L_4 と順次腰椎レベルを同定していく（図2）．プローブに角度をつけて観察することによって，横突起，関節突起，椎弓などが音響陰影を伴って描出され，それらの連続構造は trident，camel hump，horse head などと形容されることもある．この長軸像あるいは長軸斜位像で標的椎間レベルを定めたら，プローブを 90°回転させ短軸椎間像を得る．

　プローブの頭尾側への移動や角度の微調整により音響窓 acoustic window を見いだすと，同一画面上に棘間靱帯，その下に暗い低エコー帯としてのくも膜下腔を映す画像が得られる．中央に棘間靱帯を置き，これを軸に椎間関節などの各構造が左右対称に並ぶ像は flying bat あるいは cat sign などと形容される（図3のa）．

　この像で認めるくも膜下腔の中に上下平行に並ぶ2本の水平構造が，上から順に後方複合体，前方複合体である[*1]．皮膚表面から後方複合体への距離を測定することで硬膜への穿刺深度の安全域を推定する[*2]ほか（図3のb），これらを最も明瞭に描出するプローブの角度が，針の刺入角度を示す．

　穿刺距離および刺入角度を測定した位置をマーキングして，これを参考に本穿刺に移る．

■臨床への応用での注意点

脊柱管は人体深部に存在するので，この領域の超音波画像の質は当然，制限を受ける．多彩な突起と曲面の変化に富む特徴的な椎骨構造は，有効なランドマークとなる一方で，広大な音響陰影をも作り出す．脊柱管の超音波診断はこうした条件に折り合いをつけながら行うものとなる．プレスキャンで測定する距離も正確さを期するのではなく，あくまで推定値であることを認識すべきである．

　画像描出の際の注意点として，まず長軸像では，正中から若干離れた傍正中部から斜位で脊柱管を観察すること（図4）が重要である．短軸椎間像では，棘間靱帯を中心に各構造物が左右対称に並ぶことが最低条件となる．この対称性を欠く椎間ではそれぞれの位置関係に影響が及び，距離測定にも適さない．また，標的硬膜を含む後方

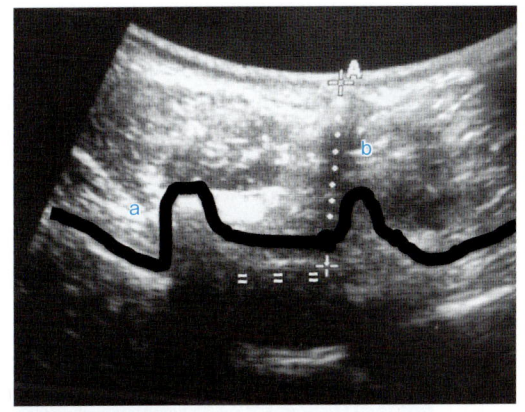

図3　短軸椎間像
椎間関節や横突起をプロットするとコウモリやネコの姿に類似する像（a）が得られる．
後方複合体（硬膜と黄色靱帯，二重線で表示）と体表面の距離を計測（b）することで，硬膜穿刺深度を推定する．

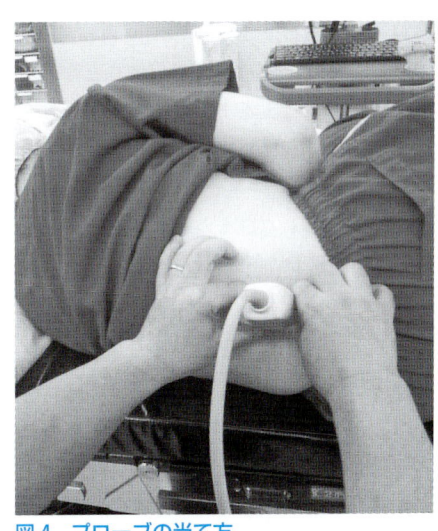

図4　プローブの当て方
正中から約3cm離れた位置にプローブを置き，角度をつけて脊柱管を描出する．

[*1] それぞれ硬膜と黄色靱帯を一体としてとらえるものだが，機種によってはこれらを個別に認識し，さらに両者の間隙として硬膜外腔を映せる場合もある．

[*2] 一連の操作は硬膜への距離測定を目指すものだが，多くは黄色靱帯を含む後方複合体への距離を示すもので，実際の硬膜への距離とは差が生じる．

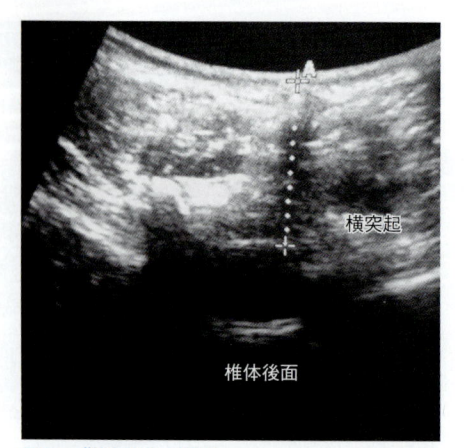

図5 背側硬膜の描出
後方複合体の輝度は概して弱く，プローブ角度の微調整，時には体表面に押し付けることも必要となる。

複合体の描出に難渋し，他の類似構造物に惑わされる場合も多い。アーチファクトや局所的な骨硬化像，靱帯骨化像などがこれに含まれるが，実際よりも深部にあるものを硬膜と誤認してしまうと，誤穿刺にもつながりかねない。

　画像中，最も高輝度を呈する水平構造の一つ "関節突起付近" では椎体後面の辺縁部で，前方複合体もその付近にある。穿刺の標的とすべき背側硬膜はそれよりも浅い関節突起付近の深度で描出されることが多い（図5）。以上を頼りに背側硬膜を探し，より安全な穿刺距離を推定する。

　正確な描出に影響を及ぼす要因は多々ある。肥満症例では，背部の厚い皮下脂肪が視野を妨げ，これを改善しようとプローブを押しつけると，距離測定にも誤差が生じる。高齢者では加齢のために骨棘形成や骨硬化，靱帯骨化などの変化をきたし，画像にも影響し得る。腰椎疾患には脊椎配列の変化を伴わずに黄色靱帯だけ肥厚を認める場合もあり，体表面の観察だけから穿刺困難を予測するのは難しい。こうした要因が影響することを理解しておくためにも，日常的に脊柱管の超音波画像に慣れておくことが重要である。

コメント1

いざというときのための環境整備を

困難症例に遭遇して初めてプレスキャンを行うのではなく，平常時から脊柱管の超音波手技に慣れ親しんでおき「その時」に備えておくことをすすめる。このことは麻酔科医だけでなく周囲のスタッフにも周知しておくようにしたい。「硬膜外穿刺をするから超音波の準備を」とのオーダーに対し，誰も戸惑うことがない，そんな環境を目指したい。

■プレスキャンを活かす麻酔戦略

「肥満などの硬膜穿刺困難症例には超音波を…」という声をしばしば耳にするようになった。主に穿刺困難の打開策の一つとして，超音波診断が認知を広めつつある。当院では脊柱管ブロック，とりわけ硬膜外麻酔におけるプレスキャンをルーチンの手技と位置づけている。これには膝関節鏡手術を多く実施する施設事情も関連する（コメント1）。

　関節鏡手術は低侵襲性を最大の特徴とし，その先の目標に術後早期回復を見すえている。そのため，これらの手術では安全性とともに，術当日の離床を含む早期リハビリテーションの成否が大きく問われる。これを考慮した麻酔戦略には，周術期の十分な鎮痛と下肢筋力の保持に加え，回復過程の阻害因子，つまり術後合併症の回避も重要課題となる。

　回避すべき合併症には全身麻酔後の術後悪心・嘔吐（PONV），硬膜穿刺後頭痛や筋力低下遷延などが含まれるだろう。となると，良好な鎮痛と分節麻酔を提供する硬膜外麻酔に適性がある。プレスキャンがその手技の質を担保することで，麻酔としての最適解にさらに近づくように思われる（コラム）。

　硬膜穿刺後頭痛に目を向けると，リスク因子の一つに若年者が挙げられ，症状も若年者で激烈であることが知られる[3]。この

ことは，一見，穿刺困難とは無縁の若年者に対して，むしろ積極的な関与が必要なことを示唆している．つまり，穿刺困難時の切り札としてだけでなく，いわばeasy caseと思える場合の硬膜誤穿刺による頭痛発症を回避することにこそ，プレスキャンは大きな意義をもつ（コメント2）．

■さらなる適応拡大へ

腰椎領域での穿刺のための補助的手段として，超音波診断はすでに大規模な臨床試験によるエビデンスを得て，その有用性を確立している[4]．しかし，その適応のさらなる拡大には，克服すべき問題も多い．例えば，胸椎の棘突起はそれぞれが腰椎より長く，椎体からの角度も急峻で，上下の椎弓の重なりも広範囲にわたる．結果としてacoustic windowは狭まり，プレスキャンも困難となる．棘突起不触知のケースなどに意義を見いだすこともできるが，胸椎レベルのプレスキャンは腰椎領域よりもさらにチャレンジングなものとなるだろう．

先天性側彎症や椎体間固定術後などの困難症例に対し，プレスキャンにより脊柱管周囲を分析しようとする応用研究[5]も報告がある．これらは，可能性を感じさせながらも技術的に容易ではなく，これらを強く推奨するには至っていない．

リアルタイムスキャンについては，長軸の傍正中斜位像で，平行法を用いて脊柱管周囲へアプローチする方法が知られるが，やはり選択には慎重さが求められる[*3]．

■脊柱管ブロックのこれから

抗凝固療法や抗血小板療法による出血の懸念のほか，超音波ガイド下末梢神経ブロックの普及も相まって，脊柱管ブロックが活躍する機会が減少していることを感じる．しかし，安全への十分な配慮のもとに施行される脊柱管ブロックの有用性について，異論を挟む麻酔科医はいないだろう．鎮痛にとどまらず，術後感染や腫瘍再発を抑える可能性についても臨床報告が増え，新たな期待も寄せられつつある[6]．

超音波ガイド下末梢神経ブロックが脊柱管ブロックを「駆逐する」のではなく，麻酔および鎮痛の質を担保し，さらなるポテンシャルを引き出す「再評価」の手法となるよう活用したい．

（末盛 泰彦）

コラム

可視化することで標準化が可能に

超音波プレスキャンの一つに教育効果がある．これまで見えなかった脊柱管内の状況が「可視化」され，個別の症例で穿刺角度や推定深度を提供することは，今後の臨床教育でも大きな意味をもつだろう．医療手技の習得では"on the job"トレーニングが大きな役割を占めてきた．しかし盲目的手技においては，微細な手指感覚と立体的な解剖の理解度によるところが大きく，いずれも他覚的に表現することが難しかった．結果的に，教わる側の習得度，いわゆるラーニングカーブに大きなばらつきを生じさせていたように思われる．

教育効果の標準化，ひいては患者への便益性の追求という観点からも，このような盲目的手技の可視化には一層積極的に取り組むべきだろう．

コメント2

超音波の積極的な活用

これが，筆者らがプレスキャンをルーチンワークと考える理由である．

抗凝固薬などの使用により脊柱管へのアクセスをためらう場合などのプランBとして，超音波ガイド下大腿神経ブロック（FNB）併用の全身麻酔が挙がる．手術の意義と特徴をふまえて症例ごとに麻酔法を検討し，いずれにしても，超音波を積極的に活用するようしている．

文献

1. 山内正憲．超音波ガイド下神経ブロック（6）硬膜外ブロックと脊髄くも膜下ブロックの実際．日臨麻会誌 2013 ; 33 : 629-33.
2. Nishiyama T, Kohno Y, Koishi K. Anesthesia for

*3 Hyungtae Kim先生は脊髄くも膜下穿刺において，リアルタイムスキャンを実践し，これを妊産婦や高度肥満症例でも応用しているという．

bariatric surgery. Obes Surg 2012 ; 22 : 213-9.
3. Flaatten H, Rodt S, Rosland J, et al. Postoperative headache in young patients after spinal anaesthesia. Anaesthesia 1987 ; 42 : 202-5.
4. Shaikh F, Brzezinski J, Alexander S, et al. Ultrasound imaging for lumbar punctures and epidural catheterisations: systematic review and meta-analysis. BMJ 2013 ; 346 : f1720.
5. Wing-Hong Kwok, Manoj Kumar Karmakar. Ultrasound for Central Neuraxial Blocks In Patients with Scoliosis and Instrumented Backs Musculoskeltal Ultrasound for Regional Anesthesia and Pain Medicine Compendium of the International Syposium on Spine and Paravertebral Sonography for Anesthesia and Pain Medicine pp. 231-49.
6. 横山正尚．硬膜外ブロック―最近の考え方―．日ペインクリニック会誌 2015 ; 22 : 10-6.

総論 6

小児の術後鎮痛法と末梢神経ブロック

マルチモーダル鎮痛を行おう

小児に対する鎮痛は，より積極的に，先回りして行うことが提唱されている．痛みが十分に治療されなければ，痛みの感受性，免疫機能，行動面などへの悪影響は長期にわたる．小児の疼痛の評価は時に困難であるが「大人が痛いものは子どもでも痛い」と考えて，何らかの術後鎮痛を常に考えるべきである．

本章では，小児の術後鎮痛法を概説し，そのなかで末梢神経ブロック peripheral nerve block（PNB）を使用する理由，習得する意義について述べる．

■小児の術後鎮痛法

術後の痛みを取るために，さまざまな鎮痛法があるが，一つの方法で十分な効果を得るには副作用が問題になり，逆に副作用を恐れて消極的になると効果が不十分になる．このため，作用機序の異なる複数の方法，すなわち，オピオイド，区域麻酔（硬膜外麻酔，PNB），非ステロイド性抗炎症薬（NSAIDs），アセトアミノフェンなどによる薬物療法を組み合わせる．さらに，小児では親がそばにいる，気をそらすなどの非薬物療法も活用し，最大の鎮痛を得つつ副作用を最小にすることを目標とする．これをマルチモーダル鎮痛 multimodal analgesia とよぶ．

マルチモーダル鎮痛を実践するには，各鎮痛法について理解し，慣れておくことが必要である．特に，オピオイド持続静注，アセトアミノフェン，区域麻酔の三つが重要である．

■手技に依存せず，強い痛みに対応できるオピオイド持続静注

オピオイド持続静注（または PCA/NCA[*1]）は静脈路が確保されていれば開始でき，強い痛みのある手術にも対応できる[1]．フェンタニルの場合，小児では 0.5〜1 μg/kg/hr が初期投与量となり，痛みの強さや年齢，合併症に応じて増減する．重篤な呼吸

[*1] patient-controlled analgesia/nurse-controlled analgesia（患者自己調節鎮痛/看護師調節鎮痛）．

抑制はまれであるが，その予防のためには，呼吸数や鎮静度の定期的なモニタリングとともに，鎮静薬の併用を行わない，乳児に対しては減量する，合併症のある患者への使用は慎重に行う，などの配慮が必要である[2]。

また，オピオイドは術後悪心・嘔吐（PONV）の頻度が高いため，ほかの鎮痛法を用いてオピオイドの使用量を減らすことが推奨される[3]。オピオイド持続静注は，開腹，開胸，脊椎など，侵襲の大きい手術で区域麻酔が行えないときはもちろん，区域麻酔で取れない痛みや効果消失後の痛みに対応するために併用するなど，幅広い用途がある。普段から使えるようにしておきたい。

■ 鎮痛補助のためのアセトアミノフェン

アセトアミノフェンは，新生児から使用できる副作用の少ない鎮痛薬である。アセトアミノフェン投与により，オピオイドの使用量を減らすことができ，区域麻酔の効果消失後の痛みや，区域麻酔でカバーできない領域の痛みに対応できる。薬価も安く[*2]，積極的に使用したい。

経直腸投与（坐薬）は，効果発現が30〜60分と遅いことを考慮し，短時間手術では麻酔導入後に挿入し，覚醒時に効果が得られるようにする。

静注薬（アセリオ®）は，効果発現が15〜30分と早いことに加え，鎮痛薬を内服させるために夜間に患児を起こしたり，坐薬を嫌がる患児を説得したりする必要がないことから術後の定期投与が容易であり，これにより安定した鎮痛効果が得られる。

アセトアミノフェンとNSAIDsを併用することで，より良好な鎮痛が得られる[4]ため，アセトアミノフェンの定期投与に，レスキューとしてNSAIDsを使用するといった鎮痛プロトコールも有用だろう。

■ マルチモーダル鎮痛の中核となる区域麻酔

硬膜外麻酔やPNBなどの区域麻酔には利点が多い。安静時だけでなく体動時も良好な鎮痛が得られる。疼痛刺激によるストレス反応を確実に抑制する。オピオイドの使用量を減らすことができ，呼吸抑制やPONVを減らし，早期に経口摂取を開始することができる。全身麻酔に用いる鎮静薬投与量も減らすことができ，すみやかで質のよい覚醒が得られる。これらは，早期回復，早期退院につながる。

また，幼若脳への影響も考慮したい。吸入麻酔薬，ケタミン，ミダゾラム，プロポフォールなどのγ-アミノ酪酸（GABA）受容体作動薬，あるいはN-メチル-D-アスパラギン酸（NMDA）受容体拮抗作用をもつ麻酔薬が，発達中の中枢神経に対して毒性をもつという実験データがこれまで数多く発表されてきた。一方，区域麻酔に用いた局所麻酔薬が中枢神経に影響を与えるというデータはこれまでのところない。全身麻酔に区域麻酔を併用することで，小児に対する毒性をもつ可能性のある麻酔薬の投与量を減らすことができ，悪影響を減らせる可能性がある。

以上のことから，小児の術後鎮痛の基本的な考え方は「区域麻酔を中心としたマルチモーダル鎮痛で行う」とするのがよいだろう（臨床メモ）。

[*2] アセリオ®：332円/1000 mg，アセトアミノフェン坐薬（アルピニー®，アンヒバ®など）：約30円/200 mg。

臨床メモ

区域麻酔がアウトカムにプラスに働くかも

これまで成人領域では，麻酔法と癌の再発率や生存率の関連が注目されており，区域麻酔により，これらが低下したという報告[5]が出ている。最近のメタ解析[6]では，区域麻酔は癌の再発率を下げないが，生存率を向上させるとしており，こうした長期的なアウトカムに区域麻酔は好影響を与えている可能性がある。

一方，現時点で小児を対象としたこのような報告はみられない。小児の癌患者数は成人に比べて圧倒的に少なく，種類も多様であり，比較は難しいためと考えられるが，治療後の人生がより長い小児にこそ重大な問題である。

■区域麻酔は中枢ブロックかPNBか

小児に用いる区域麻酔には，仙骨硬膜外麻酔（仙骨麻酔），腰部・胸部硬膜外麻酔，脊髄くも膜下麻酔などの中枢ブロックと，PNBがある。英国の小児の術後鎮痛のためのガイドライン[7]には，多くの術式でPNBと並列にさまざまな鎮痛法が推奨されている。複数の鎮痛法がある場合のPNBは，安全性，鎮痛効果，副作用などの利点・欠点を個々に検討して選ぶことになる。

◎安全性について

フランス語圏の小児を対象とした大規模調査[8]では，中枢ブロックの合併症（硬膜誤穿刺，全脊麻，神経損傷など）は0.29％であり，PNBに比べて6倍多いと報告された。腰部・胸部硬膜外麻酔では，最近でも複数の恒久的障害の報告[9]がある。

小児に硬膜外麻酔を安全に行うための推奨事項[10]として，アドレナリン添加局所麻酔薬はテストドーズに限定し，術中の高度低血圧を避けるなど脊髄の灌流を維持すること，空気を用いた抵抗消失法を行わないこと，術中の硬膜外持続注入には低濃度の局所麻酔薬を使用すること，などが提示されている。

また，北米を中心とした小児区域麻酔ネットワーク（PRAN[*3]）のデータベースをもとにした大規模調査が，2012〜2015年に相次いで発表された。区域麻酔全体を対象とした調査[11]では，単回の腰部・胸部硬膜外麻酔の有害事象の発生率は6.7％，単回の仙骨麻酔は2.9％（硬膜誤穿刺5例／全6011例＝0.08％を含む），単回のPNBでは0.9％であった。仙骨麻酔18650例を対象とした調査[12]では，有害事象の発生率は1.9％（硬膜誤穿刺0.08％を含む）であり，長期にわたる合併症はなかったとしている。腹横筋膜面transversus abdominis plane（TAP）ブロック1994例を対象とした調査[13]では，有害事象は軽微な血管穿刺および腹膜穿刺の2例だけで，発生率は0.1％であった。

これらの報告をもとにすると，仙骨麻酔は他の中枢ブロックに比べて安全といえるが，PNBの有害事象のリスクはさらに低いことから，区域麻酔が必要で，効果が同等であるなら，できるだけPNBを選択したい。

◎超音波の利用で安全性は高まるのか

手技面では，これまでも小児領域では各種PNBがランドマーク法で行われていたが，超音波ガイド下法は近年，急速に広まっている。超音波ガイド下法により，穿刺の一部始終をリアルタイムに皆で見ることができるという利点はもちろん，ブロック成功率上昇，手技の時間短縮，効果発現時間短縮，効果持続時間延長，薬物投与量減少といった利点も示されている[14]。小児の組織は浅いところにあり，超音波による視認性は良好である。

超音波ガイド下法がブロックの合併症を減らすというエビデンスは乏しいが，そもそも上述の調査[11〜13]が示すように，小児PNBの合併症は少なく，証明が困難なのかもしれない。しかし理論的には，従来のランドマーク法で行われていたブロックで生じた合併症の多くは，目標を正しくとらえられていないことに起因し，超音波で視認できれば回避できる可能性は高い。

◎鎮痛効果について

鎮痛効果の面では，小児でPNBがほかの鎮痛法よりも「優れている」というエビデンスを示した報告は少ない。

臍ヘルニア手術を対象に腹直筋鞘ブロックrectus sheath block（RSB）と創部浸潤麻酔を比較した報告[15]では，RSBのほうが良好な鎮痛が得られたとしている。しかし，鼠径ヘルニアを対象に仙骨麻酔とその他の鎮痛法を比較したメタ解析[16]では，

*3 PRAN：Pediatric Regional Anesthesia Network。

表1 当院でPNBが適応となる代表的な症例と代替鎮痛法

病名，術式	適応となるPNB	代替鎮痛法
鼠径ヘルニア（Potts法），停留精巣*	TAPブロック，腸骨鼠径・下腹神経ブロック	仙骨麻酔
臍ヘルニア	腹直筋鞘ブロック	術者による創部浸潤麻酔
肥厚性幽門狭窄症（臍からのアプローチ）	腹直筋鞘ブロック	術者による創部浸潤麻酔
虫垂炎（開腹）	TAPブロック	フェンタニル持続静注，硬膜外麻酔
下腹部開腹手術	TAPブロック+フェンタニル持続静注	フェンタニル持続静注，硬膜外麻酔
腹腔鏡手術	腹直筋鞘ブロック（臍部のポート），TAPブロック	ポート挿入部の局所浸潤麻酔
包茎手術	陰茎背神経ブロック	仙骨麻酔
上肢手術　骨接合術，骨切り術　多合指症	腕神経叢ブロック鎖骨上アプローチ　指ブロック（術者による）	フェンタニル持続静注
下肢手術　内反足手術，骨切り術，脚延長術など	大腿神経ブロック，坐骨神経ブロック（単回または持続），必要に応じて外側大腿皮神経ブロック，閉鎖神経ブロック	仙骨麻酔，硬膜外麻酔，フェンタニル持続静注
口唇裂手術	眼窩下神経ブロック（術者による）	

いずれの症例にもアセトアミノフェンもしくはNSAIDsを併用する。
＊：停留精巣手術でPNBを用いるときは，陰嚢切開部は術者による創部浸潤麻酔を行う。

腸骨鼠径神経ブロックや創部浸潤麻酔を含めて鎮痛効果に差はなかった。

また，腎盂形成術を対象にTAPブロックと創部浸潤麻酔を比較した報告[17]では，創部浸潤麻酔のほうが良好な鎮痛が得られたとしている。

一方，膀胱尿管逆流症手術を対象にTAPブロックと仙骨麻酔を比較した報告[18]では，TAPブロック群において，麻酔回復室での疼痛は強いが，術後6時間以降のモルヒネ使用量が減少する，としている。

このように小児の手術に対するPNBの優位性は限定的にしか証明されておらず，今後のさらなる研究が待たれる。

■区域麻酔の選択

区域麻酔には欠点や限界もあり，それらを知ったうえでうまく使うことが必要である。例えば，仙骨麻酔は鼠径部や下肢など，臍より下のさまざまな術式に対して容易に鎮痛が得られるという利点がある一方，足のしびれや排尿の遅れといった欠点があるため，日帰り手術には適用しにくい。また，体重20〜25 kg以上の児では，鼠径部までの十分な麻酔域が得られない可能性がある。

仙尾部奇形（脊髄髄膜瘤術後や仙尾部皮膚洞など）は仙骨麻酔の相対的禁忌であるが，泌尿器科手術を受ける患者では，仙尾部奇形の頻度が23倍高い[19]とされており，日常の臨床で遭遇する可能性が高い。これらの患者ではPNBが第一選択になる。

一方で，小児は腹部の面積が小さいことから，皮切部位や腹腔鏡ポートの位置がPNB施行部に近い場合がしばしばある。上腕骨骨折では神経損傷の有無を術後すみやかに確認したい場合がある。こうした場合のPNBは術者との協議のうえ，慎重に考慮する。

■PNB実施に際しての注意

◎難易度の低いブロックから始める

穿刺に際しては，成人より小さいターゲットに対する繊細な運針を必要とする。針先をしっかり描出しながら進め，針先が見えないときは針を進めない，という基本を守る。体重に合わせた局所麻酔薬投与量，lipid rescueの用量を計算しておき，過量投与[20]を防ぐ。こうした注意点を考慮すると，年長児で難易度の低いブロックから始めるのがよいだろう。

兵庫県立こども病院（当院）において，現時点で行っているブロックを表1にまとめたが，このような難易度の低いブロックだけでも，多くの術式に対応できる（コラム1，2）。

◎腹部手術は腹壁のブロックだけで対応できるわけではない

腹部手術に伴う内臓痛は腹壁のブロックだ

コラム1

ブロック導入の契機

当院では、これまでランドマーク法によるPNBはあまり行っていなかった。むしろオピオイド持続静注をいつでも使えるように院内を整備し、創部浸潤麻酔や区域麻酔をできるだけ術者に行ってもらっていた。

しかし、中心静脈路確保に超音波ガイドを用いるようになったことを契機に、それまで十分な鎮痛が得られていなかった日帰りの臍ヘルニア手術に対して2009年から超音波ガイド下RSBを行うようになった。その結果、術中の血行動態が安定し、麻酔薬の必要量が減少したことに加え、覚醒時興奮が減少したことから看護師や外科医の評判もよく、そのほかのブロックも導入しやすくなった。

現時点では表1に示した基本的なブロックを中心に行い、麻酔科の指導医および研修医全員がブロックにかかわることができるようにしている。

コラム2

術者による区域麻酔

当院では、皮切部位の創部浸潤麻酔、口唇裂手術に対する眼窩下神経ブロック、多合指症に対する指ブロック、開胸手術に対する肋間神経ブロックなどを術者に積極的に依頼している。麻酔科医が行っても構わないが、術者にやってもらうのも大いに「アリ」である。

けでは遮断されない。このため術中、術後ともにマルチモーダル鎮痛が必要となる。鼠径ヘルニアなどの小手術であれば、術中にオピオイドや亜酸化窒素、アセトアミノフェンを併用する。侵襲の大きい手術では、術後のオピオイド持続静注の併用が必要となる。普段からオピオイド持続静注を使えるようにしておくことは、PNBをマルチモーダル鎮痛の一環として用いるために重要である。

◎ **四肢のブロックには低濃度の局所麻酔薬を用いる**

患児がしびれ感とそれによる不快を訴えることがあるため、できるだけ低濃度の局所麻酔薬を用いる(表2)。あらかじめ、術後にしびれがあること、しびれがあるから痛くないということを説明しておくとよい。下肢手術でのブロックに伴う筋力低下は、当院ではほとんどの症例で、術後一定期間安静臥床もしくは車椅子移動なので問題にならない。術後早期から歩行を許可する場合は、転倒に注意が必要である。

◎ **ブロック効果消失後の橋渡し鎮痛も重要**

侵害刺激のほとんどすべてを遮断できるブロック（四肢のブロックなど）で、単回投与の場合は、その効果消失とともに急激に痛みが出現することがある[*4]。痛みが出てからレスキューとして鎮痛薬を投与するのではなく、効果消失の時間を見越し[*5]、それに先立ってアセトアミノフェンやNSAIDsの定期投与を開始する、あるいはオピオイドのPCA/NCAなどを用いるようにする。

● ● ●

小児の術後鎮痛はマルチモーダル鎮痛によって行う。そのなかで安全性の高いPNBは、積極的に用いるべき方法である。適応に関しては「PNBを使えるなら使う」「中枢ブロックをためらうならPNBにする」「PNBだけで鎮痛しようとせず、マルチモーダルに対応する」というスタンスが

*4 機嫌よく遊んでいたのに、ある時点から急に泣き出し痛がる、といったことが観察される。

*5 当院では0.2%ロピバカインを四肢に単回投与した場合、ブロック施行から6～7時間後に最初の鎮痛薬を投与している。

表2　PNBに用いる薬液量の例（ロピバカインの場合）

	初回投与量 乳児・幼児：0.2% 学童：0.2～0.375%	持続投与量 0.1～0.2 %
TAPブロック	0.5 mL/kg	
腸骨鼠径・下腹神経ブロック	0.3～0.5 mL/kg	
腹直筋鞘ブロック（RSB）	0.3 mL/kg×両側	
陰茎背神経ブロック	0.1 mL/kg×両側	
腕神経叢ブロック（鎖骨上アプローチ）	0.3～0.5 mL/kg	0.1～0.2 mL/kg/hr
大腿神経ブロック（FNB）	0.3～0.5 mL/kg	0.15～0.2 mL/kg/hr
坐骨神経ブロック（SNB）	0.3～0.5 mL/kg	0.15～0.2 mL/kg/hr

よいだろう．PNB を習得することで鎮痛法の選択肢を増やし，症例ごとに最適な鎮痛を提供できるようになっていただきたい．

（香川 哲郎）

文献

1. 香川哲郎，上北郁男．術後疼痛対策．臨麻 2013；37：1735-42.
2. 鹿原史寿子，香川哲郎，池島典之ほか．フェンタニル持続静注による小児術後鎮痛の副作用の検討．麻酔 2015；64：799-803.
3. Jitpakdee T, Mandee S. Strategies for preventing side effects of systemic opioid in postoperative pediatric patients. Paediatr Anaesth 2014；24：561-8.
4. Ong CK, Seymour RA, Lirk P, et al. Combining paracetamol (acetaminophen) with nonsteroidal antiinflammatory drugs : a qualitative systematic review of analgesic efficacy for acute postoperative pain. Anesth Analg 2010；110：1170-9.
5. Exadaktylos AK, Buggy DJ, Moriarty DC, et al. Can anesthetic technique for primary breast cancer surgery affect recurrence or metastasis? Anesthesiology 2006；105：660-4.
6. Sun Y, Li T, Gan TJ. The effects of perioperative regional anesthesia and analgesia on cancer recurrence and survival after oncology surgery: a systematic review and meta-analysis. Reg Anesth Pain Med 2015；40：589-98.
7. Association of Paediatric Anaesthetists of Great Britain and Ireland. Good practice in postoperative and procedural pain management, 2nd edition. Paediatr Anaesth 2012；22 (Suppl 1)：1-79.
8. Ecoffey C, Lacroix F, Giaufré E, et al. Epidemiology and morbidity of regional anesthesia in children : a follow-up one-year prospective survey of the French-Language Society of Paediatric Anaesthesiologists (ADARPEF). Paediatr Anaesth 2010；20: 1061-9.
9. Meyer MJ, Krane EJ, Goldschneider KR, et al. Case report: neurological complications associated with epidural analgesia in children : a report of 4 cases of ambiguous etiologies. Anesth Analg 2012；115：1365-70.
10. Berde C, Greco C. Pediatric regional anesthesia : drawing inferences on safety from prospective registries and case reports. Anesth Analg 2012；115：1259-62.
11. Polaner DM, Taenzer AH, Walker BJ, et al. Pediatric Regional Anesthesia Network (PRAN)：a multi-institutional study of the use and incidence of complications of pediatric regional anesthesia. Anesth Analg 2012；115：1353-64.
12. Suresh S, Long J, Birmingham PK, et al. Are caudal blocks for pain control safe in children? an analysis of 18,650 caudal blocks from the Pediatric Regional Anesthesia Network (PRAN) database. Anesth Analg 2015；120：151-6.
13. Long JB, Birmingham PK, De Oliveira GS Jr, et al. Transversus abdominis plane block in children: a multicenter safety analysis of 1994 cases from the PRAN (Pediatric Regional Anesthesia Network) database. Anesth Analg 2014；119：395-9.
14. Tsui BC, Pillay JJ. Evidence-based medicine : assessment of ultrasound imaging for regional anesthesia in infants, children, and adolescents. Reg Anesth Pain Med 2010；35：S47-54.
15. Flack SH, Martin LD, Walker BJ, et al. Ultrasound-guided rectus sheath block or wound infiltration in children : a randomized blinded study of analgesia and bupivacaine absorption. Paediatr Anaesth 2014；24：968-73.
16. Baird R, Guilbault MP, Tessier R, et al. A systematic review and meta-analysis of caudal blockade versus alternative analgesic strategies for pediatric inguinal hernia repair. J Pediatr Surg 2013；48：1077-85.
17. Lorenzo AJ, Lynch J, Matava C, et al. Ultrasound guided transversus abdominis plane vs surgeon administered intraoperative regional field infiltration with bupivacaine for early postoperative pain control in children undergoing open pyeloplasty. J Urol 2014；192：207-13.
18. Bryskin RB, Londergan B, Wheatley R, et al. Transversus abdominis plane block versus caudal epidural for lower abdominal surgery in children: a double-binded randomized controlled trial. Anesth Analg 2015；121：471-8.
19. Koo BN, Hong JY, Song HT, et al. Ultrasonography reveals a high prevalence of lower spinal dysraphism in children with urogenital anomalies. Acta Anaesthesiol Scand 2012；56：624-8.
20. Shenoy U, Paul J, Antony D. Lipid resuscitation in pediatric patients-need for caution? Paediatr Anaesth 2014；24：332-4.

総論 7

末梢神経ブロックにおける
トリプルガイダンス

超音波画像，神経刺激に加えて，注入圧も重要な情報源!!

古典的な神経ブロックの手技は，体表のランドマーク，針を進める際の「ポップ感」や「クリック感」などと表現される主観的な感触，異常感覚や放散痛などの患者の訴えを頼りに行われ，神経損傷を防ぐための客観的なモニターは存在しなかった。

1980年代になり，神経刺激法により神経を同定する手法が普及した。その後，2000年代になって超音波ガイドによる手技が登場し，さらに客観的なモニタリングが可能となった。

本章では，これらに「注入圧」を加えて「トリプルガイダンス」[*1]を提唱しているNYSORA[*2]の考え方について紹介する。

■どのようなモニタリングが可能か？

医療の現場で用いられるモニターには，「ある特定の生理学的状態を評価し，差し迫った危険を臨床医に伝えること」が求められる。現時点で末梢神経ブロック peripheral nerve block（PNB）に関しては，超音波画像，神経刺激，注入圧測定が挙げられる。

近年，日本では超音波ガイド下PNBが普及しつつあり「神経ブロック=超音波ガイド下で実施」ととらえている若手（麻酔科）医師も多いと推察する。しかし，超音波画像によるモニタリングも万能ではなく，一方で，神経刺激や注入圧測定も，それぞれ長所と限界がある。したがって，これらのモニターは互いを補完することで最良な使用法となる。

■超音波画像

超音波ガイド下PNB法は，神経や筋膜面などの標的部位だけでなく，針や標的周囲の重要な解剖学的構造も同時に描出できるため，確実かつ迅速に針を標的部位に誘導することができる。また，神経刺激だけが客観的モニターであった時代には，むしろ危険でさえあった針先の位置を変えての分割注入 "multiple injection" も行えるようになった。このことは確実性だけでなく，

[*1] 日本では注入圧モニターは市販されていないため，臨床応用には限界がある。

[*2] NYSORA：New York School of Regional Anesthesia〈http://www.nysora.com/〉。区域麻酔に関する最新の知識・技術をウェブサイトやシンポジウムを通して世界に広めようという主旨でDr. Admir Hadzic により設立された教育団体。

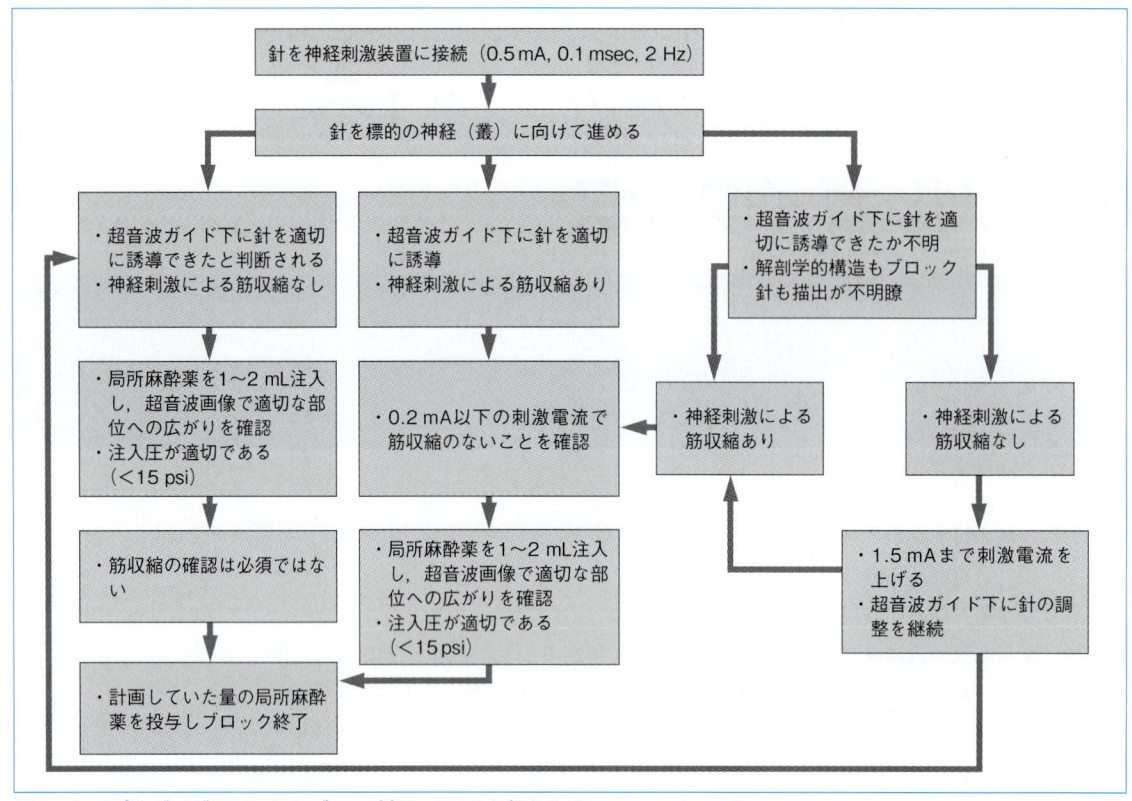

図1 トリプルガイダンスにもとづいて適切にPNBを行うためのフローチャート
(〈http://www.nysora.com/〉より作成)
日本では注入圧測定モニターであるBSmart™は市販されていない。

使用する局所麻酔薬を減らすことにも貢献し，結果として全身性の局所麻酔薬中毒（LAST）の危険性も減少したといえる。さらに，四肢切断後など，筋収縮の確認ができない場合でもPNBを行えるようになった。

腕神経叢ブロック鎖骨上アプローチは，神経刺激法やランドマーク法では気胸や血管穿刺の危険性から敬遠されがちであったが，超音波ガイド下法の登場により実施頻度が上昇した手技の代表である。この手技では腕神経叢だけでなく，肋骨や胸膜，鎖骨下動脈などが明瞭に描出される。それでもなお，超音波ガイド下腕神経叢ブロック鎖骨上アプローチにおける気胸の報告[1,2]がみられ，さらに超音波ガイド下PNBによる神経内注入の報告も散見される[3～5]ことから，「針先を正確に描出する」「針先と神経との位置関係を見極める」新たな技術の習得が必要である。しかし，神経内注入と神経外注入を超音波画像上で識別することは，熟練者でも困難な場合がある[6]。

■ 神経刺激装置

標的とする神経が運動神経を含む場合，その神経が支配する筋の収縮を確認することは，針先が神経の近くに位置することを示唆する陽性所見である。神経刺激法は，1980年代に客観的な神経の局在認識法として普及した。しかし2000年代以降，客観的モニターとしての主役の座を超音波画像に奪われつつある。

しかし，神経刺激法は針先と神経が「近いが近すぎない」ことの確認に有用である。針先が腕神経叢内に位置する場合と腕神経叢外に位置する場合とで，筋収縮の誘発に必要な電流の閾値を調べた報告[7]によると，腕神経叢外に針先が位置する場合の最低刺激閾値（中央値）は0.60 mAである

のに対し，腕神経叢内では 0.30 mA であった。針先の位置同定という観点から注目すべきは，0.2 mA 以下の電流で支配筋の収縮が確認できる割合は，針が腕神経叢内に位置する場合には 36％ であったのに対し，針が腕神経叢外に位置する場合では 0％ であった点である。

つまり，0.2 mA 以下の電流で支配筋の収縮が誘発される場合，それは針先が神経内である可能性を考えなければならない。そして 0.5 mA で筋収縮が誘発されるが，0.2 mA 以下では筋収縮が誘発されなければ，針先が神経内である可能性は低いと考え，針を先に進めることになる（図1）。

つまり超音波画像上で描出された神経（と思われる構造物）を機能的に確認する手段として，神経刺激法は非常に有用である。描出された構造物が神経であるか否かという判断に加え，腕神経叢ブロック腋窩アプローチなどでは正中神経と尺骨神経など，より細かい鑑別にも有用である。

■注入圧測定

注入圧測定は比較的新しい概念である。2000年代に入ってからの研究によると，針先が神経内にある場合の注入圧は，15 psi*3 を超えることが示されている[8〜10]。

この知見をもとに開発されたのが，シリンジと針のあいだに接続して注入圧を表示する BSmart™ である（日本では未発売）（図2）。注入圧が 15 psi 以下（安全域）の場合，インジケーターは白を示すが，15psi を超える（注意域）と黄色に，20 psi を超える（危険域）とオレンジ色に表示され，注入圧の上昇が一目瞭然である。

PNB 実施時に神経内注入となる一歩手前として，針先は神経と接する位置に至る〔needle-nerve contact（NNC），図3の④〕[11, 12]。この針先が標的とする神経に「近いが近すぎない」状況であることを検出する方法として，注入圧測定が有用であることが示唆されている[12]。この研究に

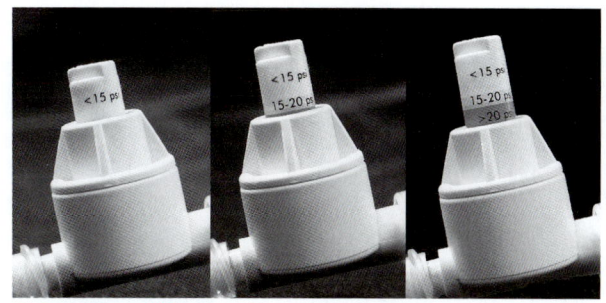

図2　BSmart™ のインジケータ
(Dr. Admira Hadzic 提供)
左：注入圧は 15 psi 未満の安全域にある，中央：注入圧は 15〜20 psi で注意域となる，右：注入圧は 20 psi を超え，危険域である。

よると，超音波画像上で針先と神経が 1 mm 程度離れた位置での注入圧は全例 15 psi 以下であり，NNC の状態では 36 例中 35 例で注入圧が 15 psi を超えた。また，NNC の状態では半数近くで 0.2 mA 以下での支配筋の収縮反応が得られた。このことから，注入圧 15 psi 以上および筋収縮閾値 0.2 mA 以下であれば，神経内注入だけでなくそれに至る一歩手前の状況をも検出し得ると考えられる。

注入圧測定を神経刺激法と併用すべき状況として，糖尿病患者や multiple injection を行う場合がある。糖尿病患者では神経刺激反応の得られる閾値が上昇していることが知られており[13]，針先が神経に近すぎる場合でも閾値が 0.2 mA 以下とはならない可能性が高い[7]。また，multiple injection を行う場合，すでに注入された局所麻酔薬の影響で，その後の注入の際に神経刺激に反応しない状況が起こり得る。

■トリプルガイダンスの実際

図1にトリプルガイダンスの概念にもとづいた PNB 手技のフローチャート*4 を示す。トリプルガイダンスの概略は，①超音波画像で視認しながら針先を標的部位に誘導する，②神経刺激装置を用いて機能的に神経の同定をしつつ，刺激閾値から針先が神経に近すぎないことを確認する，③注入圧をモニターして神経刺激法による針先位置の推定を補完する，である。

*3　重量ポンド毎平方インチ pound-forced per square inch

*4　オリジナルのフローチャートは NYSORA のホームページ〈http://www.nysora.com/〉で閲覧できる。

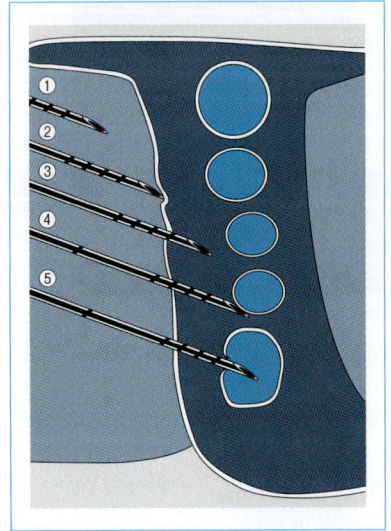

図3 腕神経叢ブロック斜角筋間アプローチにおける針先と神経の位置関係

表1 腕神経叢ブロック斜角筋間アプローチにおける針の先端位置と超音波画像，神経刺激に対する反応，注入圧の違い

図3中位置	針の先端位置	神経刺激	注入圧
①	筋肉内	局所の筋収縮を認め得る（針先が筋肉内にある証拠）	非特異的 多くは＜15 psi
②	筋膜と接触	局所の，あるいは腕神経叢支配領域の筋収縮を認め得る	＞15 psi が多い（筋膜で針先が閉塞）
③	斜角筋間	0.5 mA で腕神経叢支配領域の筋収縮を認め得る（適切な位置）	＜15 psi
④	神経と接触	0.5 mA 未満で腕神経叢支配領域の筋収縮を認め得る	＞15 psi（結合組織で針先が閉塞）
⑤	神経内	0.2 mA あるいはそれ以下で腕神経叢支配領域の筋収縮を認める可能性がある	＞15 psi

針先の位置と神経刺激に対する反応，注入圧の推移を図3および表1に示す。これらもわかりやすい動画がNYSORAで作成され，インターネットで閲覧可能である[*5]。

●●●

PNBは，超音波ガイド下法により確実性が増し，職人技から標準的手技へと変貌を遂げた。さらに安全性を向上させることも，PNBのさらなる普及には必要不可欠である。トリプルガイダンスの概念にもとづいたPNBが，日本でも実施できる環境が整うことが望まれる。

（村田 寛明）

*5 YouTube で閲覧可能〈https://www.youtube.com/watch?v=yY7kOTXFd9U〉。
NYSORAのホームページからもリンクあり〈http://www.nysora.com/updates/4721-anatomy-of-nerve-blockade.html〉

文献

1. Gauss A, Tugtekin I, Georgieff M, et al. Incidence of clinically symptomatic pneumothorax in ultrasound-guided infraclavicular and supraclavicular brachial plexus block. Anaesthesia 2014 ; 69 : 327-36.
2. Bryan NA, Swenson JD, Greis PE, et al. Indwelling interscalene catheter use in an outpatient setting for shoulder surgery : technique, efficacy, and complications. J Shoulder Elbow Surg 2007 ; 16 : 388-95.
3. Loubert C, Williams SR, Hélie F, et al. Complication during ultrasound-guided regional block: accidental intravascular injection of local anesthetic. Anesthesiology 2008 ; 108 : 759-60.
4. Russon K, Blanco R. Accidental intraneural injection into the musculocutaneous nerve visualized with ultrasound. Anesth Analg 2007 ; 105 : 1504-5.
5. Schafhalter-Zoppoth I, Zeitz ID, Gray AT. Inadvertent femoral nerve impalement and intraneural injection visualized by ultrasound. Anesth Analg 2004 ; 99 : 627-8.
6. Krediet AC, Moayeri N, Bleys RL, et al. Intraneural or extraneural : diagnostic accuracy of ultrasound assessment for localizing low-volume injection. Reg Anesth Pain Med 2014 ; 39 : 409-13.
7. Bigeleisen PE, Moayeri N, Groen GJ. Extraneural versus intraneural stimulation thresholds during ultrasound-guided supraclavicular block. Anesthesiology 2009 ; 110 : 1235-43.
8. Orebaugh SL, Mukalel JJ, Krediet AC, et al. Brachial plexus root injection in a human cadaver model : injectate distribution and effects on the neuraxis. Reg Anesth Pain Med 2012 ; 37 : 525-9.
9. Kapur E, Vuckovic I, Dilberovic F, et al. Neurologic and histologic outcome after intraneural injections of lidocaine in canine sciatic nerves. Acta Anaesthesiol Scand 2007 ; 51 : 101-7.
10. Hadzic A, Dilberovic F, Shah S, et al. Combination of intraneural injection and high injection pressure leads to fascicular injury and neurologic deficits in dogs. Reg Anesth Pain Med 2004 ; 29 : 417-23.
11. Steinfeldt T, Poeschl S, Nimphius W, et al. Forced needle advancement during needle-nerve contact in a porcine model : histological outcome. Anesth Analg 2011 ; 113 : 417-20.
12. Gadsden JC, Choi JJ, Lin E, et al. Opening injection pressure consistently detects needle-nerve contact during ultrasound-guided interscalene brachial plexus block. Anesthesiology 2014 ; 120 : 1246-53.
13. Keyl C, Held T, Albiez G, et al. Increased electrical nerve stimulation threshold of the sciatic nerve in patients with diabetic foot gangrene : a prospective parallel cohort study. Eur J Anaesthesiol 2013 ; 30 : 435-40.

COLUMN 1

超音波装置の針強調技術

針が光って見えるってホント？！

超音波ガイド下神経ブロックで，針を超音波画像上に描出させながら目的部位まで進めていくことは安全面で非常に重要であり，また，ブロックを成功させるうえで欠かせない技術である。とはいっても，角度や深度によっては，経験者でも針の描出が困難になることはしばしば遭遇する。「針が光ってくれればいいな…」と思ったことがあるのは筆者だけではないはずである。

本コラムでは"光る針"に少し近づいた新しい超音波装置を紹介する。

2014年，超音波画像上で針を強調して表示できるSONIMAGE HS1（コニカミノルタヘルスケア社）が発売された（図1）。この器械の特筆すべき機能は針強調技術 Simple Needle Visualization（SNV）と，画像を劣化させないステア表示（後述）である。Advanced Needle Visualization（富士フイルムソノサイト・ジャパン社）とは機能がまったく異なる。

■針強調技術とは？

「画像処理を用いた穿刺針強調アルゴリズムにより，針と針下の音響陰影の境界を検出して強調することで超音波信号の反射強度に依存せず，動いている穿刺針を確実にとらえ視覚的に強調して見せる機能（コニカミノルタヘルスケア社資料より）」

■ステア機能とは？

「一般的に，深部の針描出の際ビームの角度を変えて合成し直して画像を構築するので画質の劣化が認められるが，HS1では画像処理を工夫し，劣化させることなく針の角度に対応して見やすく再現できる（コニカミノルタヘルスケア社資料より）」

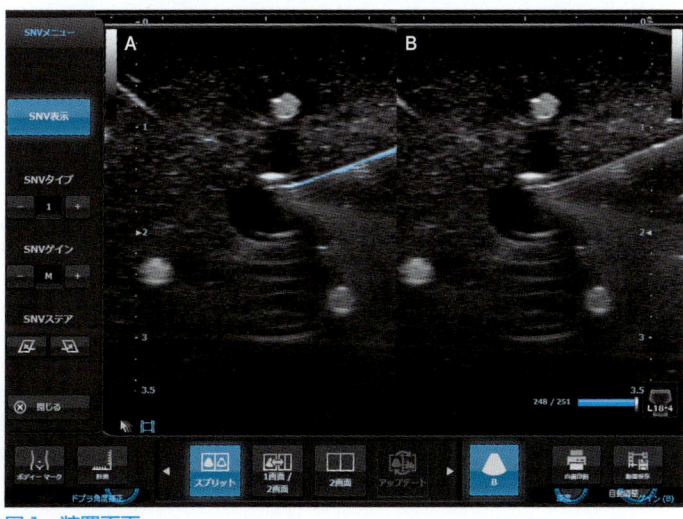

図1 装置画面
操作は，タッチパネル上でほぼ可能。画面はSNV機能の実際（A：SNVあり，B：なし）。

つまり，超音波画像上で動く針を特異的に強調して，さらに色（青色）を着けて見やすくし，さらに画質を保ったまま刺入角度が深くても針が見やすくできるようになった，ということである（図2）。これを聞いたとき，ものすごく便利なものができたものだな，と期待しつつデモ機をお借りした。

■使用感
◎視認性
各ブロックで，平行法による針はきれいに青く強調され（図3），Tuohy針の先端も特徴的にとらえられている。針だけでなく，動くものも強調

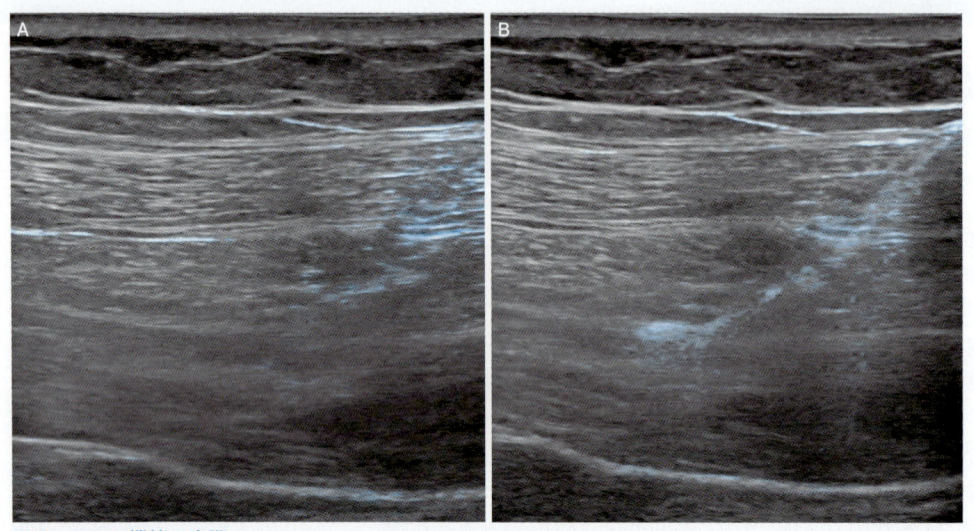

図2　ステア機能の実際
腹横筋膜面（TAP）ブロック時の画像。A：通常画面，B：ステア機能オン。

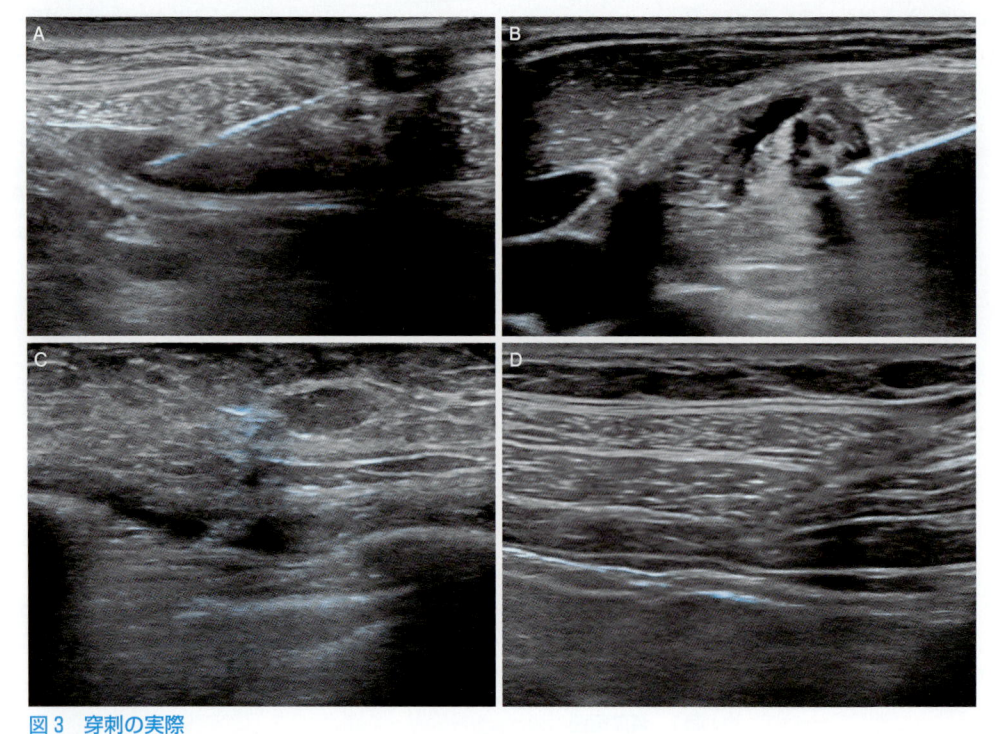

図3　穿刺の実際
A：腹直筋鞘ブロック（RSB），B：腕神経叢ブロック斜角筋間アプローチ，C：肋間神経ブロック（交差法），D：TAPブロック。

されるため，局所麻酔薬の広がりや，カテーテル挿入時の周囲の広がりも強調され，場所が確認しやすいという利点もあった。しかし，図3Dのように腹膜だけが青く光り，針は強調されていないという状況もあった。

交差法では，点でとらえられる針が青く映るとともに周囲の動く組織も同時に青く映るので，針の位置がわかりやすいと思われた。

◎針以外の見え方

針だけが強調されるわけではなく，骨，胸膜，腹膜，筋膜，血管など，ある程度の硬さをもった組織も反射が強調されてしまうので（図4），画面上は構造物の輪郭が強調されているように見えてしまうことが多々あった。これを欠点ととるか見やすくなってよいととるかは個人の好みかもしれない。

◎超音波ビームと穿刺針

針を光らせるには超音波ビーム上に針を沿わせることが条件となってくるため，やはり，通常の超音波装置と同様に，針を画面上に描出させる施行者の技術が必要となってくる。つまり，初心者でも簡単にブロックが安全にできます，ということにはならず，ある程度，針の描出ができるようになったときに，この機能が非常に有用になると思われる。

◎プローブ

コンパクトなプローブであり，軽くて操作性はよいと思われた。小児や，顔面など狭い領域でのブロックなどに使いやすい。また，18MHzの高周波帯により，高分解能の画像が得られ，非常に見やすい。

● ● ●

本稿執筆時点で，この装置のバージョンアップが行われており，本書が発売される頃には，さらに改良されていることと思われる。周辺機器などが充実すれば，非常に使いやすいものになるであろう。超音波装置は操作性や画面の見やすさなど個人の好みもあるため絶対おすすめとはいえないが，"もう1台購入"となったときに検討してもいいかもしれない。

（中島 邦枝）

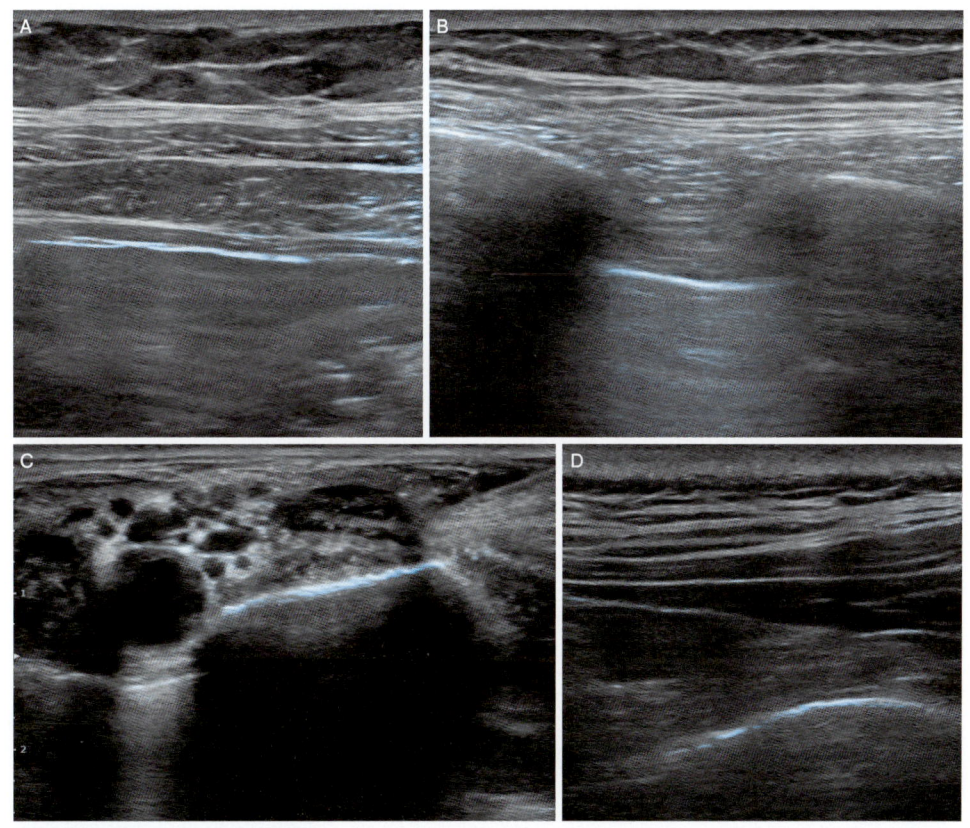

図4 光って見えてしまう構造物
A：TAPブロック時の腹膜，B：肋間神経ブロック時の胸膜，C：腕神経叢ブロック斜角筋間アプローチ時の第1肋骨，D：胸部傍脊椎ブロック（TPVB）時の胸膜。

総論 8

神経ブロック針とその描出

安全に神経ブロックを行うために，もういちど見直してほしい

近年，多種の神経ブロック針が販売されている。

神経ブロックを施行するときには，適切な針を選択し，超音波画像上に針を描出できないと，神経損傷や内臓損傷などの重篤な合併所をひき起こす[1]。

本章では，神経ブロック針の選択方法と，視認性の高い神経ブロック針の描出方法を中心に解説する。

■技術向上への四つのポイント

神経ブロックの安全性，確実性を高めるためには，適切なブロック部位の決定と描出が重要である。そのポイントは以下の四つである。
・周波数，ゲイン，フォーカスの調整
・プローブの選択
・プローブ操作の基本
・解剖の理解

◉周波数，ゲイン，フォーカスの調節

プローブはいくつかの周波数を切り替えることができる。高周波数を用いると分解能が高くなるが，超音波ビームの減衰が大きくなるので浅い目標に限られる。近年は20 MHz 程度のリニアプローブが使用可能である。逆に低周波数だと分解能は低下するが，より深部まで超音波が到達する。目標の部位により，適宜，周波数を切り替えて使用する。

ゲインとフォーカスは自動調整される機種が多い。一般的なゲイン調節法は，血管内の血液が背景と同色の黒になるようにする。フォーカスは注入部位に合わせる。

◉プローブの選択

よく使用されるのはリニアプローブである。リニアプローブは通常，高周波数であり，浅い目標に対して高分解能の画像を得るこ

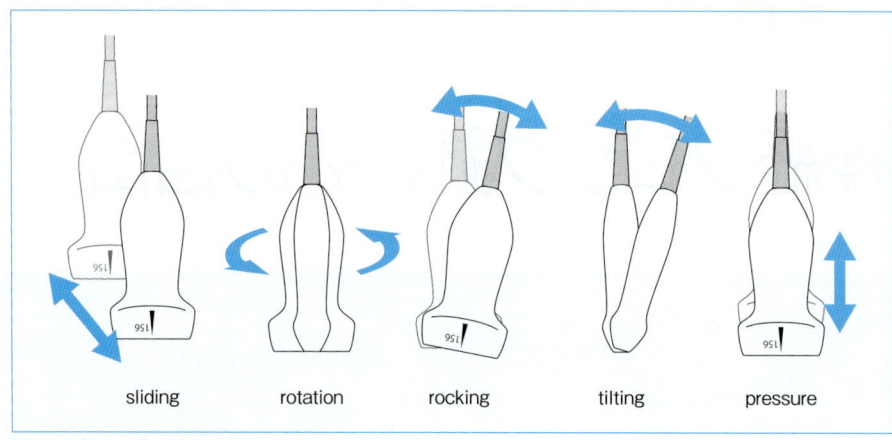

図1 プローブの基本動作

とができる。リニアプローブには幅の狭いホッケースティックタイプもあり，小児などではこちらを選択することもある。

深部の目標に対しては，広範囲の画像が得られるコンベックスプローブを選択することが多い。コンベックスプローブは低周波数であるが，深部まで超音波ビームが到達するので深部の観察に優れている。コンベックスプローブにも幅の狭いマイクロコンベックスプローブがある。これは，星状神経節ブロックや胸部傍脊椎ブロック（TPVB）に使用される。

◎プローブ操作の基本

プローブの操作には「sliding」「rotation」「rocking」「tilting」「pressure」の五つの動作がある（図1）。目標とする神経に対して直角に超音波ビームを当てると最も鮮明な画像を得ることができる。これらの動作を使って，最適なブロック部位を見つけるためにプローブの当て方を検討する。プローブの角度をわずかに変化させることによって神経の見え方は大きく異なる。ゆっくり，少しずつ操作することも重要である。そのためには，ある程度の持ち手の力が必要である。日頃からプローブに触って，操作をシミュレーションしておきたい。

◎解剖の理解

プローブを当てた方向の神経はどのように走行しているのか，周辺の筋肉や血管の走行と併せて立体的に理解しておきたい。

■ブロックの実際

プローブのビーム幅は約0.5mmである。このわずかな幅に針先を載せて，超音波画像上にきれいに描出するためのポイントは以下のとおりである。

・プレスキャンを行い，刺入部のマーキングを行う。
・神経ブロック針を皮膚に刺入するときは刺入部位を見る（画面を見ない）。
・プローブと神経ブロック針のシンクロは諦める（基本的に神経ブロック中はプローブを動かさない）。

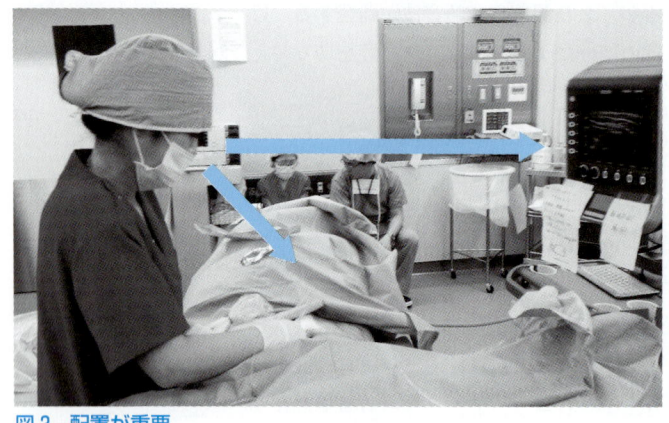

図2 配置が重要
目線の動きを小さくするために，手術台を高くする。

・神経ブロック針の先端が描出できなければ，それ以上進めない。

施行者，患者と超音波機器の配置は一直線上に並べ，手術台を高くして刺入点の視軸と超音波画面の視軸角度差を小さくする。プローブは視線と平行になるように当てて穿刺する[2]（図2）。

穿刺角度も重要である。皮膚からの穿刺角度が45°以上になると，針の視認性が低下する[3]。目標物を超音波画像の穿刺側と反対側に描出させて，皮膚からの穿刺角度をできるかぎり30°以下になるようにする。

ニードルガイドは針先の描出をスムーズに行うために有効である。6名の麻酔科専門医に試してもらった。リニアプローブを用いて神経ブロック針をファントムに対して45°で穿刺させ，0.5 cm，1.0 cm，1.5 cm，2.0 cmの深さに映る針の先端の平均輝度を画像解析ソフトImageJで解析したところ，図3のようにニードルガイドを用いたほうが深さに関係なく明らかに平均輝度が高かった[4]。ニードルガイドは針の視認性を安定させるデバイスとして活用するのがよいだろう（コラム1）。

■神経ブロック針の選択

神経ブロック針を選択する基準は，超音波画像上に見えやすいか，神経損傷を起こしにくいか，である。さらに，目標構造物の部位を確認してサイズを選択する。

◎神経刺激

超音波ガイドだけでなく神経刺激も併用すると，より安全で確実なブロックができる。特に，腰神経叢ブロックのような深部のブロックでは両者を併用したい。この場合，神経刺激が可能な神経刺激針を用いる。コストが高くなるのが欠点である。

◎先端角

神経ブロック針のベベルの角度は，神経損傷に影響する。一般的に販売されている神

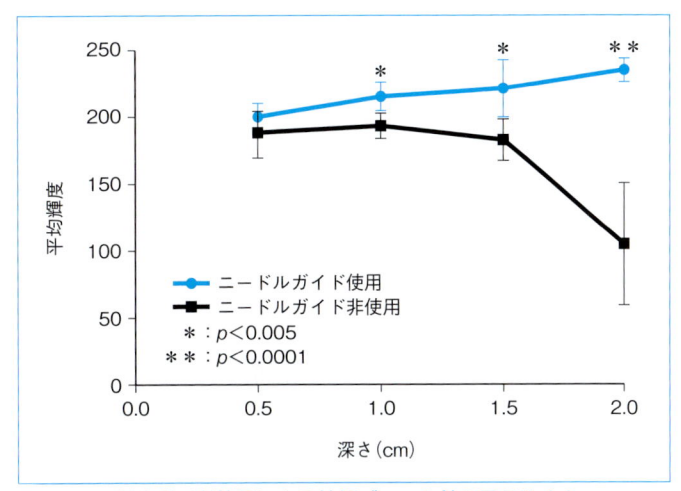

図3　ニードルガイド使用による神経ブロック針の見えやすさ
使用したニードルガイドは，ソノサイト用ニードルガイドブラケット SVA-H5001 type（フジメディカル社，日本）。

コラム1

日本のニードルガイド事情

かつては血管穿刺用の交差法や角度が固定されている平行法のニードルガイドが販売されていたが，現在では穿刺角度が自由に調整できるものが販売されるようになった。

日本では2種類のニードルガイドが販売されている（図A）。

性能は同等であるが，使用後の滅菌方法に違いがある。ニードルガイドの本体を滅菌するか穿刺部位の部品を使い捨てにし，滅菌しなくてもよいかである。施設の滅菌後のシステムを考え，運用しやすいほうを常備することをすすめる。

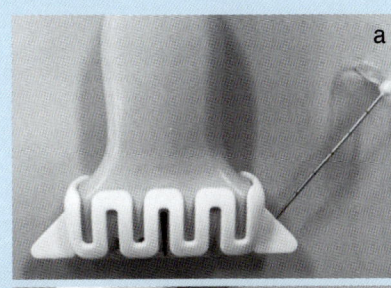

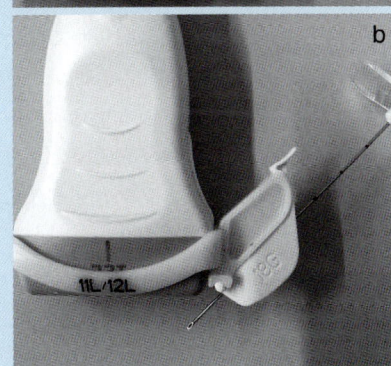

図A　日本で使用されているニードルガイド
a：ブラケット本体を滅菌するタイプ（シバガイド®，フジメディカル社，日本）。
b：アタッチメントを滅菌するタイプ（シブコ® Infiniti ニードルガイド，センチュリーメディカル社，日本）。

コラム2

超音波装置の針強調技術によってどれぐらい視認性が向上するのか？

最近は，超音波画像上の穿刺針を強調させる機能が備わっている機器が増えている。実際，どの程度に強調されるのかを画像解析ソフトImageJを用いて深さ3 cmの場所の輝度を比較したところ，通常の場合と比較して2.3倍の輝度であった（図B）。

図B　超音波強調技術による神経ブロック針の見えやすさ
a：通常の画像。
b：富士フイルムソノサイト・ジャパン社の超音波機器装置に装着されているAdvanced Needle Visualization機能を使用。

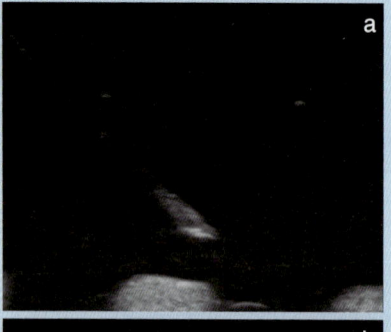

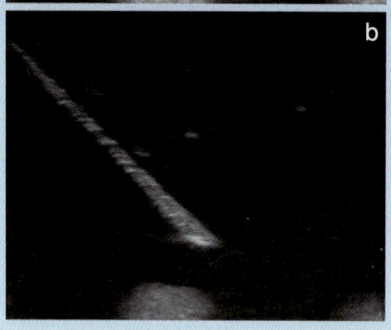

経ブロック針のベベルの角度は15〜45°である。ウサギの坐骨神経を使った研究[5]では，45°の鈍針は15°の鋭針と比較して神経損傷を起こしにくいと報告されている。ただし，神経損傷の程度は鈍針のほうが重篤になりやすいともいわれており[6]，鈍針と鋭針のどちらが安全かは明らかではない。

鈍針は鋭針よりも穿刺時の抵抗が大きいために，結合組織を突き破る感覚はわかりやすい。ただし，鈍針は皮膚組織を貫通するときに抵抗が大きく，プローブと針先がずれることがある。皮膚のたるみが大きくプローブと針先がずれやすい症例には，やや鋭針を使用する。

どちらの針を使用するとしても，神経内注入は行わないことが大切である。

◎ **太さと長さ**

針先の太さも神経損傷に関係する。ブタの神経に穿刺針を穿通させて神経の損傷の程度を確認した研究によると，太い針を使用したほうが神経損傷は大きかった[7]。ただし，細い針を使用すると深部の神経ブロックを行うときに長い神経針を使用することになり，針先のコントロールが難しかったり，注入圧の抵抗が強すぎたりして，神経内注入と鑑別できなくなる。

◎ **エコージェニックな針とは**

超音波の反射特性を利用して神経ブロック針を，より視認しやすくするために，さまざまな加工を施している針が増えている。加工された神経ブロック針は，いずれも加工していない神経ブロック針と比較して2倍以上の視認性を確保できた[8,9]（**コラム2**）。

　加工された神経ブロック針に重要なのは，加工方法ではなく「加工された部位」である。ものによって加工された部位が異なるために，使用時にはどのように見えるのかをファントムを使用して必ず確認する。超音波ビームに反射されやすく加工されていても，強調が強すぎて見えにくいこともある。筆者は，気にいったエコージェニックの神経ブロック針は，まず浅い部位で数症例おこなったあとに，本格的に臨床使用している。

● ● ●

プローブ操作の技術を上達させて，神経を含めた目標物をより明瞭に描出させ，神経ブロック針について熟知すれば，神経ブロック針は超音波画像上によりよく描出され，安全性や確実性は高まる。

（上嶋 浩順）

文献

1. Selander D, Edshage S, Wolff T. Paresthesiae or no paresthesiae? Nerve lesions after axillary

1. blocks. Acta Anaesthesiol Scand 1979 ; 23 : 27-33.
2. Speer M, McLennan N, Nixon C. Novice learner in-plane ultrasound imaging: which visualization technique? Reg Anesth Pain Med 2013 ; 38 : 350-2.
3. Schafhalter-Zoppoth I, McCulloch CE, Gray AT. Ultrasound visibility of needles used for regional nerve block: an in vitro study. Reg Anesth Pain Med 2004 ; 29 : 480-8.
4. Ueshima H, Kitamura A. The use of a needle guide kit improves the stability of ultrasound-guided techniques. J Anesth 2015 ; 29 : 803-4.
5. Selander D, Dhunér KG, Lundborg G. Peripheral nerve injury due to injection needles used for regional anesthesia. An experimental study of the acute effects of needle point trauma. Acta Anaesthesiol Scand 1977 ; 21 : 182-8.
6. Rice AS, McMahon SB. Peripheral nerve injury caused by injection needles used in regional anaesthesia: influence of bevel configuration, studied in a rat model. Br J Anaesth 1992 ; 69 : 433-8.
7. Steinfeldt T, Nimphius W, Werner T, et al. Nerve injury by needle nerve perforation in regional anaesthesia : does size matter? Br J Anaesth 2010 ; 104 : 245-53.
8. Ueshima H, Noumi T, Komasawa N, et al. A nerve-stimulating needle coated with hard microscopic glass beads can enhance the visibility of ultrasonic images. J Clin Anesth 2015 ; 27 : 273-4.
9. Ueshima H, Kitamura A. A needle with sand-blasted steel at the tip of the bevel is valid for ultrasound-guided deep nerve block. J Clin Anesth 2015 ; 27 : 363.

COLUMN 2

catheter-over-needle

持続末梢神経ブロックの革命

周術期における超音波ガイド下神経ブロックが広まり，超音波装置とともに神経ブロック用の針もさまざまな工夫とともに進化してきている。最近では学会のたびに新しい針が展示場に現れ，その特徴が紹介されている。しかし，針の種類と比較すると，カテーテルを使用する持続末梢神経ブロック peripheral nerve block（PNB）用キットはあまり種類がなかった。理由としては，硬膜外麻酔用キットの Tuohy 針とカテーテルがそのまま流用できることと，カテーテルの留置方法も硬膜外麻酔と同様に針の内腔にカテーテルを通す catheter-through-needle（CTN）法であったことが挙げられる。

CTN は神経近傍に針を近づけ，針先端からカテーテルを送り込むため，カテーテル先端位置が不明確なことが多く，致命的な合併症が起こることがある[1]。また，硬膜外麻酔でもしばしば経験されることであるが，針による穿刺孔がカテーテルよりも大きいために起こる刺入部からの液漏れ，カテーテルの事故抜去も問題となる[2]。

その諸問題を解決できる可能性をもった持続 PNB 専用針 Contiplex® C（販売名コンティプレックス C，ビー・ブラウンエースクラップ社，日本）（図1）が 2014 年 11 月に発売された。日本初のカテーテルが針の外側を覆っている catheter-over-needle（CON）タイプの持続 PNB 用キットである。

本コラムでは，Contiplex C について解説する。

■ Contiplex C の構造と使用法

25 G，190 mm の神経刺激用穿刺針を，19 G，188 mm のカテーテルが覆っている。C グリップとよばれる針を把持する道具を使用するのが特徴である。

穿刺針の根元（ルアーロック）に固定されている C グリップを外し，針の先端から 2 cm 離れた部分を把持し穿刺する（図2）。数 cm ごとに C グリップで針を把持し直して針を進めていく。目的とする神経近傍に針先端が到達したら，末梢静脈路を確保する要領で針を数 cm 抜去し，カテーテルを 2 cm ほど進めたあとに針を完全に抜去したところで留置

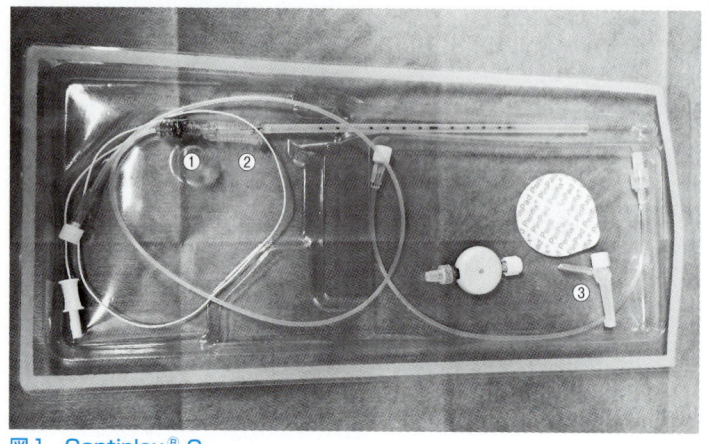

図1 Contiplex® C
①ルアーロック，②C グリップ，③アリゲータークリップ型コネクター。

終了となる。針を抜く際には少し針をひねっておくと抜けやすくなる。

■ Contiplex C の利点，欠点

従来の針の内側にカテーテルを通すCTNタイプを使用する際には，カテーテルを挿入する際に介助者やプローブホルダーなどの器具を必要とするが，このCONタイプではカテーテルの留置を一人で完遂することができる。

また，針先からカテーテルを送り込むという作業がないため，カテーテルの先端を施行者の思ったところに留置することが可能である。さらに針の穿刺孔とカテーテルの太さが同じであるため，出血や薬液の液漏れが少なく，固定性もよいとされている。

一方，以下のようなContiplex C 特有の問題点もある。

① 内筒である針自体が細く長いため，剛性に乏しく，穿刺後の角度調節が難しい。図3のようにルアーロック部分の重さでたわんでしまうことも針の進入角度に影響を及ぼす。

② 一度皮膚を穿刺したあとに再度皮膚を刺そうとすると，針先がなまってしまい，針先がカテーテルごと曲がってしまうことがある。

③ カテーテル分だけ針の長さがあるため，穿刺の際に針自体が邪魔になり不潔になりやすいように感じる。慣れないうちは清潔ガウンを着用したほうがよいかもしれない。

④ カテーテル自体が短いため，刺入部からアリゲータークリップ型コネクターまでの距離が短く，固定しにくい。

これまでのCTNとコンセプトが違う針のため，実際に使用する前に特徴をよく把握しておき，針の操作に慣れることが重要である。

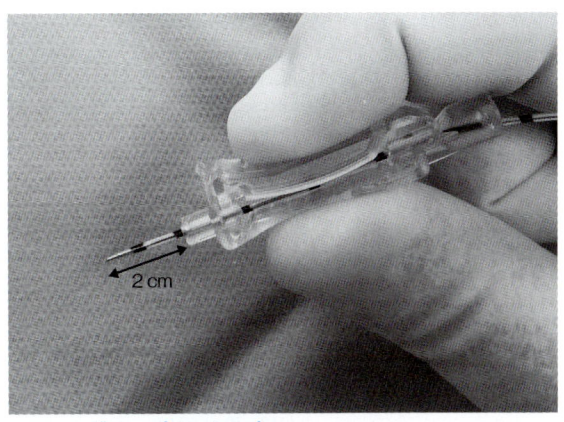

図2　Cグリップのつかみ方

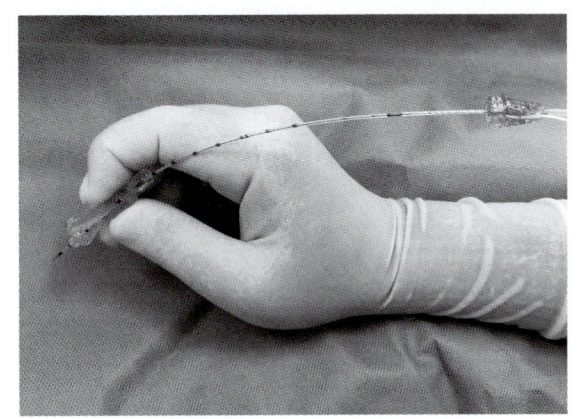

図3　ルアーロックの自重でたわんでしまった内筒

■ CONとCTNを比較した研究

CONとCTNを比較した研究は多くない。ブタの脚に3種類のCTN，CONを穿刺角度（15°，30°），刺入長（3 cm，5 cm）の4パターンで穿刺し，刺入部からの液漏れする圧と，カテーテルが抜けるまでの力を比較した研究[3]では，CTNが有意差をもって液漏れせず，カテーテルが抜けない（位置異常が起きない）とされている。

肩関節，上腕の手術に対する持続腕神経叢ブロック斜角筋間アプローチでは，CTN群で刺入部からの液漏れが多く，外科医からの進言で試験が中止となっている[4]。人工膝関節置換術に対する持続大腿神経ブロック femoral nerve block（FNB）でも，刺入部からの液漏れはCON群が少ないことが示されている[5]。

いずれの研究[3〜5]も刺入部からの液漏れには有意差が認められるが，痛みに関して有意差はない。刺入部からの液漏れに関しては，刺入部に1針かけることや，アロンアルフアA「三共」®を使用することで抑えることができれば，CON群の優位性は低くなるかもしれない。しかし，カテーテルを自分の思った位置に決められるというのは安全面では優れていると考える。

ClinicalTrials.gov（https://clinicaltrials.gov）で「catheter over needle」と検索すると進行中の研究がいくつか表示されるが，使用されている針はContiplex Cではない。大学病院医療情報ネットワーク

(UMIN）で検索しても研究はなされていないようである．Contiplex Cを真に評価するのはこれからだろう．

● ● ●

紹介した論文[3,4]のようにCONは浅部の神経ブロックに向いていると感じていたため，筆者は主に持続FNBに使用してきた．しかし，ほかの部位への応用が試みられている[6]のを知り，今後に活かすつもりである．読者も自ら使用して知見を重ねていただきたい．

（八反丸 善康）

文 献

1. Yanovski B, Gaitini L, Volodarski D, et al. Catastrophic complication of an interscalene catheter for continuous peripheral nerve block analgesia. Anaesthesia 2012 ; 67 : 1166-9.
2. 田中絵理子，島本葉子，森本康裕．リハビリテーション目的での持続末梢神経ブロックの問題点—症例報告と文献的考察—．日ペインクリニック会誌 2015 ; 22 : 119-22.
3. Tsui BC, Tsui J. Less leakage and dislodgement with a catheter-over-needle versus a catheter-through-needle approach for peripheral nerve block : an ex vivo study. Can J Anaesth 2012 ; 59 : 655-61.
4. Ip VH, Rockley MC, Tsui BC. The catheter-over-needle assembly offers greater stability and less leakage compared with the traditional counterpart in continuous interscalene nerve blocks : a randomized patient-blinded study. Can J Anaesth. 2013 ; 60 : 1272-3.
5. Yu B, Hu X, Zou T, et al. Effects of Postoperative Continuous Femoral Nerve Block Analgesia with Braun Continuous Peripheral Nerve Block Catheter Set versus Novel Needle-Over-Cannula after Total Knee Arthroplasty. Med Sci Monit 2015 ; 21 : 1843-9.
6. 村田寛明，樋田久美子，酒井亜輝子ほか．Catheter-over-needleタイプのカテーテルを用いた持続胸部傍脊椎ブロックの検討．日本区域麻酔学会第2回学術集会（群馬），2015年4月．

症例検討

Section 1　頭頸部

　頭頸部のブロックはペインクリニック領域では一般的だが，手術麻酔に用いられる手技は脳神経外科手術に対する大後頭神経ブロックや，頸部手術に対する浅頸神経叢ブロックなどに限られていた。

　たとえば，下顎骨に対する手術の術後痛は強いのだが，対策はオピオイドの持続静注しかなかった。また，気道へのアクセスが制限されることから，オピオイドによる呼吸抑制は避けなければならず，若年者の下顎骨手術では術後痛対策に難渋することも少なくなかった。

　このセクションでは，頭頸部手術への末梢神経ブロックの応用として，下顎神経ブロックと深頸神経叢ブロックを紹介している（症例1）。下顎神経ブロックはペインクリニックでは，X線透視下に行われることが多かった。超音波を使用することで，ベッドサイドでしかも安全にブロックを施行することが可能となった。頭頸部領域手術の麻酔管理への末梢神経ブロックの応用は，現在最も注目される分野である。

Section 1 頭頸部　ミニ解説 1

頭頸部の神経ブロック

頭頸部で可能な超音波ガイド下神経ブロック

耳鼻科，口腔外科領域の手術で必要とされる神経ブロックには，上顎神経ブロックと下顎神経ブロックがある。これらの神経ブロックは，上顎もしくは下顎の腫瘍切除および顎変形症（上顎後退症や下顎前突症）に対する矯正術に適応がある。頸部郭清術が同時に行われる場合，深頸神経叢ブロックを追加する。

■上顎神経ブロック

三叉神経第2枝の上顎神経は純粋な感覚枝で，正円孔から頭蓋腔を出て，翼口蓋窩に入る。上顎神経は中頭蓋窩の髄膜，鼻咽頭，口蓋，鼻腔，上顎歯，上顎洞，顔面中央の皮膚（鼻翼，下眼瞼，頬，上口唇）から感覚枝を受ける（図1）[1]。

翼口蓋窩で上顎神経をブロックする従来のアプローチは二つある[2]。

一つは，眼窩外側縁からの垂線と上口唇

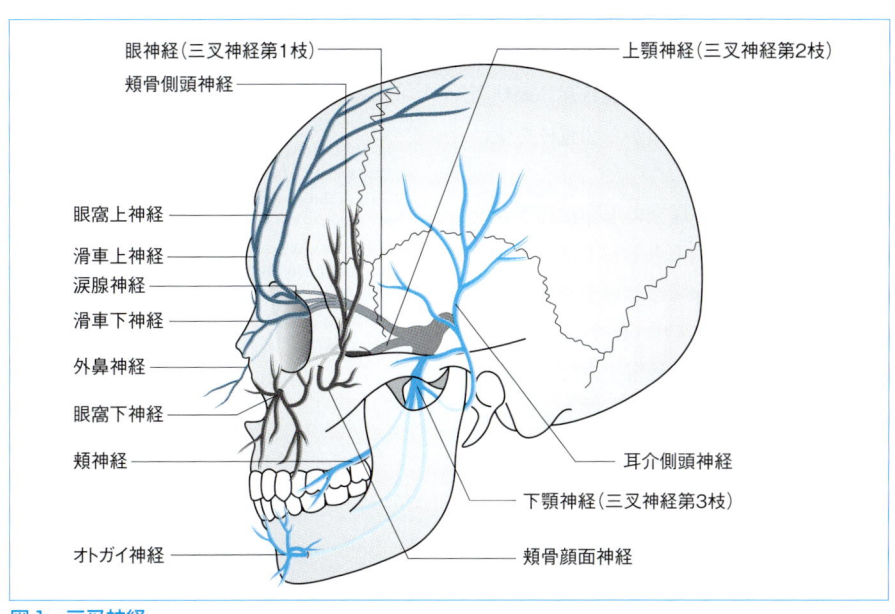

図1　三叉神経
上顎神経および下顎神経の走行と分枝を示す。
(Shah AA, Nedeljkovic SS. Lagophthalmos after v2 maxillary nerve block. A A Case Rep 2014 ; 2 : 78-80 より作成)

症例検討 ● Section 1　頭頸部　55

中間を通る水平線との交点を刺入点（ちょうど，咬筋前縁で上顎の第2小臼歯上の頬）として，ブロック針を上後方（冠状断面に30°）かつ内側（正面視した患者の瞳孔に向かう）方向に穿刺し，上顎結節の後外側をかすめながら，約3cmの深さで翼口蓋窩に針を刺入する方法。

もう一つは，下顎切痕からブロック針を穿刺し，水平を保ちながら30°前方に刺入する。約5cmのところで，翼口蓋窩に入るか，上顎結節後面もしくは翼状突起外側板の前縁に針先が当たるので，そこで局所麻酔薬を注入する方法。

後者は前者よりブロックの精度は低いが，下顎神経ブロックを同時に行うときには適している。超音波ガイド下上顎神経ブロックも後者で実施が可能である。

■下顎神経ブロック

三叉神経第3枝の下顎神経は，感覚枝だけでなく運動枝も含む。下顎神経は卵円孔を通って頭蓋底に出たあと，咀嚼筋（側頭筋，咬筋，内側・外側翼突筋），鼓膜張筋，口蓋帆張筋，顎二腹筋前腹，顎舌骨筋の運動枝を出す一方，顔面の皮膚（顔面下部，頬，下口唇，外耳前方，外耳道および側頭部），舌前2/3，下顎歯，乳突蜂巣，頬粘膜，下顎骨，中頭蓋窩の髄膜から感覚枝を受ける（図1）。

X線透視下で行う従来の下顎神経ブロックは，下顎切痕を刺入点としてブロック針を穿刺し，水平を保ちながらやや前方に向けて針を刺入する。約4cmの深さで，針先が翼状突起外側板の後縁上方に当たる。ここで針の刺入方向を後方に変えるために，ブロック針をいったん皮下まで引き抜いて再刺入する。ブロック針が外側板の後縁を越えて5mm進んだところで，局所麻酔薬を注入する。この方法により，卵円孔から出てきた下顎神経がブロックされる[3]。この方法は超音波ガイド下でも実施できる。

■深頸神経叢ブロック

頸神経叢は第1頸神経（C_1）から第4頸神経（C_4）の脊髄神経前枝からなる。C_1は純粋な運動枝であるので，深頸神経叢ブロックの対象にはならない。

頸神経叢は舌骨下筋群，横隔神経に運動枝を出し，頸部前方と側方の皮膚，前胸部上方や肩の皮膚，後頭部の皮膚から感覚枝を受ける。頸神経叢は胸鎖乳突筋の内側に位置し，浅枝と深枝に分かれる。浅枝は皮膚感覚や頭頸部の浅在性構造物を支配する。深枝は前頸部の筋群や横隔神経など頸部の深在性構造物を支配する。

超音波ガイド下深頸神経叢ブロックはUsuiら[4]の手技が最も簡便であるが，横隔神経麻痺が起きる点に注意する。

（柴田 康之）

文献

1. Shah AA, Nedeljkovic SS. Lagophthalmos after v2 maxillary nerve block. A A Case Rep 2014 ; 2 : 78-80.
2. Poore TE, Carney MT. Maxillary nerve block : a useful technique. J Oral Surg 1973 ; 31 : 749-55.
3. Seltsam JH. Mandibular and maxillary anesthesia ; uses of the conduction technique. Calif Med 1956 ; 85 : 406-12.
4. Usui Y, Kobayashi T, Kakinuma H, et al. An anatomical basis for blocking of the deep cervical plexus and cervical sympathetic tract using an ultrasound-guided technique. Anesth Analg 2010 ; 110 : 964-8.

Section 1 頭頸部　症例 1

下顎骨部分切除と頸部郭清術

超音波ガイド下による下顎神経ブロックと深頸神経叢ブロックの実際

本症例で行うブロック ▶▶▶ 下顎神経ブロック/深頸神経叢ブロック

症例

72歳の女性。身長155 cm，体重46 kg。左下顎骨歯肉癌に対して左下顎骨部分切除と左頸部郭清術が予定された。

現在，口腔外科領域の頭頸部手術は全身麻酔で実施されている。上顎神経ブロックや下顎神経ブロックの手技は，20世紀初頭にはすでに確立されており，頭頸部手術が神経ブロックだけで実施されていた。しかし，顎動脈の存在がこれらのブロックを困難にしたため，新しい吸入麻酔薬や筋弛緩薬の登場とともに行われなくなったという経緯がある。

その後，超音波ガイド下神経ブロックの普及に伴い，超音波診断装置の性能も飛躍的に向上し，頰骨弓下で側頭下窩の局所解剖を観察できるようになった近年，再び，上顎神経ブロックや下顎神経ブロックが注目されようとしている。

■術前評価

喫煙歴は20本/日で，呼吸機能は1秒率65.8％と閉塞性肺障害を認めた。禁煙を開始して1か月が経過していた。高血圧がありカンデサルタンシレキセチル（4 mg）1錠を服用して，血圧は120/60 mmHgとコントロール良好。心電図上，不完全右脚ブロックを認めたが，心臓超音波検査で中等度の僧帽弁逆流があるものの，左心機能は良好。血算，生化学，凝固能は正常範囲であった。悪性高熱症や突然死などの家族歴はなかった。

■ブロックの範囲と麻酔計画

本症例は，区域麻酔を併用した全身麻酔で管理する。下顎骨の部分切除に対して下顎神経ブロックを，頸部郭清に対して深頸神経叢ブロックを実施する。

神経ブロックの成否を確認するために，レミフェンタニルの投与速度は $0.07\,\mu g/kg/min$ と低く設定して，執刀時の血行動態の変動をみることにした。

血圧や心拍数が上昇せず，神経ブロックの効果が得られていると判断した場合は，レミフェンタニルの投与速度を大きく変えずに，その後の血行動態の変動を指標に調整することにした。執刀時に血圧上昇，頻

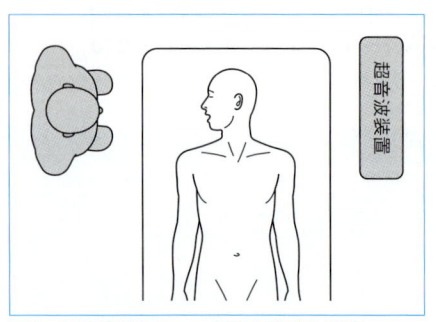

図1 下顎神経ブロック時の体位と配置

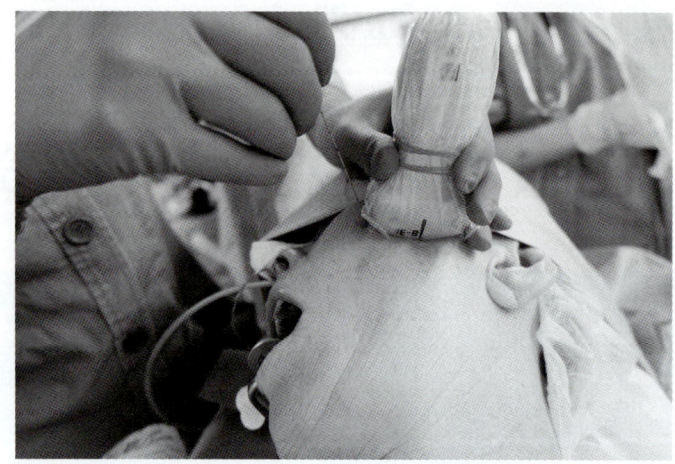

図2 下顎神経ブロックのプローブの当て方と穿刺方向
頬骨弓の下縁に沿うようにプローブを当て，プローブの前方から針を刺入する。

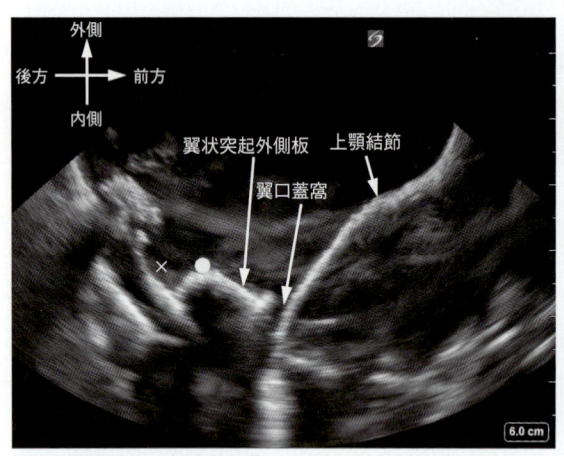

図3 側頭下窩の超音波画像
ウォーターファントムを使った側頭下窩の水平断面像。翼状突起外側板の上縁レベルを描出している。上顎結節と翼状突起外側板の間隙が翼口蓋窩である。×印に卵円孔から頭蓋底に出てきたばかりの下顎神経が走行する。超音波ガイド下下顎神経ブロックでは翼状突起外側板の後縁上方（○）を目標に刺入する。

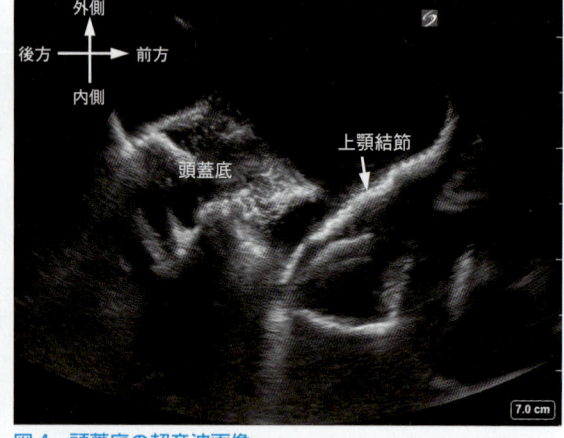

図4 頭蓋底の超音波画像
ウォーターファントムで頭蓋底が描出されるレベルの側頭下窩。上顎結節の後方に頭蓋底（蝶形骨大翼および側頭骨下面）が現れる。

脈となり，神経ブロックが失敗と判断した場合は，全身麻酔だけで管理するときのようにレミフェンタニル，フェンタニルを投与する。

深頸神経叢ブロックでは横隔神経麻痺が生じるので，全身麻酔からの覚醒後に呼吸苦を訴える可能性がある。少量のフェンタニルがこの呼吸苦を軽減するので，ブロックが成功していても，術中にフェンタニルを繰り返し投与する方針とした。

■ブロックの実際

◎準備

下顎神経ブロックにはコンベックスプローブ（2〜5 MHz），100 mm長の神経刺激針，0.75％ロピバカイン5 mLを準備する。深頸神経叢ブロックには高周波リニアプローブ（6〜13 MHz），50 mm長の神経刺激針，0.75％ロピバカイン5 mLを準備する。神経ブロックは清潔操作で行うため，プローブカバーは二つ用意する。

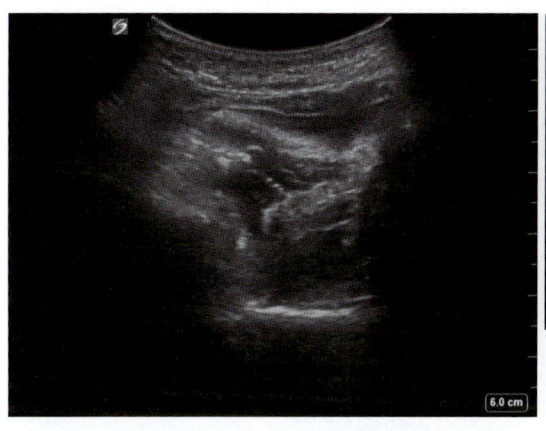

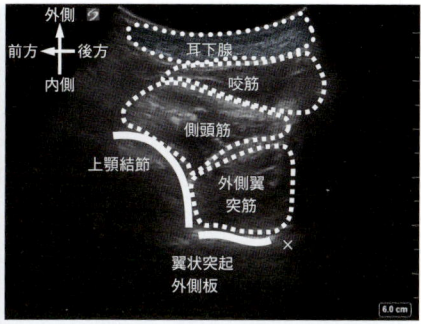

図5 翼状突起外側板上縁レベルの超音波画像
翼状突起外側板後縁の後方に下顎神経（×印のスペース）が位置するが，超音波画像として下顎神経が描出されない。

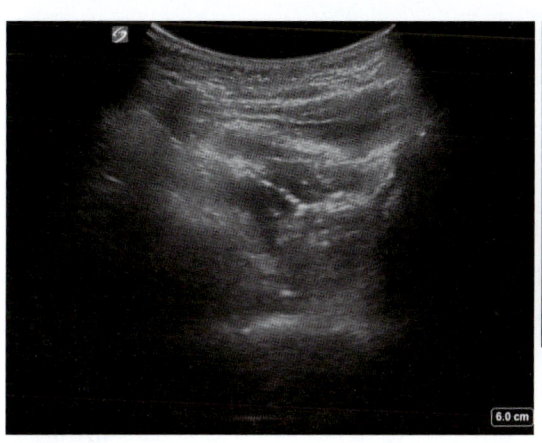

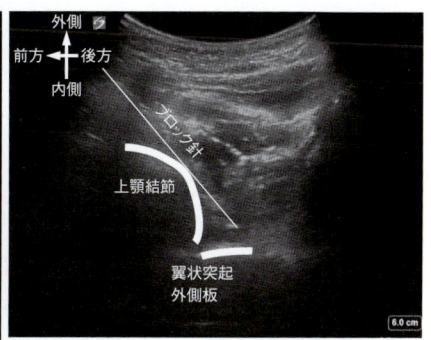

図6 下顎神経ブロック穿刺時の超音波画像
ブロック針は翼状突起外側板後縁に当たるまで刺入する。

◎**全身麻酔の導入**

プロポフォール50 mg，ケタミン50 mg，レミフェンタニル100 μgで麻酔導入後，ロクロニウム50 mgで筋弛緩を得て，気管挿管を行った。その後の麻酔維持はデスフルラン5％，レミフェンタニル0.07 μg/kg/minとした。気管挿管後，下顎神経ブロックと深頸神経叢ブロックを行った。

◎**下顎神経ブロック**

体位は仰臥位とし，ブロック側と反対の右側に患者の顔を向ける。患者の口を開口器で開口させておく。超音波装置を患者の左側に設置し，施行者は患者の頭の右側に立つ（図1）。施行者が楽な姿勢でプローブを保持できるように手術台の高さを調整する。

コンベックスプローブを左頬骨弓下縁に沿うように置いて，側頭下窩を観察する（図2）。上顎結節，翼状突起外側板の骨陰影を探す（図3）。

上顎結節と翼状突起外側板が同定できたら，プローブを下方に傾けて，頭蓋底が描出されるまで超音波ビームを上方に向ける（図4）。

頭蓋底が描出されたら，超音波ビームを下方にゆっくりと戻すと，再度，翼状突起外側板の上縁を描出できる。ここで，カラーDopplerで顎動脈の走行を確認し，刺入経路上に顎動脈が走行しない翼状突起外側板上縁の超音波画像を選択する（図5）。

100 mm長の神経刺激針をプローブの前方から刺入し，翼状突起外側板の後縁に針先が当たるまで針先を進める（図6）。

翼状突起外側板の後縁に針が当たったところで，血液逆流テストを行い，0.75％ロピバカイン5 mLをゆっくり分割注入す

図7 下顎神経ブロックでの局所麻酔薬注入
翼状突起外側板後縁で局所麻酔薬を注入すると，外側翼突筋と翼状突起外側板のあいだで局所麻酔薬が広がる。

る。翼状突起外側板と外側翼突筋のあいだでロピバカインが広がるのが観察される（図7）。

◎深頸神経叢ブロック

体位，患者の顔の向きは変えずに[*1]深頸神経叢ブロックを引き続き行う。超音波装置は患者の頭の右側に移動させ，施行者は患者の頭の左側に立つ（図8）。

高周波リニアプローブで第4頸椎横突起横断面像を描出する（図9）。頸長筋，頭長筋，深頸筋膜，第4頸神経（C_4）を同定する。刺入目標は第4頸椎レベルの頭長筋である。刺入経路上に C_4 が位置しないようにプローブの位置を調整する。プローブの外側から50 mm長の神経刺激針を刺入し，深頸筋膜を貫いて，頭長筋に針先が届いたら刺入を止め，血液逆流テストを実施後に0.75％ロピバカイン5 mLを注入する。

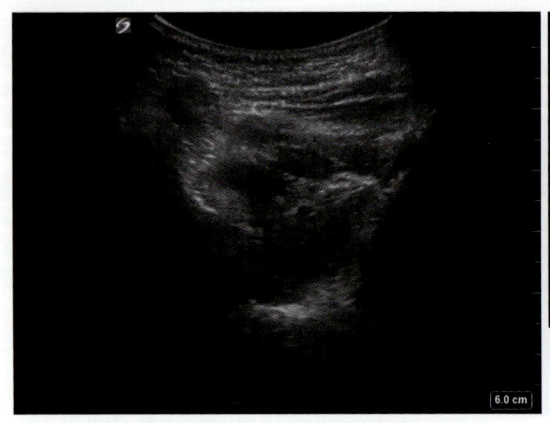

*1 ブロック側の左肩に枕を入れて，半側臥位としてもよい。

■麻酔の実際

ブロック手技終了後はレミフェンタニルの投与速度を0.07 μg/kg/minで維持したまま，手術を開始した。執刀時，血行動態の変動がないことを確認し，その後は血行動態を指標に，レミフェンタニルを0.03～0.1 μg/kg/minで投与した。デスフルランは5％で維持し続けた。フェンタニル25 μgを適宜投与し，合計で300 μg使用した。

閉創時にアセトアミノフェン670 mgを15分かけて静注した。出血量360 mL，手術時間5時間，麻酔時間6時間20分であった。全身麻酔からの覚醒時に痛みを訴えることはなかった。術後鎮痛は使用せず，病棟帰室とした。

術後経過

術翌日まで術後痛を訴えることなく，鎮痛補助薬も使用しなかった。術後悪心・嘔吐（PONV）の訴えも認めなかった。

● ● ●

下顎神経ブロックは，これまで頭蓋底に針を刺入するために手技が難しく，顎動脈穿刺のリスクもあった。しかし，超音波装置の進歩により，顎動脈の走行に注意しながら，正確に下顎神経ブロックの局所麻酔薬注入ポイントまで針を刺入することが可能となった。

頭頸部の手術において，下顎神経ブロ

図8 深頸神経叢ブロック時の体位と配置

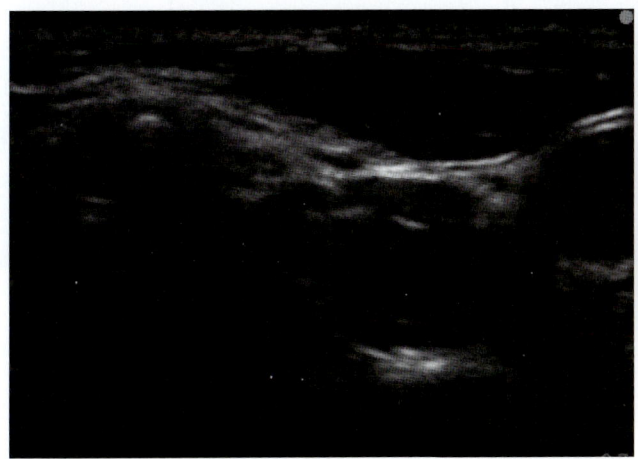

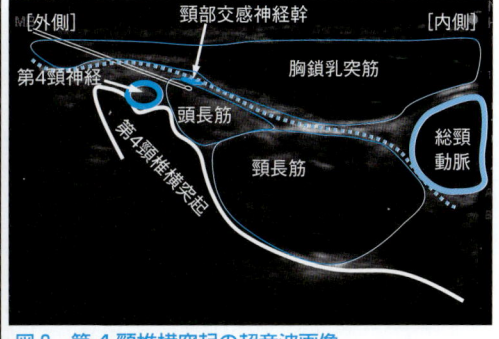

図9 第4頸椎横突起の超音波画像
頭長筋,頸長筋,深頸筋膜(点線),第4頸神経を同定する。頸部交感神経幹は描出されないが,頭長筋と深頸筋膜のあいだを上行している。

クと深頸神経叢ブロックを主体としたマルチモーダル鎮痛を行うことで,オピオイドの使用量を減らし,良好な急性痛管理を提供することができる。

(柴田 康之)

COLUMN 3

欧州区域麻酔学会（ESRA）の認定医制度

チームで勝ち取った3年間の軌跡

旭川医科大学麻酔・蘇生学講座では，神経ブロックの知識，手技の向上を目的としてチーム制を早期から取り入れ，教育，研究，臨床に責任をもって取り組めるような人材育成を心がけ，日々，切磋琢磨してきました。次のステップとしてチーム内で同一の見解を共有することによってチーム内の意思統一を促し，共通の認識で問題解決できる能力を養いたいと思うようになりました。

そのため，旭川医科大学神経ブロックチームでは，2か月に1度のペースで定期的に勉強会を行っていましたが，さらに，目標をもって学習を進められるよう，欧州区域麻酔学会（ESRA[*1]）が主催する認定医制度 European Diploma in Regional Anaesthesia and Pain Therapy（EDRA）に挑戦しています。

[*1] ESRA：European Society of Regional Anaesthesia and Pain Therapy。
[*2] 〈http://esraeurope.org/education/esra-diploma/〉を参照。
[*3] 上肢75例（腕神経叢ブロック斜角筋間法30例，鎖骨下法/腋窩法30例，肘もしくは手首レベルでの末梢神経ブロック15例），下肢75例（坐骨神経ブロック近位部アプローチ20例，大腿神経ブロック20例，坐骨神経ブロック膝窩部アプローチ20例，アンクルブロックを含む単一の神経ブロック15例）。
[*4] 傍脊椎ブロック，肋間神経ブロック，腹壁ブロック，陰茎ブロック，仙骨ブロック，Bierブロックなど。

■ EDRAの概要

ESRAは，2005年から区域麻酔に関する解剖学，生理学，薬理学的知識やスキルを包括的に含んだ治療標準を定める目的で認定医制度を設立，運営しています。2014年までおおよそ400名のDiploma（認定医）が誕生しています。

EDRAは多肢選択式の筆記試験のPart Iと，試験官2名による面接（実技）試験のPart IIからなり，1年に一つずつ受験する計2年間にわたる試験です。

◎ EDRAの受験要項

まず，受験に向けて要項を確認すると[*2]，Part Iの受験資格には，①2年間に及ぶ麻酔科医としてのトレーニングプログラムを受けていること，②ESRA主催のワークショップもしくはcontinuing medical education（CME）クレジットの付いているワークショップを最低一つ受講していること，③ESRAの会員であること，④英語のコミュニケーションに精通していること，⑤受験する年のESRAの年次学術集会に参加すること（再受験者はそのかぎりではない），とそれほど厳しくありません。

ところがPart IIの受験資格は厳しく，①Part I合格から3年以内であること，②150例の脊柱管ブロック，③150例の末梢神経ブロック peripheral nerve block（PNB）[*3]，④その他のブロック30例[*4]の経験があることを所属長が書面で証明すること，⑤最低一つのESRAワークショップを含む三つのワークショップの受講（一つはcadaverワークショップが必要）をしていること，⑥ESRA会員であること，⑦英語のコミュニケーションに精通していること，⑧受験する年のESRAの年次学術集会に参加すること，が必要となります。

このように，Part IIを受験するには各種ブロックをまんべんなく経験していなくてはなりません。そこで偏りなく上肢，下肢，体幹のブロックができるよう，各科と症例とブロックの内容を事前に協議し，傍脊椎ブロックやアンクルブロックなども十分経験するようにして，要件をクリアできるよう準備していました。

■ まずはワークショップへ

受験のために初めに行ったことはESRAの会員登録と，直近のESRAが主催する学術集会に参加し，ワークショップを受講することでした。

私は早速ポルトガルで行われる年次集会（2010年）に参加し，上肢，下肢のhands-onワークショップとfresh cadaverワークショップを受講しました。このようなワークショップは当時はたいへん目新しく，神

経の走行や筋肉との関係が手に取るように理解できることに，新鮮に驚きました．また，ESRAのワークショップは超音波ガイド下法だけに偏らず，ランドマーク法を主体としたワークショップも多くあり，実際の解剖と歴史的なアプローチ法を学ぶことができるよい機会でした（EDRA Part IIではランドマーク法を問われる問題も多く，この知識はたいへん重要でした）．

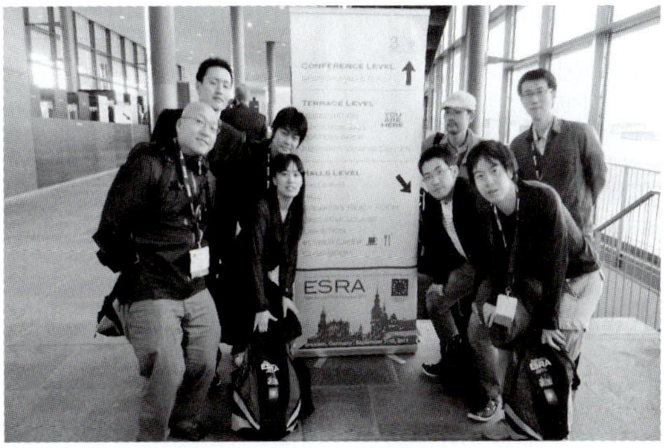

図1　試験後なので，ひきつる笑顔

■ EDRA Part I に挑戦

◎第1回目，2点差で惜敗（泣）

翌年，早速Part Iの受験に挑戦です．試験はドレスデン（ドイツ）で行われました．エルベ川のほとりの荘厳な都市で，陶器で有名なマイセンなどが近くにあります．

試験問題は100問の選択式です．症例問題なども混じっており，2時間では少々時間が足りない印象でした．

勝手に神経ブロックや術後鎮痛の問題ばかりが出るものと思っていましたが，実際には神経ブロックの問題は1/3程度で，残りは麻酔の全般的な知識を要求するものでした（確かに，あらかじめ公表されていた出題範囲にはありとあらゆるものが書いてありましたが）．区域麻酔の試験というよりは，麻酔科専門医試験のようです．日本では使用していない薬物などに関しても出題され，対応が必要と感じました．試験の出来の悪さにみんな放心状態（図1）．

合否は3週間後に個別にメールで送られてきました．事前に75%以上を合格とするという記載がホームページにありましたが，この年は65%以上を合格としたようです．それでも結果は，……2点届かず63%，無念です（泣）．

こうして，大した対策もせずに臨んだ1年目は，敵を知って終了．みんなで翌年のリベンジを誓い合いました．

◎第2回目，今度こそチームで合格するぞ！

翌年はボルドー（フランス）を訪れました．再受験生として扱われるため，学術集会の参加は必要なく，試験だけに集中でき，さらに再受験は受験費用も安くなるので，少し心の傷が癒えました．

実は前回の試験中からすでに今回の準備は始めていました．というのは，前回の受験したメンバー8名で，100問の試験問題を分担し，少しずつ暗記してきたのです．その再現問題をもとに解答と関連領域の資料を各自で作成し，クラウド上で編集し合うという1年間でした．私はそのときに米国留学をしていたので，情報が集まりにくい環境だったはずなのですが，チームの力で素晴らしい資料と知識を得ることができました．それをもとに挑んだ2回目のPart Iで，無事にみな合格できたのです[*5]．

■ 前人未踏のPart II 英語の実技面接試験！

翌年はスコットランドのグラスゴーにいました（EDRA受験のよいところは毎年ヨーロッパ旅行ができてしまう点です！）．試験日（学術集会の前日）の午前中，スコットランドの苦いペールエールをなめながら，神経ブロックの手技に関する問答を反芻します．

Part IIの試験会場は，ESRAの年次学術集会が行われるホテルの数室です．受験生は番号を割り振られ，試験の行われる部屋と試験官はすでに決定しており，貼り出されていました．私の試験官は教授クラスと思われる初老の英国紳士とポルトガルからの美しい女性でした．

試験開始までロビーで待つと女性試験官が呼びにきてくれます．「私，日本語の名前が読めないわ」と言うので，「読みにくかったらTomokiだけでいいです」と雑談しながら部屋に入ると，細長い机に試験官2名と受験者用の椅子，机の上にはかごが置いてあり，折りたたんだ白い紙切れが何個も入っています．反対側にはブロックのモデルとなる模擬患者が寝ています．超音波装置や神経刺激装置はありませんでした．つまりエアーブロックをせよということです．

自己紹介をし，日本人の受験生は初めてだったようで日本について少し話したあと，「さあ，きみのラッキーカードを選んでくれ」とかごに入った白い紙切れの中から一つを選

[*5] Part I合格のための問題集が欧州で発刊されていたことに合格してから気づき，時間の無駄遣いに愕然とした経験から，それを翻訳して出版しました．『問題形式で学ぶ区域麻酔と疼痛治療』（真興交易医書出版部）です．

表1　EDRA Part II　実技試験問題

1. 腕神経叢ブロック斜角筋間法
2. 腕神経叢ブロック鎖骨下法
3. 腕神経叢ブロック腋窩法
4. 肘・手首での神経ブロック
5. 静脈内区域麻酔
6. 大腿神経ブロック（FNB）（腸骨筋膜面ブロック，伏在神経ブロックを含む）
7. 坐骨神経ブロック（SNB）近位アプローチ
8. 鎖骨神経ブロック 膝窩法
9. アンクル（足首での）ブロック
10. 胸部硬膜外麻酔
11. 胸部傍脊椎ブロック（TPVB），肋間神経ブロック
12. 脊髄くも膜下麻酔
13. CSEA〔脊髄くも膜下硬膜外併用麻酔（脊硬麻）〕
14. 仙骨ブロック

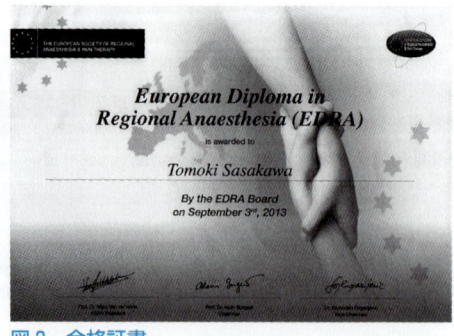

図2　合格証書

ぶよう指示されました。Part II は前半15分，後半10分の2部構成なのですが，前半15分は実際の模擬患者にどのようにブロックを行うかについて口頭で説明しながら手技も（エアーですが）行います。その際のテーマは合計14種類が設定されている（表1）のですが，そのうちの一つをこのくじ引き（!）で選ぶのです。

意を決して選んだ紙には「thoracic epidural analgesia」。完全にヤマを外しました（泣）。PNBのみならず，硬膜外麻酔やペイン領域もまんべんなく試験範囲に含まれてはいましたが，まさか当たるとは思わなかった。14テーマすべて押さえておく必要がありそうです。

それでも，やさしい英国紳士がいろいろ誘導してくれます。「どんな症例で行うか？」「禁忌症例は？」「実際に患者に説明して体位をとってみよう」などなど。さらに，質問は続き「loss of resistance法で確認するのか？」「利点は？」「カテーテルは何cm入れるのだ？」「抵抗感はあるのか？」「test doseは何を使うのか？」

日ごろの臨床で当たり前のように行っていることも，英語で説明しながらとなると意外に難しいものです。今後，旭川医科大学の神経ブロックチームの公用語は英語にしようと心に誓った瞬間でした。

後半は着席して，試験官の提示する症例に対してどんなブロックを選択するか，どのような問題点があるのかをディスカッションします。

女性試験官から提示された症例は，severe DMでcoronary riskを有する高齢女性の下肢切断術。私は全身麻酔とPNBを対比させて，PNB＋鎮静で行う方針について説明しました。

「PNBはどのアプローチを選択するか？」「アプローチはランドマークか超音波か？」という問いに対して，「○○アプローチで超音波を使います！」と答えると，では超音波で見える画像をここに描いてみろと紙を渡されました。一瞬ひるみましたが，意外と描けるものです。

ただ，この後半をとりしきっていた女性試験官が「ふーん，あっそ」という感じだったので，合格の手応えはありませんでした。しかし，約1か月後にメールで合格通知が送られてきました。実際の合格証書はさらに1か月後，オーストリアから郵送されてきます（図2）。さすがにオーストリアからだったからか，証書の四隅には折れ曲がったしわが！　額にでも入れて飾りたかったのに台無しです。

●　●　●

目標をもって勉強をすることは，漫然と学ぶよりも強いモチベーションを与えてくれます。

今後，日本でも区域麻酔学会を中心に認定医制度が設立されるようですが，そのモデルとして欧州で行われている試験システムを先に体験できたことを，周辺の皆さんに還元していきたいと考えています。

（笹川 智貴）

症例検討

Section 2　上肢

　上肢のブロックの手技はほぼ確立した。近年の進歩として，より末梢でのアプローチがある。

　肩の手術に腕神経叢ブロック斜角筋間アプローチを行うと，肩から上肢の鎮痛が得られるが，同時に上肢の運動神経麻痺は避けられない。肘や指の運動が制限されることは術後の患者の生活の質（QOL）を低下させる。そこで鎮痛範囲を最小限とするために，浅頸神経叢ブロック＋神経根ブロック（症例 4）や，肩甲上神経ブロック＋腋窩神経ブロック（症例 5）が試みられている。いずれも手術の皮膚切開や操作範囲を確認し，予定されているブロックでカバーできれば試みてよいだろう。さらに末梢で知覚神経のみの選択的なブロック（症例 7）が，今後の神経ブロックの可能性を示している。

　これまで長時間の鎮痛効果を期待して，カテーテルを留置する持続ブロックが行われていた。しかし，カテーテルの留置には技術が必要なうえ，自己抜去の防止など，管理にも注意が必要になる。近年，ロピバカインよりも長時間の効果が期待できるレボブピバカインが使用されるようになったことと，技術の向上により，神経の周囲に正確に局所麻酔薬が投与できるようになり，単回のブロックでもより長時間の効果が期待できるようになってきた。さらにデキサメタゾンのような併用薬が使用されるようになった。（症例 3）。神経ブロックに併用するデキサメタゾンの適量や投与部位（全身 or 局所）については今後の課題である。

　従来からの腕神経叢ブロックでは，全身麻酔との併用が前提であったが，ブロックと鎮静による麻酔管理が増えてきた（症例 2，6）。入院が前提であった手術でも日帰り手術になるなど，患者にとってのメリットが大きい。デクスメデトミジンは呼吸抑制が少なく鎮痛効果も期待できることから，神経ブロック症例の鎮静に有用であるが，全身麻酔や静脈麻酔のコストが請求できなくなるのが欠点である。

Section 2 上肢　ミニ解説 2

腕神経叢ブロック斜角筋間アプローチの注意点

超音波時代において,神経刺激はもう必要ないのか？

　超音波の使用は末梢神経ブロックにさまざまな恩恵をもたらした。一つには神経を含めた周りの構造物と針との関係を確認しながらブロックできるようになったことである。目標となる神経の周りに局所麻酔薬の広がりが確認できるようになったため、試行錯誤で何回も針を刺すことが減った。また、より少量の局所麻酔薬で効率的なブロックができるようになり、より安全で効果的にブロックができるようになった。

　しかし、超音波ですべての神経を同定することは難しく、施行者や患者の個人差もある。そこで本章では、超音波時代の神経刺激について、いまいちど考えてみたい。

■神経刺激の役割は終わっていない

　超音波のおかげで以前より腕神経叢ブロックが容易になった。神経と周りの構造物がよく確認できる。そのため、神経刺激装置を使わずに超音波だけで腕神経叢ブロックを行っている施設も多いようだ。筆者のようにランドマーク法から神経ブロックを始め、神経刺激法、そして超音波ガイド下法にたどり着いた者もいるだろうが、最近では最初から超音波ガイド下ブロックを始めた人も多い。

　神経刺激と超音波の二つを使った腕神経叢ブロックは面倒かもしれないし、コストもかかるかもしれない。この超音波時代に神経刺激はもう必要ないだろうか？　筆者の答えは「No」だ。神経刺激を使うと、次の三つのメリットがある。

■「針と神経の位置関係」を知ることができる

　Bigeleisen ら[1]は、超音波ガイド下腕神経叢ブロック腋窩アプローチを施行し 26 例のうち、21 例で最低 1 か所以上の神経穿刺が起こり、104 神経のうち 72 神経で神経内注入が起きたと報告した。また、Schafhalter-Zoppoth ら[2]や Russon ら[3]は、それぞれ超音波ガイド下大腿神経ブロック（FNB）と筋皮神経ブロックで、意

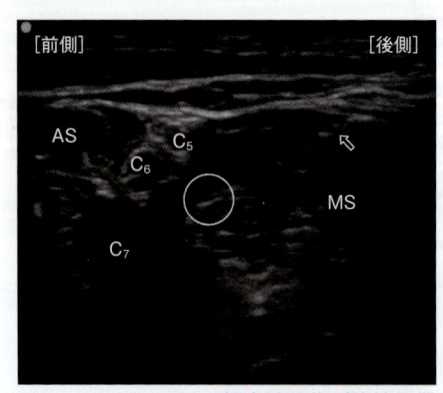

図1 DSNとLTNの超音波画像（腕神経叢ブロック斜角筋間アプローチ）
DSNとLTNは中斜角筋の中にみられる。
AS：前斜角筋，MS：中斜角筋，矢印：DSN，
○：LTN，C₅：第5頸神経根，C₆：第6頸神経根，
C₇：第7頸神経根。

表1 DSNとLTNへの接触の頻度

接触した神経	例数（％）
DSN	44（62.8）
LTN	15（21.4）
両方なし	21（30.0）
両方あり	10（14.3）

から起始し，肩甲挙筋と菱形筋の運動神経を支配する。DSNは起始する頸椎から平均3 cm（1.8〜4.5 cm）くらいの距離で中斜角筋を貫いて走行する[5]。したがって，後方アプローチを行うとき，ブロック針の刺入経路にDSNが存在し，針がこの神経と接触する可能性があり，神経損傷のリスクがある（図1）。DSNが損傷されるとDSN症候群[*1]になることがある[6]。

LTNは，前鋸筋を支配する神経で，運動神経だけである。この神経はC₅〜C₇神経根（まれにC₈，8％）の前枝から起始する[6]。C₅，C₆が中斜角筋の中で合流し，C₇がそのあと合わさる[7]。したがって，LTNも後方アプローチを行うとき，針と接触して神経損傷のリスクがある[8]。LTNは損傷されるとLTN症候群[*2]になるおそれがある（図1）。

筆者が行った70例を対象とした神経刺激併用超音波ガイド下腕神経叢ブロック斜角筋間後方アプローチの調査結果では，DSNもLTNもブロック針の刺入経路に存在しなかったのは21例（30.0％）だけで，44例（62.8％）にDSNが，15例（21.4％）にLTNがあった。さらに10例（14.3％）では，DSNとLTNのどちらも存在した（表1，図1）。

HansonとAuyong[9]がこれと類似した研究を行っており，50例のうちDSNとLTNがそれぞれ77％と23％で同定されたと報告している。しかし彼らは，超音波で神経を同定したあと，神経刺激によって筋収縮を確認しており，通常の神経刺激併用超音波ガイド下手技をしながらDSNとLTNの筋収縮をみた筆者の調査とは違う。

*1 最終的には前腕と上腕に放散する肩甲骨の内側縁の鈍痛。通常，患者は明確に説明できない肩の痛みと異なる程度の機能障害を訴える。菱形筋や肩甲挙筋，もしくはその双方の脱力と発育不全を生じさせることもある。

*2 肩の挙上障害，正中線に対して内側方向への肩甲骨の翼状捻転障害，正中線に対して下方向への回転障害など異なる程度の前鋸筋麻痺を伴う肩の慢性痛症候群。

図しない神経内注入が起きたと報告した。

このように，超音波ガイド下でも意図しない神経内注入が起こり得る。針と神経の位置関係はいつでも見えているわけではないのである。施行者はときどき画面から針先を見失うことがある。それは個人のスキルの問題のときもあれば，患者が動いたせいのときもある。そんなとき，神経刺激はさらなる安全性を提供してくれる。もちろん筋収縮がないときもあるが，神経刺激を併用したほうが，より安全であろう。

■「予想できなかった神経の存在」を知ることができる

予期しない筋収縮に遭遇したら「何かの神経」がすでに針先の近くにあると認知しなければいけない。

腕神経叢ブロック斜角筋間アプローチは，前方アプローチによる横隔神経損傷の危険性が報告[4]されているため，多くの施行者が通常，後方アプローチを行っている。しかし，後方アプローチでも神経損傷のリスクは残る。後方アプローチでは，肩甲背神経 dorsal scapular nerve（DSN）と長胸神経 long thoracic nerve（LTN）に注意が必要である。

DSNは主に第5頸神経（C₅）の神経根

表2　筋収縮がみられる最低電流

神経	電流（mA）（平均±標準偏差）
DSN	0.44±0.16
LTN	0.50±0.20

また，彼らは，刺激強度が平均1.28 mAだと報告しているが，筆者の調査ではDSNが0.44 mA，LTNが0.50 mAで確認可能であった（表2）。なぜこれほどの差が出るのかは疑問だが，1.5 mAから神経刺激をすれば，十分，神経損傷を避けることができそうだ[*3]。

■「標的神経を確認」できる

神経刺激は超音波画像で見えている神経のイメージが，本当に目標とする神経なのかの判別に役立つ。

　もちろんC_5やC_6，C_7の神経根であれば特徴的な画像なので筋収縮を確認しなくてもわかる場合が多い。しかし，頸神経叢ブロック，特に肩や鎖骨などの手術に必要な鎖骨上神経を選択的にブロックするときに神経刺激は役立つ。まず，超音波で鎖骨上神経を同定する（図2）。針を近づけて1.5～2.0 mAで刺激し，ほかの筋収縮がないことを確認しつつ，患者に鎖骨上神経のデルマトーム領域がチクチクするかを聞きながら針を進める。患者のチクチクする感覚が足りなければ，刺激幅を0.3～1.0 msecまで上げて再び確認するとよい。この方法は，肋間上腕神経や外側大腿皮神経，伏在神経など，他の皮神経の確認にも役立つ。

・・・

超音波装置の分解能の向上から，さまざまな神経の同定が可能になったが，すべてではない。結論としては，腕神経叢ブロック斜角筋間後方アプローチを行うときには，超音波で横隔神経，DSNとLTNを含めて解剖学的構造物をよく確認し，神経刺激を併用する方法がより安全である。もし筋収縮があったら，その経路は避けて別の経路を選択したほうがよい。

(Hyungtae Kim)

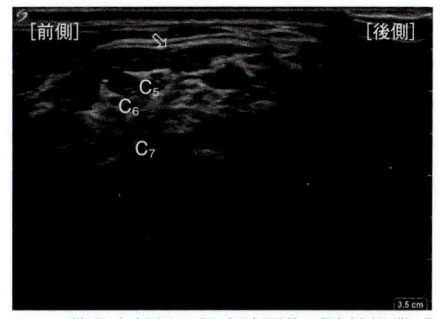

図2　鎖骨上神経の超音波画像（腕神経叢ブロック斜角筋間アプローチ）
矢印：鎖骨上神経，C_5：第5頸神経根，C_6：第6頸神経根，C_7：第7頸神経根。

*3　やせた患者の場合，皮膚に接触しただけで筋収縮がみられるときがある。このような場合は刺入点を変えるべきである。

文献

1. Bigeleisen PE. Nerve puncture and apparent intraneural injection during ultrasound-guided axillary block does not invariably result in neurologic injury. Anesthesiology 2006 ; 105 : 779-83.
2. Schafhalter-Zoppoth I, Zeitz ID, Gray AT. Inadvertent femoral nerve impalement and intraneural injection visualized by ultrasound. Anesth Analg 2004 ; 99 : 627-8.
3. Russon K, Blanco R. Accidental intraneural injection into the musculocutaneous nerve visualized with ultrasound. Anesth Analg 2007 ; 105 : 1504-5.
4. Kessler J, Schafhalter-Zoppoth I, Gray AT. An ultrasound study of the phrenic nerve in the posterior cervical triangle: implications for the interscalene brachial plexus block. Reg Anesth Pain Med 2008 ; 33 : 545-50.
5. Tubbs RS, Tyler-Kabara EC, Aikens AC, et al. Surgical anatomy of the dorsal scapular nerve. J Neurosurg 2005 ; 102 : 910-1.
6. Saporito A. Dorsal scapular nerve injury: a complication of ultrasound-guided interscalene block. Br J Anaesth 2013 ; 111 : 840-1.
7. Horwitz MT, Tocantins LM. An anatomical study of the role of the long thoracic nerve and the related scapular bursae in the pathogenesis of local paralysis of the serratus anterior muscle. Anat Rec 1938 ; 71 : 375-85.
8. Thomas SE, Winchester JB, Hickman G, et al. A confirmed case of injury to the long thoracic nerve following a posterior approach to an interscalene nerve block. Reg Anesth Pain Med 2013 ; 38 : 370.
9. Hanson NA, Auyong DB. Systematic ultrasound identification of the dorsal scapular and long thoracic nerves during interscalene block. Reg Anesth Pain Med 2013 ; 38 : 54-7.

Section 2　上肢　症例 2

肩関節手術

持続腕神経叢ブロックとデクスメデトミジン鎮静で，患者満足度の高い早期離床を

本症例で行うブロック ▶▶ 持続腕神経叢ブロック斜角筋間アプローチ

症例

45歳の男性。身長172cm，体重72kg。2か月前から誘因のない右肩の痛みを自覚し近医を受診し，右肩回旋筋腱板損傷と診断された。若年で美容師という仕事にも支障をきたしているため，手術希望で当院を紹介受診となった。

術前の心臓超音波検査で大動脈二尖弁を有する重度の大動脈弁逆流が認められ，初診時に循環器内科も併診し，後負荷軽減目的でロサルタン〔アンギオテンシンII受容体拮抗薬（ARB）〕が開始されている。今回，回旋筋腱板損傷（腱板損傷）に対して鏡視下右肩回旋筋腱板修復術が予定された。

腱板損傷は，生活の質（QOL）を著しく落とすことが多く，保存的に経過観察して軽快しない場合は手術となる場合が多い。

肩の腱板修復術は，近年，鏡視下で行われることが多くなってきたが，手術創が小さくても術後痛が激しいこと[1,2]が知られており，沖縄赤十字病院（当院）では5年ほど前から術後鎮痛も考慮した持続腕神経叢ブロックを行ってきた[3]。

当初は全身麻酔を併用していたが，患者の希望があれば全身麻酔による合併症の回避[4]と，術直後からの離床が可能となるように，鎮静のみで術中管理を行ってきた。2013年6月から術中鎮静の適応が認められたデクスメデトミジンを用いることで，それまでの鎮静とは次元の異なる格段に良好な術中管理ができるようになった。

■術前評価

息切れなどの自覚症状もなく経過していたが，将来的には手術の必要性も生じるほどの重度大動脈弁逆流を有する男性で，後負荷軽減目的に術前からARBが開始されている。それ以外に問題はない。

■ブロック範囲と麻酔計画

ブロック範囲は第4頸神経（C_4）から第6頸神経（C_6）とする。回旋筋腱板を構成する棘上筋（肩甲上神経：C_5, C_6），棘下筋（肩甲上神経：C_5, C_6），小円筋（腋窩神経：C_5, C_6），肩甲下筋（肩甲下神経：C_5, C_6）（図1）[5]と，関節鏡の後方ポート挿入部位である三角筋（腋窩神経：C_5, C_6）の範囲，皮切部位の鎖骨上神経（C_4）に加えてC_5/C_6の神経をメインにブロックを行えば十分である。

鏡視下の腱板修復術では，背側から挿入するポートの部位（図2）がC_8の後枝（図3）[6]と重なることもある[7]。その場合には

症例検討● Section 2　上肢　71

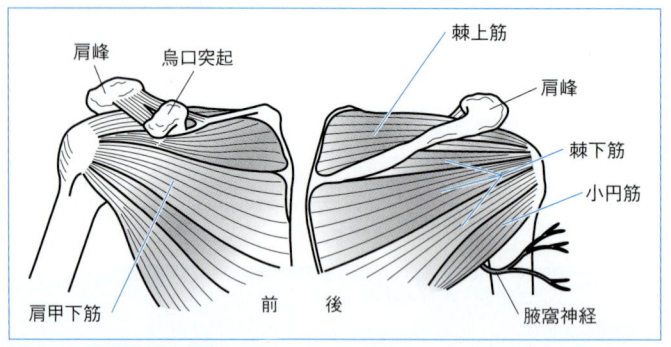

図1　回旋筋腱板の解剖
(谷西秀樹．肩関節手術に対する腕神経叢ブロック斜角筋間アプローチ．In：森本康裕，柴田康之編．超音波ガイド下末梢神経ブロック 実践24症例．東京：メディカル・サイエンス・インターナショナル，2013：133-8 より)

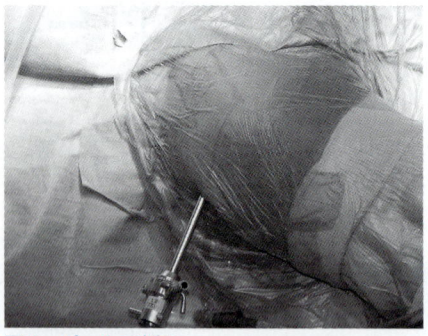

図2　ポートの挿入

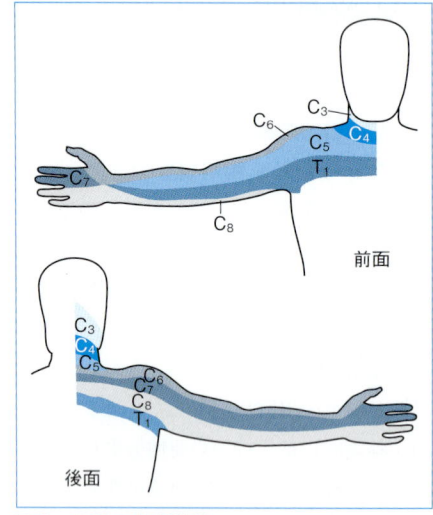

図3　上肢の皮膚分節
(Netter FH．相磯貞和訳．ネッター解剖学アトラス原書第5版．東京：南江堂，2011：図401 を参考に作成)

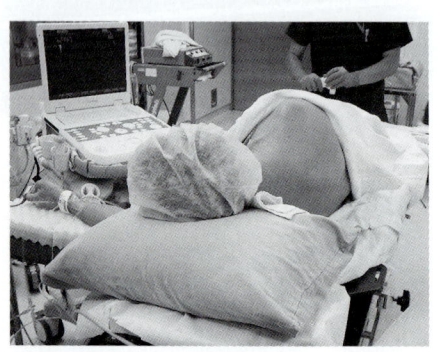

図4　神経ブロック施行時の体位
患側を上にした側臥位にし，なるべく操作部位を広げるため，肩を尾側に牽引し，頭部は健側へ側屈させる．

鎮痛薬の静脈内投与や術者による局所麻酔薬の局所浸潤麻酔が必要になる場合もあるので留意しておく．

　手術予定時間が4時間なので，当院では患者の希望に応じて区域麻酔と鎮静，あるいは全身麻酔併用のどちらでも対応している．

　患者に術後早期からの離床や術中合併症の予防の可能性などを説明したところ，区域麻酔と鎮静を希望された．

■ブロックの実際

　手術室に入室後，心電図，非観血的血圧測定，酸素飽和度など，ルーチンのモニタリングを開始，健側の手背に末梢静脈路と橈骨動脈に観血的動脈圧ラインを確保し，輸液ポンプを用いて60 mL/hrで輸液を開始した．デクスメデトミジンは初期負荷投与は行わず0.4 μg/kg/hrで開始する．患側を上にした側臥位で，頭部は健側に少し側屈し，肩は尾側に牽引するように枕などの体位調整を行う．なるべくブロック部位が広くなるように工夫する（図4）．

◎プレスキャン

図5，6に示すように超音波装置を配置し，高周波リニアプローブを用いてプレスキャンを開始する．

　頸椎横突起の形に注意しながら$C_7 \to C_5$の神経根を確認する（図7）．できれば，C_4の神経根まで確認する．C_4の神経根は斜角筋間溝から，一部は浅頸神経叢へ分枝し，残りは中斜角筋の表層を背側へと走行

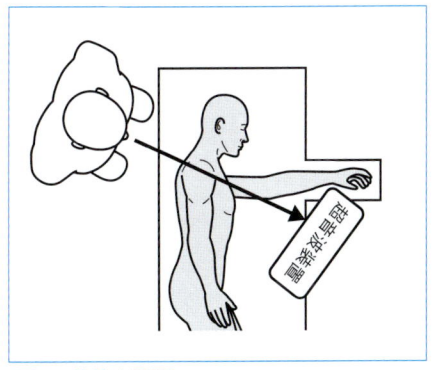

図5 体位と配置
施行者→穿刺部位→超音波装置の配置は一直線にする。

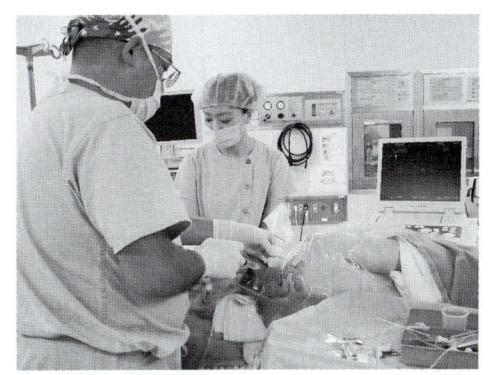

図6 プレスキャン
プローブを持つ左手は，患者の顔に固定する。

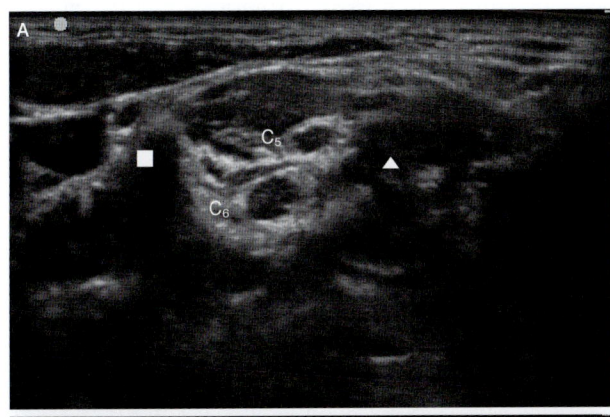

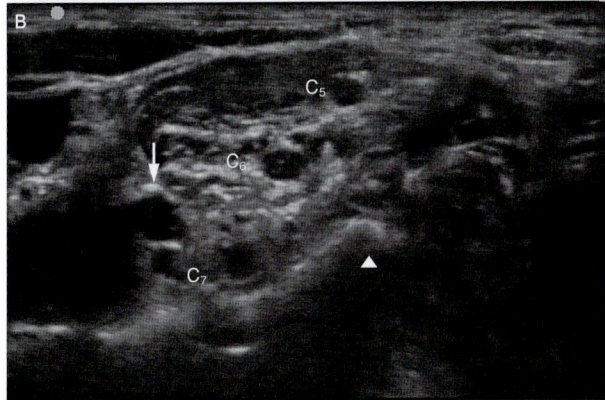

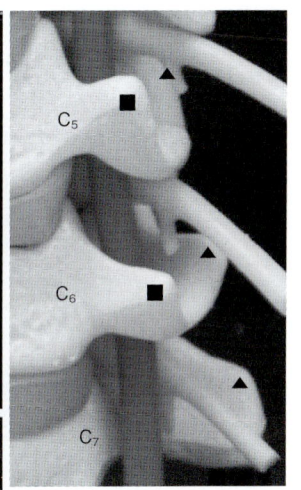

図7 下位頸椎レベルの同定
第5頸椎（C₅）と第6頸椎（C₆）の横突起には前結節（■）と後結節（▲）があり，超音波画像上カニの爪状に見える。爪のあいだから神経根が出現し斜角筋間に移動する（A）。一方，第7頸椎（C₇）の横突起には後結節しかない。この違いからC₇をまず同定し，その上のレベルがC₆になる。C₇のレベルでは前斜角筋の裏側に椎骨動脈（↓）を確認することができる（B）。

する。その様子は小さく丸い低エコー性の塊として確認できる。時には，中斜角筋から前斜角筋の表層を腹側に走行する横隔神経を確認できることもある（図8）。

中斜角筋の表層を走行する浅頸神経叢の枝を視野に入れながらC₅，C₆の神経根を同定し，頸椎横突起の後結節に針の刺入経路を邪魔されない穿刺部位を決める（図9，コラム1）。カラーDopplerを用いて頸横動脈などの穿刺を避けるべき脈管も確認しておく。

◎穿刺と薬液の注入

ブロック針はContiplex® Tuohy 100 mmを用い，側孔タイプの硬めのカテーテルを用いている。局所麻酔薬は皮下の局所浸潤

症例検討● Section 2 上肢 73

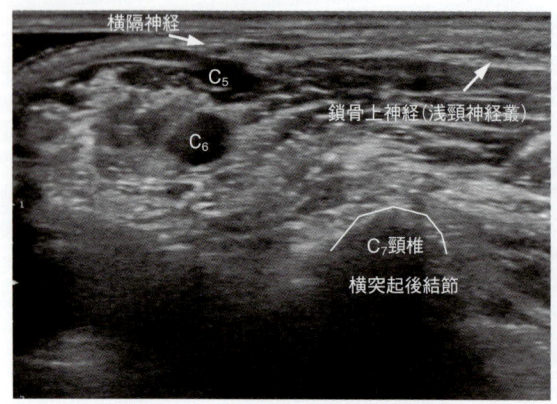

図8　浅頸神経叢と第5頸神経に接する横隔神経

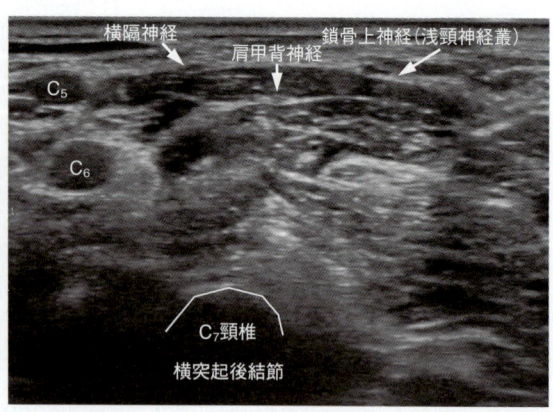

図9　穿刺部位決定画像

麻酔に1％リドカインを用い，ブロックには0.3％ロピバカイン25mLを準備する。

ブロック直前にフェンタニル50μgを投与してから，僧帽筋の外側から超音波ガイド下に25G，25mmの注射針で皮膚，皮下の針が届くところまで局所浸潤麻酔を行う。さらにこのとき，超音波画像に25Gの針がきちんと描出されることを確認する（コラム2）。

まず最初に浅頸神経叢からブロックを行う[*1]。浅頸神経叢を確認できたら，その近傍に0.3％ロピバカインを3～5mL，プレスキャンで確認できなかったときには中斜角筋の表層に5～8mLを浸潤させる。次に，C_5の浅層に5mL，少し針を抜いてC_6の深層に5mL，深くて難しいときにはC_6の背側もしくは近傍に浸潤させることもある。先にC_6の深層から行ってもよい。

最後にC_5/C_6間に液性剝離を3～6mLで行い，カテーテル挿入できるスペースを確保しておく（図10A）。針先からカテーテルが2～3cm出るところまで進め，針を抜く。針を完全に抜いたあとは，生理食塩液を用いてカテーテル先端位置の調整を行う。このとき重要なのは，カテーテルを探そうとするのではなく，自分がブロックしたときの穿刺部位決定の画像を再び画面に表示することである。そうすればカテーテルは容易に見つけられる（図10B）。血液の逆流がないことを確認後に生理食塩液を注入し，必要に応じて5mmずつカテーテルを抜いてくる。低エコー領域がC_5/C_6間で広がれば位置決めは終了である（図10C）。

アロンアルファA「三共」®を用いて刺入部からの薬液漏れを防ぐように1滴垂らしてカテーテルを固定する。乾燥したら穴あきドレープを剝がし，再び刺入部に1滴垂らし，半乾きのうちに透明ドレッシング材（IV3000®）を貼る。さらにそれより一回り大きい透明ドレッシング材で覆っ

*1 ブロック針の穿刺位置を変える必要性が生じた場合の痛みを減らすのが目的である。

コラム1

超音波画像の高画質化とアプローチ法

以前は見えにくかった神経が超音波画像の高画質化に伴いよく見えるようになった。腕神経叢ブロック斜角筋間アプローチは前方アプローチでの頸横動脈穿刺や横隔神経損傷を避けるために後方アプローチが推奨されてきた。最近では後方アプローチの際，中斜角筋内の肩甲背神経や長胸神経の損傷に注意を払わないといけない[8]。

コラム2

hand-eye cordination

筆者は右利き目の右利き手だが，超音波ビームに対してわずかに左側を刺入してしまう癖があるので，局所麻酔用の25G針でそのズレ幅を確認し，ブロック針を穿刺する際にそれを補正する。実際のブロック針刺入時に，針はビーム内にきちんと収まって安全な運針が行えている。

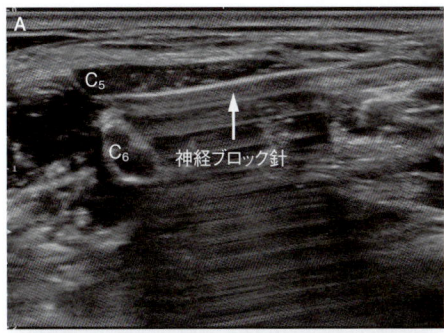

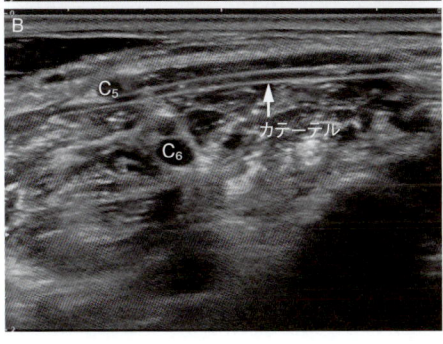

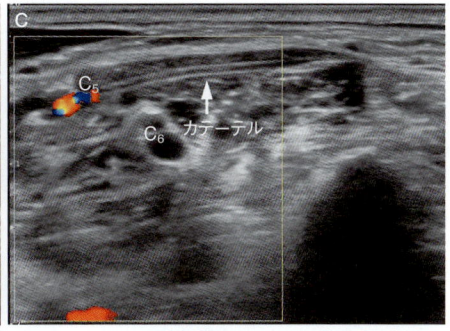

図10　C₅/C₆間持続カテーテル留置超音波画像
A：第5/6頸神経間に局所麻酔薬注入。
B：第5/6頸神経間の持続神経ブロックカテーテル。
C：持続神経ブロックカテーテルの先端位置を確認。

て固定は終わる．その後，氷を用いて，顎下から肩関節周囲の冷覚消失を確認する．

■**麻酔の実際**

ブロック手技終了後，患者を仰臥位に戻すころには持続投与中のデクスメデトミジンの鎮静効果も徐々に現れている．

　バイタルサインを確認後に体位をビーチチェア位に変換する．このとき，動脈圧モニターの大気圧基準点は患者の外耳道の高さと一致させる[9]（**図11**）．当院では，股関節，膝関節も屈曲し，臀部が最も低くなるような半坐位をとって，患者の上半身のズレを可能なかぎり減らすようにしている．専用の固定具を使用する場合には**図12A**のように，使用しない場合には手術ベッドを**図12B**のように調整する．当院では床に対して約30〜45°のビーチチェア位をとっている．

　全身麻酔を併用している場合は体位変換で血圧がかなり下がる．昇圧薬などを準備し，緩徐に体位変換を行ったほうがよい．鎮静のみの場合はそれほど血圧は下がらない．以前，当院で調べた全身麻酔と鎮静の

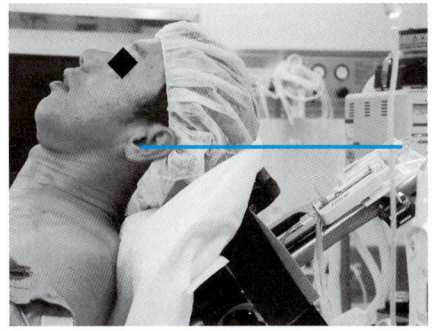

図11　観血的動脈圧モニターのゼロ点の高さと外耳道の位置

循環動態変動を**表1**[10]に示す．デクスメデトミジンの場合，プロポフォールよりも昇圧薬の使用頻度は増えるが，全身麻酔と比べて術中の平均収縮期血圧が16 mmHg高く保たれる．ただし，脊髄くも膜下麻酔にデクスメデトミジン鎮静を併用した際，高度徐脈を呈する症例を数例経験してからは，心拍数50 bpmを下回らないように早目のアトロピンやエフェドリン投与を行っている．

　患者の鎮静具合を確認しながらデクスメデトミジンの投与量を調整して執刀開始を待つ．手術用覆布をかけるときに，いつで

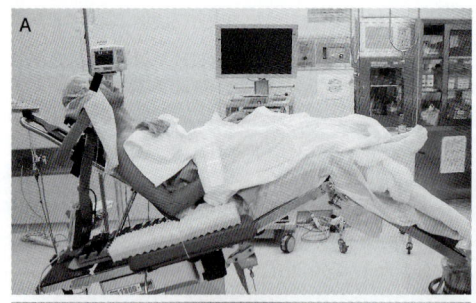

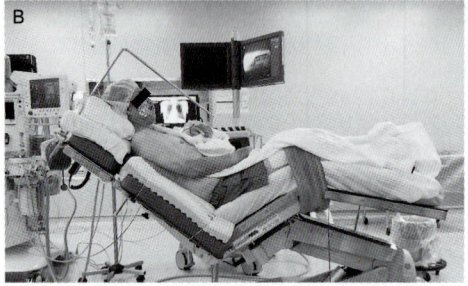

図12 当院におけるビーチチェア位
A：Ultra Shoulder Positiomer（ミズホ社）を用いたビーチチェア位。水平位から30°→40°→45°→55°→60°，と角度を調節することが可能である。通常は30〜45°座面を起こした角度で手術を行っている。
B：ビーチチェア位ポジショナー無。ベッドの各部位の角度を調整し，身体がズレ落ちないように調整する。これは，透視装置を用いて行う手術の際の体位である。

表1 入室時と術中の平均収縮期血圧

	全身麻酔群	プロポフォール鎮静群	デクスメデトミジン鎮静群
入室時平均収縮期圧（mmHg）	132±16	126±15	135.2±21
術中平均収縮期血圧（mmHg）	92±5	109±10	108.3±7.9
昇圧薬使用例（%）	10/17（58.8）	3/20（15.0）	5/17（29.4）

（北野紅美子ほか．腕神経叢ブロックによるビーチチェアー位整形外科手術時の塩酸デクスメデトミジンによる鎮静の状況．日本麻酔科学会第61回学術集会抄録，2014年5月15日．日本麻酔科学会より作成）

コラム3

麻酔科による鎮静管理の重要性

以前，麻酔科2年目の医師による術中管理で，下半身を温めている温風が熱くて動いている患者にフェンタニルを追加しているのをみかけた。直ちに温風による加温を中止することで患者の動きは落ち着いた。少しの体動を痛みと判断してしまったのが，フェンタニル使用量が増えた原因だが，患者とのコミュニケーションを図りながら行う鎮静をあまり経験していないことが最も大きな問題だと気づかされた。

も患者の表情確認やコミュニケーションがとれるよう調整するのも重要なポイントである（コラム3）。目指す鎮静状態は中等度からやや深めである[11]。

経 過

手術開始後も疼痛を訴えることなく鏡視下手術は進んでいたが，出血量が増え視野が確保しにくくなったとのことで，手術開始60分で直視下手術に変更となった。この際の新たな切開部位も鎮痛が得られており，患者が苦痛を訴えることはなかったが，少し手術時間が長くなることが予想されたことと，患者がもう少し強い鎮静を希望したので，デクスメデトミジンの投与量はそのままでプロポフォールを target controlled infusion（TCI）で 0.3μg/mL（0.2〜1μg/mL）追加した。時々，創痛，腰背部痛，尿意，温冷感，そのほか不快な点はないか確認し，意識レベルの確認を継続して行った。

最後のアンカースーチャーを上腕骨頭に留置した時点でデクスメデトミジンは終了した。ハイブリッド鎮静時のプロポフォールは皮下縫合に入る段階で終了した。患者には手術が終了に近づいていること，鎮静薬は止めたので徐々に意識がしっかりしてくるが痛みはないことを説明しておき，手術終了を静かに待つ。このタイミングで患者自己調節鎮痛（PCA）ポンプに0.1%レボブピバカインを250 mL充填し，術後鎮痛を3 mL/hrで開始しておく。

手術が終了し，ドレープを剥がすときにはブロックカテーテルが抜けないように注意する。バイタルサインを確認しながら一度坐位にし，術後用病衣を着用させる。その後，仰臥位に戻し，術後X線撮影を行う。以前のプロポフォールにフェンタニルを併用していたときの鎮静と比べ，術中に腰背部痛などの同一体位による苦痛を訴える患者は激減したので，術中のフェンタニル使用量は減ったが，徐脈に対するアトロピンの使用頻度は増えた。さらにプロポフォールの半減期51分に対してデクスメデトミジンは2.4時間とやや長いので，めまいや悪心を訴える患者が増え，それまでは歩行

もしくは車椅子で退室できていたものが，ストレッチャーで退室することが多くなった．しかし，鎮痛薬の追加投与が減り，呼吸抑制が少ないことは，デクスメデトミジンの優れている点である[12]（**コラム 4，5**）．

術後経過

帰室して 60 分間の床上安静後，トイレ歩行，経口摂取も制限なくできるようになり，患者は大変満足していた．創痛は帰室 12 時後から出現してきたが PCA ポンプで 3 mL のボーラス投与（ロックアウト時間 30 分）を数回と，手術翌日までの静注用アセトアミノフェンの投与で良好にコントロールされていた．

翌朝の術後回診時に 0.1％レボブピバカインの持続投与量を 5 mL/hr に増量してからは，創痛も軽減し，術後 3 日目には持続ブロックも終了し，カテーテルは抜去された．4 日目のリハビリテーション開始時には一時的に創痛増強が認められたが，アセトアミノフェンの定期内服で落ち着き，現在も積極的にリハビリテーションを継続中である．

■本症例のポイント

各神経根近傍へのていねいな局所麻酔薬投与と，デクスメデトミジンを鎮静薬として用いることで，術中鎮痛薬の追加使用はほぼ皆無となった．鎮静を深くする場合はデクスメデトミジンの増量でも可能だが，退室時の薬物効果の延長と患者自身が満足する鎮静が得られないことも多いので，プロポフォールを加えるハイブリッド鎮静を用いている．定期的に患者の意識レベル，訴えを確認し鎮痛・鎮静を行うことは若い麻酔科医の教育にも有効だと考えている．

今回紹介したデクスメデトミジンを鎮静に用いた区域麻酔管理方法は超音波ガイド下末梢神経ブロック peripheral nerve block（PNB）が広く行われるようになった現代における理想的な究極の麻酔であると思っている．読者にも DEX US PNB（デクサス PNB）の素晴らしさをぜひ体感していただきたい．

（渕辺　誠）

コラム 4

神経ブロックのコストと保険請求

本章のような超音波ガイド下 PNB にデクスメデトミジンを用いて鎮静を行った場合，請求できる保険点数は腕神経叢ブロック 170 点だけである．デクスメデトミジンは静脈注射用麻酔薬ではないので，静脈麻酔の点数は請求できない．使用している材料費（約 5,000〜8,000 円）の分さえも出ない．

学会などの保険医療のセッションによく参加するが，神経ブロックを麻酔科医の何倍，何十倍も他科の医師が実施されている現状をふまえると，今後も超音波ガイド下 PNB の保険点数が上がる見込みは皆無であった．しかし，平成 28 年度の診療報酬改定で全身麻酔に併用して行った神経ブロックに関しては 45 点の点数が付くことになった．これは筆者にとっては青天の霹靂である．ニール・アームストロング船長の言葉を借りれば「付与される点数はわずかだが，麻酔科医にとっては偉大な飛躍だ」というところだろうか．

いずれにせよ，メーカー側が保険償還可能なブロック針やプローブカバーなどを申請して認可を得る以外，材料費負担の解決策がない点は神経ブロックを愛する麻酔科医としては，さみしいかぎりである．唯一の救いは，デクスメデトミジンを併用しても薬価が請求できる点である．

コラム 5

静脈麻酔

平成 26 年に静脈麻酔の診療報酬が改定された．重要な点は，常勤の麻酔科医が専従〔monitored anesthetic care（MAC）〕で静脈麻酔を 2 時間以上おこなった場合，成人で 900 点，幼児に対しては 990 点請求できるような項目が追加されたことである．

［L001-2 静脈麻酔］
1. 短時間のもの（10 分未満）120 点
2. 十分な体制で行われる長時間のもの（単純な場合）600 点
3. 十分な体制で行われる長時間のもの（複雑な場合）800 点

注 1：3 歳以上 6 歳未満の幼児に対して静脈麻酔を行った場合は，所定点数にそれぞれ所定点数の 100 分の 10 に相当する点数を加算する．

注 2：3 については，静脈麻酔の実施時間が 2 時間を超えた場合は，100 点を所定点数に加算する．

文献

1. Beecroft CL, Coventry DM. Anaesthesia for shoulder surgery. Contin Educ Anaesth Crit Care Pain 2008；8：193-8.
2. Hadzic A, Williams BA, Karaca PE, et al. For outpatient rotator cuff surgery, nerve block anesthesia provides superior same-day recovery over general anesthesia. Anesthesiology 2005；102：1001-7.
3. Mariano ER, Afra R, Loland VJ, et al. Continuous interscalene brachial plexus block via an ultrasound-guided posterior approach：a randomized, triple-masked, placebo-controlled study. Anesth

Analg 2009 ; 108 : 1688-94.
4. Rohrbaugh M, Kentor ML, Orebaugh SL, et al. Outcomes of shoulder surgery in the sitting position with interscalene nerve block : a single-center series. Reg Anesth Pain Med 2013 ; 38 : 28-33.
5. 谷西秀樹. 肩関節手術に対する腕神経叢ブロック斜角筋間アプローチ. In：森本康裕, 柴田康之編. 超音波ガイド下末梢神経ブロック 実践24症例. 東京：メディカル・サイエンス・インターナショナル, 2013 : 133-8.
6. Netter FH. 愛礎貞和訳. ネッター解剖学アトラス原書第5版. 東京：南江堂, 2011 ; 図401.
7. 佐倉伸一. 肩関節手術に対する持続腕神経叢ブロック―抜去しやすいカテーテルに注意. LiSA 2012 : 19 ; 848-52.
8. Saporito A. Dorsal scapular nerve injury : a complication of ultrasound-guided interscalene block. Br J Anaesth 2013 ; 111 : 840-1.
9. Shear T, Murphy G. Impact of the beach chair position on cerebral perfusion : what do we know so far? APSF Newsletter 2013 ; 28 : 18-9.
10. 北野紅美子, 渕辺 誠, 花城久米夫ほか. 腕神経叢ブロックによるビーチチェアー位整形外科手術時の塩酸デクスメデトミジンによる鎮静の状況. 日本麻酔科学会第61回学術集会抄録, 2014年5月15日, 日本麻酔科学会.〈https://member.anesth.or.jp/sm/61/session/P1-06.html#P1-06-5〉
11. 駒澤伸泰, 中川雅史, 安宅 一晃. 非麻酔科医による鎮静/鎮痛に関する診療ガイドライン：非麻酔科医による鎮静/鎮痛に関する米国麻酔科学会作業部会による改訂情報. 医療の質・安全会誌 2012 ; 7 : 162-81.
12. Gupta P, Wellisch O, Kronenfeld M, et al. Randomized trial of the use of dexmedetomidine vs. propofol after regional blockade in shoulder surgery patients in beach chair position. Open J Aesthesiol 2015 ; 5 : 187-91.

Section 2 上肢 症例 3

肩関節腱板修復術

ステロイドを局所麻酔薬に添加すると腕神経叢ブロックの鎮痛時間が延長する！

本症例で行うブロック ▶▶▶ 腕神経叢ブロック斜角筋間アプローチ

症例

70歳の女性。身長149 cm，体重55 kg。1年前から左肩部痛が出現した。当院整形外科を受診し，左肩腱板断裂（棘上筋腱）の診断を受けた。肩関節注射とリハビリテーションを開始したが痛みが軽快しないため，手術適応と判断し，肩関節鏡下腱板修復術を予定した。既往に高血圧（降圧薬内服中）があった。

肩関節鏡下腱板修復術は，手術創は小さいが術後痛は激しい。このため，睡眠障害や術後リハビリテーションの開始が遅れることがある。

手術時に腕神経叢ブロックを加えることで術後痛が著明に軽減する。しかし，単回投与だと，神経ブロックの効果が切れたあとに激しい痛みが出現し，しばしば対応に難渋する。このため最近は，持続腕神経叢ブロックのほうが好まれるようになった。しかし，カテーテルによる神経障害や創部感染といった重篤な合併症が報告されている[1〜4]。このため，単回投与の作用時間を延長させる臨床研究が試みられている。そのなかで有望なのが，局所麻酔薬にステロイド薬を添加する方法である。

本章では，ステロイド薬のデキサメタゾンを局所麻酔薬ロピバカインに添加し，腕神経叢ブロックを行った自験例を供覧し，ステロイド添加の効果について文献をもとに考察する。

■術前評価

血圧134/78 mmHg，脈拍68/回，胸部X線異常なし，心電図正常範囲内，呼吸機能検査異常なし。

■ブロックの実際

患者の体位は仰臥位，顔は健側に向かせ，背部に丸めたタオルを入れて，胸を張る姿勢にする。この姿勢は，腕神経叢が描出しやすく，かつ後方からの穿刺が容易になる（図1）。

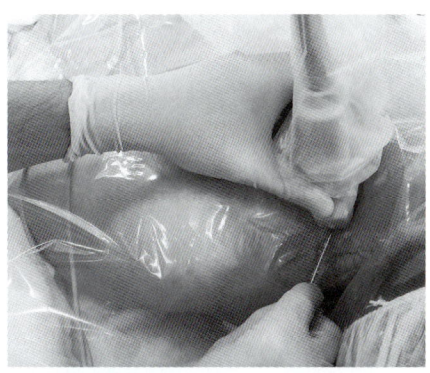

図1 腕神経叢へのアプローチ方法

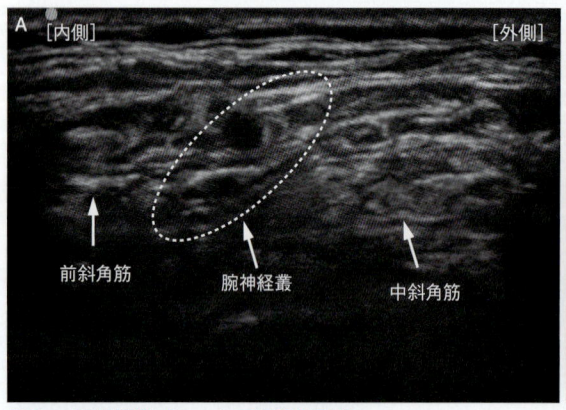

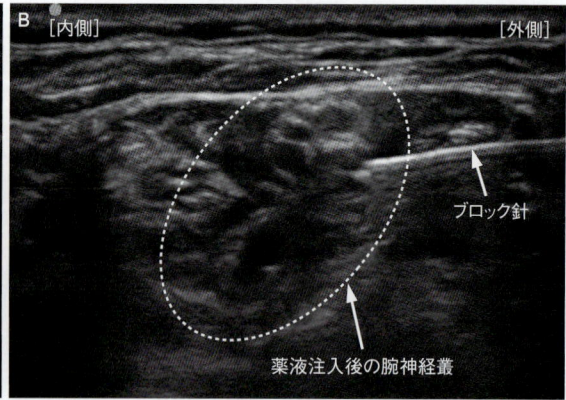

図2 腕神経叢ブロックの超音波画像
A：ブロック前，B ブロック後．
針は中斜角筋を貫き，腕神経叢に到達するよう後方から穿刺する．これは，前斜角筋から中斜角筋を横断するように走行する頸横動脈を避けるためである．

6～13 Hz 高周波リニアプローブを用いる．第6頸神経根（C_6）レベルにプローブを当て，前斜角筋と中斜角筋のあいだに腕神経叢を確認した*1．神経ブロック針（21 G，70 mm）を後頸部から刺入し，C_5 と C_6 のあいだに進めた（図2A）．

デキサメタゾン 4 mg を添加した 0.375% ロピバカイン 20 mL を緩徐に注入した．その際，強い放散痛は生じなかった．腕神経叢周囲に薬液が広がっていることを超音波画像で確認し，ブロック手技を終了した（図2B）．

■麻酔の実際

ブロック手技終了後，全身麻酔を開始した．麻酔導入に，プロポフォール 100 mg，フェンタニル 100 μg を静注し，声門上器具（SGA）で気道を確保した．麻酔維持はデスフルラン 4% で行い，自発呼吸下で管理をした．術中は腕神経叢ブロックの効果により追加の鎮痛薬を必要とせず，血圧や心拍数も変動せず経過し，手術は終了した．手術時間は 1 時間 35 分，麻酔時間は 2 時間 30 分であった．

術後経過

退室時，覚醒状態は良好であり，悪心など不快な症状を認めなかった．患肢全体に感覚低下を認め，肩の痛みはなかった．覚醒直後から（健側に比べ弱いが）患側でも握手は可能であり，術当日夜間には，運動遮断は完全に回復した．夜間の睡眠障害はなかった．術翌日朝の疼痛スコア*2 は 1 であった．鎮痛持続時間は 20 時間 25 分，運動回復時間は 18 時間 4 分であった．

術翌日からロキソプロフェン 60 mg 錠 × 3 錠/日の内服を開始した．創部痛は徐々に増強し，術後1日目の夜には疼痛スコアで 3 となったが，患者は補助鎮痛薬を要求しなかった．手術，麻酔や神経ブロックに関する合併症は認めなかった．

■本症例のポイント

◎肩関節鏡手術に対する腕神経叢ブロック
肩腱板手術は術後 48 時間の痛みが強く，リハビリテーションの開始に影響を与える．また，この手術の術後痛はオピオイドが効きにくく*3，オピオイド単独での鎮痛は，悪心・嘔吐や痛覚過敏などの合併症をひき起こす可能性がある[5,6]．

腕神経叢ブロックは，術中に使用する麻薬性鎮痛薬を減量でき，長時間作用性の局所麻酔薬を用いることで術後痛管理が容易になる．しかし，単回投与では持続時間に限界があり，48 時間内に鎮痛効果が消失すると，急激に疼痛が増強し，患者をしばしば苦痛に陥れる[7]．

持続腕神経叢ブロックは，術後痛管理に

*1 筆者は腕神経叢ブロック斜角筋間アプローチを行う際，神経刺激は併用しない．神経刺激による上腕や肩の急激な動きによって，神経ブロック針の保持がかえって難しくなるためである．

*2 Wong-Baker フェイススケール：0 無痛，5 想像できる最大の痛み．

*3 肩関節周囲は C 線維だけでなく Aα や Aδ 線維の入力が豊富であり，オピオイド単独では十分な鎮痛は得られない．

表1　ステロイド添加局所麻酔薬の鎮痛効果

研究者（文献番号）	アプローチ	用量*1 (mg)	局所麻酔薬	鎮痛時間*2 (hr)	VAS*3	鎮痛薬*4
Desmet M, et al [19]	斜角筋間	10	0.5%ロピバカイン 30 mL	23.4 vs 12.6	2日間	減少
Shrestha BR, et al [21]	鎖骨上	8	0.5%ブピバカイン 2 mg/kg	17 vs 7.6		
Parrington SJ, et al [22]	鎖骨上	8	1.5%メピバカイン 30 mL	5.5 vs 3.8	8時間	差なし
Jadon A, et al [23]	斜角筋間	8	0.5%ロピバカイン 30 mL	18.3 vs 9.2	1日間	減少
Biradar PA, et al [24]	鎖骨上	8	1.5%リドカイン 7 mg/kg	5.4 vs 2.7	3時間	
Abdallah FW, et al [20]	鎖骨上	8	0.5%ブピバカイン 30 mL	25 vs 13.2	1日間	減少
Tandoc MN, et al [25]	斜角筋間	4, 8	0.5%ブピバカイン 40 mL	22, 25 vs 13	3時間	減少
Yadav RK, et al [18]	鎖骨上	4	1.5%リドカイン 24 mL	7.5 vs 2.9	12時間	減少
Kim YJ, et al [26]	斜角筋間	5	0.5%レボブピバカイン 10 mL		2日間	
Persec J, et al [27]	鎖骨上	4	0.5%レボブピバカイン 25 mL	21 vs 10	1日間	減少
Kawanishi R, et al [17]	斜角筋間	4	0.75%ロピバカイン 20 mL	18 vs 11.2	1日間	差なし

＊1：デキサメタゾンの添加量．＊2：ステロイド添加群が対照群に比べ，有意に鎮痛を認めた期間．＊3：ステロイド添加群が対照群に比べ，有意に視覚アナログスケール（VAS）が低かった期間．＊4：ステロイド添加群が対照群と比べ，術後使用した補助鎮痛薬の量の多寡．

有用である[7〜9]が，カテーテルによる頸部膿瘍や薬液の術野への流入，カテーテルが硬膜外腔に迷入し脊髄神経障害をひき起こすことがある[1〜4]．持続腕神経叢ブロックは，重篤な合併症の可能性という点では十分な注意が必要である．

◎ステロイドの鎮痛作用

ステロイドに鎮痛作用があることはよく知られている．機序として抗炎症作用が関与していると考えられている．ステロイドを局所麻酔薬に添加すると鎮痛効果が増強する．

その機序として，①ステロイドの血管収縮作用により局所麻酔薬の吸収が遅延することで，局所麻酔薬の作用時間が延長する[10]，②ステロイドがC線維の神経細胞膜に直接作用し，可逆的な伝導阻害作用を起こす[11]，③ステロイドが脊髄神経に直接作用したとき，シクロオキシゲナーゼ-2（COX-2）の産生を阻害することにより脊髄後角における中枢感作を抑制し，長期間の鎮痛作用を示す[12]，などの仮説がある．

斜角筋間アプローチで局所麻酔薬を注入すると，神経周膜を介し硬膜外腔へ薬液が浸透する[13]という報告があるが，このとき，局所麻酔薬にステロイドが添加されていれば，脊髄神経に直接作用するかもしれない．

◎局所麻酔薬にステロイドを添加したときの鎮痛時間の延長

ステロイドを局所麻酔薬に添加することで鎮痛時間は延長する[14〜16]（表1）．これらの報告によると，長時間作用性の局所麻酔薬にデキサメタゾン8 mgを添加した場合，鎮痛持続時間は約8時間延長する．例えば，約10時間の鎮痛時間の0.5%ロピバカインを使用すると，ステロイドを添加することで18時間の鎮痛が期待できることになる．

先述のように，肩関節鏡下腱板修復術では，48時間程度は強い術後創部痛が持続する．このため，ステロイド添加局所麻酔薬で腕神経叢ブロックを行っても，術後1日目には創部痛が出現する．しかし，ステロイド添加局所麻酔薬を使用した場合，この創部痛の程度は非ステロイド性抗炎症薬（NSAIDs）でコントロールできる場合が多く，局所麻酔薬単独とは異なる印象がある．

従来の臨床研究で用いられたデキサメタゾンは8〜10 mgが多いが，最近は4〜5 mgの比較的少量での報告が増えてきた．

Knezevic ら[16]のメタ解析では，デキサメタゾン低用量群（4〜5 mg）は高用量群（8〜10 mg）と同等の鎮痛時間延長の効果を有している．Kawanishi ら[17]は，デキサメタゾン4 mg を添加することで約6時間の鎮痛時間の延長を認め，術当日の睡眠障害発生率も低く抑えることができた．Yadav ら[18]も同様に，デキサメタゾン4 mg の添加で鎮痛時間の延長，疼痛スコアの低下を認めている．

ステロイドを高用量で投与すると，術後感染が危惧されるかもしれない．これまでの高用量ステロイド添加の研究では，高血糖を認めるが術後の感染は認めていない[19]．しかし，この報告では，糖尿病患者は除外されており，日常臨床で高用量ステロイドをルーチンに用いることが妥当かは不明である．感染のリスクがより低い低用量で鎮痛時間の延長が同等であれば，それを選択しない理由はない．

興味深いことに，局所麻酔薬だけで腕神経叢ブロックを行った患者に，ステロイドを静注しても鎮痛時間は延長する．しかも，運動機能回復時間の延長も認める[20]．この結果は，ステロイドの作用部位は局所ではなく，全身性ではないのか？という新たな疑問を提示した．そこで Kawanishi ら[17]は，低用量ステロイド（デキサメタゾン4 mg）を用いて，局所麻酔薬添加と静注を比較した．その結果，低用量ステロイドを静注しても，腕神経叢ブロックの鎮痛時間は延長しなかった．一方，より高用量の10 mg を用いた検討では，両者に差を認めていない[19]．現時点でステロイドを局所麻酔薬と併用する場合に，局所がよいのか全身投与がよいのかは結論が出ていない．

● ● ●

ステロイドを局所麻酔薬に添加することで，腕神経叢ブロックの単回投与の作用時間が延長する．この方法は，単回投与の簡便さを残したまま持続腕神経叢ブロックで起こり得る合併症を回避できるという点において，臨床上有用である．

（渡辺 邦太郎・徳嶺 譲芳）

文献

1. Ceron PC, Iselin I, Hoffmeyer P, et al. Cervical abscess complicating an ultrasound-guided interscalene catheter. A A Case Rep 2014 ; 3 : 53-5.
2. Faust A, Fournier R, Hagon O, et al. Partial sensory and motor deficit of ipsilateral lower limb after continuous interscalene brachial plexus block. Anesth Analg 2006 ; 102 : 288-90.
3. Ip V, Bouliane M, Tsui B. Potential contamination of the surgical site caused by leakage from an interscalene catheter with the patient in a seated position: a case report. Can J Anaesth 2012 ; 59 : 1125-9.
4. Borgeat A, Aguirre J, Curt A. Case scenario: neurologic complication after continuous interscalene block. Anesthesiology 2010 ; 112 : 742-5.
5. Lanna M, Pastore A, Policastro C, et al. Anesthesiological considerations in shoulder surgery. Transl Med UniSa 2012 ; 3 : 42-8.
6. Li X, Angst MS, Clark JD. Opioid-induced hyperalgesia and incisional pain. Anesth Analg 2001 ; 93 : 204-9.
7. Taninishi H, Takehisa S, Morita K. Effect of continuous interscalene block with ropivacaine at a low concentration on postoperative pain relief after arthroscopic rotator cuff reconstruction. Masui 2013 ; 62 : 846-51.
8. Salviz EA, Xu D, Frulla A, et al. Continuous interscalene block in patients having outpatient rotator cuff repair surgery: a prospective randomized trial. Anesth Analg 2013 ; 117 : 1485-92.
9. Shin SW, Byeon GJ, Yoon JU, et al. Effective analgesia with ultrasound-guided interscalene brachial plexus block for postoperative pain control after arthroscopic rotator cuff repair. J Anesth 2014 ; 28 : 64-9.
10. Suzuki T, Nakamura Y, Moriya T, et al. Effects of steroid hormones on vascular functions. Microsc Res Tech 2003 ; 60 : 76-84.
11. Johansson A, Hao J, Sjölund B. Local corticosteroid application blocks transmission in normal nociceptive C-fibres. Acta Anaesthesiol Scand 1990 ; 34 : 335-8.
12. Kroin JS, Ling ZD, Buvanendran A, et al. Upregulation of spinal cyclooxygenase-2 in rats after surgical incision. Anesthesiology 2004 ; 100 : 364-9.
13. Fritsch G, Hudelmaier M, Danninger T, et al. Bilateral loss of neural function after interscalene plexus blockade may be caused by epidural spread of local anesthetics: a cadaveric study. Reg Anesth Pain Med 2013 ; 38 : 64-8.
14. Choi S, Rodseth R, McCartney CJ. Effects of dexamethasone as a local anaesthetic adjuvant for brachial plexus block: a systematic review and meta-analysis of randomized trials. Br J Anaesth 2014 ; 112 : 427-39.
15. De Oliveira GS Jr, Castro Alves LJ, Nader A, et al. Perineural dexamethasone to improve postoperative analgesia with peripheral nerve blocks: a meta-analysis of randomized controlled trials. Pain Res Treat 2014 ; 2014 : 179029.
16. Knezevic NN, Anantamongkol U, Candido KD.

Perineural dexamethasone added to local anesthesia for brachial plexus block improves pain but delays block onset and motor blockade recovery. Pain Physician 2015 ; 18 : 1-14.
17. Kawanishi R, Yamamoto K, Tobetto Y, et al. Perineural but not systemic low-dose dexamethasone prolongs the duration of interscalene block with ropivacaine: a prospective randomized trial. Local Reg Anesth 2014 ; 7 : 5-9.
18. Yadav RK, Sah BP, Kumar P, et al. Effectiveness of addition of neostigmine or dexamethasone to local anaesthetic in providing perioperative analgesia for brachial plexus block: a prospective, randomized, double blinded, controlled study. Kathmandu Univ Med J 2008 ; 6 : 302-9.
19. Desmet M, Braems H, Reynvoet M, et al. I.V. and perineural dexamethasone are equivalent in increasing the analgesic duration of a single-shot interscalene block with ropivacaine for shoulder surgery: a prospective, randomized, placebo-controlled study. Br J Anaesth 2013 ; 111 : 445-52.
20. Abdallah FW, Johnson J, Chan V, et al. Intravenous dexamethasone and perineural dexamethasone similarly prolong the duration of analgesia after supraclavicular brachial plexus block: a randomized, triple-arm, double-blind, placebo-controlled trial. Reg Anesth Pain Med 2015 ; 40 : 125-32.
21. Shrestha BR, Maharjan SK, Shrestha S, et al. Comparative study between tramadol and dexamethasone as an admixture to bupivacaine in supraclavicular brachial plexus block. J Nepal Med Assoc 2007 ; 46 : 158-64.
22. Parrington SJ, O'Donnell D, Chan VW, et al. Dexamethasone added to mepivacaine prolongs the duration of analgesia after supraclavicular brachial plexus blockade. Reg Anesth Pain Med 2010 ; 35 : 422-6.
23. Jadon A, Dixit S, Kedia SK, et al. Interscalene brachial plexus block for shoulder arthroscopic surgery : Prospective randomised controlled study of effects of 0.5% ropivacaine and 0.5% ropivacaine with dexamethasone. Indian J Anaesth 2015 ; 59 : 171-6.
24. Biradar PA, Kaimar P, Gopalakrishna K. Effect of dexamethasone added to lidocaine in supraclavicular brachial plexus block: a prospective, randomised, double-blind study. Indian J Anaesth 2013 ; 57 : 180-4.
25. Tandoc MN, Fan L, Kolesnikov S, et al. Adjuvant dexamethasone with bupivacaine prolongs the duration of interscalene block: a prospective randomized trial. J Anesth 2011 ; 25 : 704-9.
26. Kim YJ, Lee GY, Kim DY, et al. Dexamathasone added to levobupivacaine improves postoperative analgesia in ultrasound guided interscalene brachial plexus blockade for arthroscopic shoulder surgery. Korean J Anesthesiol 2012 ; 62 : 130-4.
27. Persec J, Persec Z, Kopljar M, et al. Low-dose dexamethasone with levobupivacaine improves analgesia after supraclavicular brachial plexus blockade. Int Orthop 2014 ; 38 : 101-5.

Section 2 上肢　症例 4

鎖骨骨折の観血的プレート固定術

最小限の局所麻酔薬と効果範囲で，最大限の満足を

本症例で行うブロック ▶▶▶ C_5, C_6 神経根ブロック/浅頸神経叢ブロック

症例

65歳の女性。身長151 cm，体重41 kg。自転車で走行中に横転し左肩を強打して受傷。左鎖骨遠位端骨折の診断でプレートによる観血的整復固定術が予定された。高血圧に対し降圧薬を内服している。

鎖骨骨折は小児から高齢者まで幅広く発生し得る。成人では骨幹部骨折と遠位端骨折が95％を占める。開放骨折，神経損傷，血管損傷が疑われる場合，骨折端が鋭利で皮膚を貫通しそうな場合，転位が大きく徒手整復が困難な症例などが観血的整復固定術の適応となる[1,2]。受傷前は日常生活動作（ADL）が自立しており，早期社会復帰を希望する患者も多い。術中は整復を含め骨操作に強度の痛みを伴うため，確実な鎮痛が必要とされるのに加え，術後には早期離床，早期退院が求められる。

　末梢神経ブロック peripheral nerve block（PNB）により，良好な術後鎮痛を提供するとともに，術中は全身麻酔薬を減らす，あるいは全身麻酔を避けることが可能である。さらに，選択的神経根ブロックにより，局所麻酔薬の使用量を減らし，より最大効果にして必要最小限のPNB管理を目指したい。

■術前評価

患者は59歳時から高血圧を指摘されアムロジピンを内服し，コントロールは良好であった。その他の検査データ，心電図検査などには問題はない。自転車で走行中にハンドルが電柱に接触，ガードレールにぶつかって横転し，左肩を強打して左鎖骨の遠位端を骨折したが，その他の外傷はなかった。骨折部の転位が強く，受傷後4日目にプレート固定による観血的整復術が予定された。全身状態はASA-PSのclass IIと判断した。小柄でやせ形であり，薬液の濃度，投与量に留意し，穿刺時の体勢の工夫が必要となる可能性も念頭に置いておく。

■麻酔計画

本症例の麻酔管理方法としては，PNBに全身麻酔あるいは鎮静を併用する方法がある。PNBの効果が十分であれば，全身麻酔は必ずしも必要ではなく，全身状態によってはPNBに鎮静を併用するという方法も考慮できる[3]。

　手術対象となる鎖骨遠位端骨折は，整復に強い牽引を必要とする可能性があること，また，操作が患者の顔の近傍で行われることから，患者も術者も全身麻酔を希望することが多い。本症例でも患者は全身麻酔を

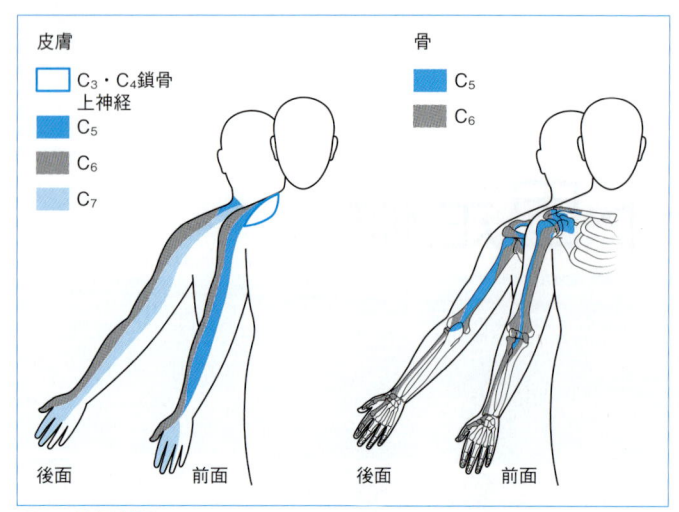

図1　神経支配

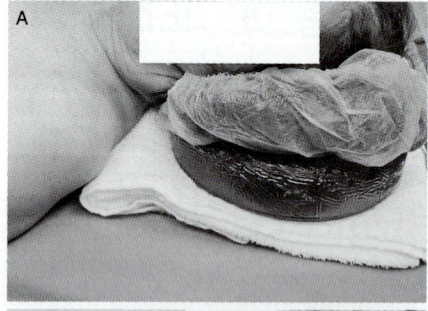

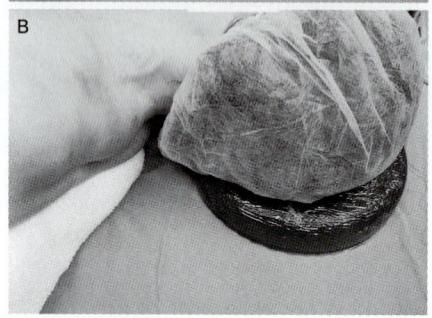

図2　体位の工夫
A：仰臥位のままでは刺入は困難である。
B：枕の位置を調整し，操作空間を広げる。

希望したので，PNBに全身麻酔を併用することとした。

■ブロック範囲

この手術では，肩鎖関節レベルから鎖骨に沿って近位方向へ皮膚を数cm切開し，骨を整復，プレートで固定する[1,2]。切開部の皮膚表面は第3頸神経（C_3），第4頸神経（C_4）に由来する鎖骨上神経の支配であり[4,5]，骨操作が及ぶ範囲は第5頸神経（C_5），第6頸神経（C_6）由来の神経に支配されている[6]。つまりC_3〜C_6の神経ブロックが必要となる（図1）。本症例では，単回のC_5，C_6神経根ブロックと浅頸神経叢ブロックを全身麻酔に併用する予定とした。

そのほかに選択し得るPNBとしては，腕神経叢ブロック斜角筋間アプローチが挙げられる。斜角筋間アプローチでは薬液の用量次第で中斜角筋前面を局所麻酔薬が上行し，鎖骨上神経（C_3，C_4由来），横隔神経（C_3，C_4，C_5由来）を含む頸神経叢由来の神経も付随的にブロックされるので，浅頸神経叢ブロックは不要である[7,8]。

■ブロックの実際

◎ブロック施行前に

患者の入室後，末梢静脈路を確保してから，浅頸神経叢ブロック，次いで選択的神経根ブロックを施行する。

ブロックを施行するにあたり，患者の苦痛を和らげるためにフェンタニル$50\mu g$を投与する。頸部外背側からアプローチしやすいように，仰臥位で患者の顔を非ブロック側に向け，患側の肩甲骨と脊椎のあいだ，背面に枕を入れて患側の頸部を伸展させる。患者の頭部の枕は患者の耳介後頭部ぎりぎりまで引いておくと，ブロック操作の空間が確保できる（図2，コラム1）。

超音波装置は患者の健側に置き，施行者は患側に座る。プレスキャンの段階から，施行者→穿刺部位→超音波装置が一直線上に位置するように整え，ブロック施行時には上体を安定させて手技を行えるよう，手術台の高さを調整する（図3）。

◎プレスキャン

リニアプローブ（8〜13 MHz）を用い，頸部神経根を同定することを念頭に，確実なプレスキャンを行う。まず鎖骨窩に鎖骨に対して平行にプローブを当て，腕神経叢

86　症例4 ●鎖骨骨折の観血的プレート固定術

コラム1

ブロック針の長さとブロックの体位

市立池田病院（当院）では体位変換に伴う骨折部の痛みを考慮して，仰臥位のままブロックを施行しているが，小柄でやせ形の症例では，相対的に針が長すぎてうまく刺入できないことを経験する。

当院で単回のPNBに使用している鈍針は60〜100 mmで，仰臥位で腕神経叢ブロックを鎖骨上アプローチもしくは斜角筋間アプローチで行う場合，ブロック針の針基が手術台に接触してしまい，思うように針が動かせない。小柄でやせ形の症例では側臥位でブロックを行う可能性も念頭に置いておく。

を描出し，そこから頭側へプローブを移動させていく。

鎖骨上で腕神経叢は，第1肋骨の直上かつ鎖骨下動脈の外側に，周囲が高エコー性で内部が低エコー性の円形あるいは楕円形の構造物の集団として，いわゆる「ブドウの房状」に描出される。このとき，プローブを皮膚に対して垂直よりもやや尾側に傾け，鎖骨窩を「あおるように」すると神経叢を描出しやすい。次いで頭側へスキャンしていく。

まず第1胸神経（T_1）が描出され，胸腔内へ入っていくのを観察できる場合もある。さらに頭側へプローブを移動させると，神経幹が前斜角筋，中斜角筋のあいだに一直線に位置するようになり，第8頸神経（C_8）が第1肋骨の直上に描出されたあと，骨陰影の下へと見えなくなっていく（図4）。

次に第7頸神経（C_7）が横突起前面に描出される。第7頸椎の横突起は前結節を欠いていることが特徴である。また，93％の症例でC_7神経根の腹側に椎骨動脈が描出されるがC_6では描出されないため[9]，カラーDopplerを用いて椎骨動脈を確認しておくと第7頸椎を同定する一助となる。

さらにプローブを頭側へ移動させると，

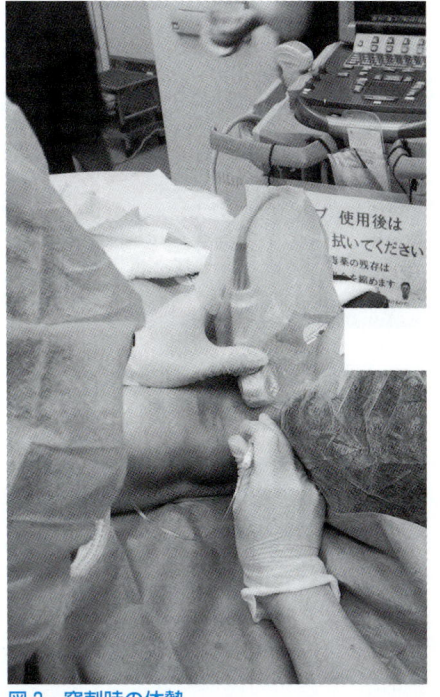

図3 穿刺時の体勢
施行者，穿刺部位，超音波装置が一直線上に位置し，施行者は安定して手技が行えるよう手術台の高さを調節している。プレスキャンの段階で穿刺時と同様の状態に整えておく。

第6頸椎横突起の急峻な前結節と後結節（いわゆる「カニの爪様」）のあいだにC_6神経根が同定される（図5）。

さらに頭側へプローブを動かしていくとC_5神経根，そしてC_4神経根が順に描出される（図6）。C_5，C_4の神経溝は，通常C_6よりも浅い（C_5横突起は「フタコブラクダ様」と称されることもある）。C_4横突起を描出したレベルで，その浅層に胸鎖乳突筋を同定，プローブを背側へ動かして胸鎖乳突筋外縁を見つける（図7）。

皮下組織と胸鎖乳突筋のあいだが浅頸神経叢ブロック薬液注入部位であり，その箇所で体表にマーキングしておく。次にプローブを今と逆の順序で尾側へ戻し，再びC_5神経根を確認したあと，プローブをさらに尾側へ移動させC_6を描出して，C_5とC_6の神経根が最も接近する部位を見つける。ここが薬液注入部位であり，その箇所でも体表にマーキングしておく。

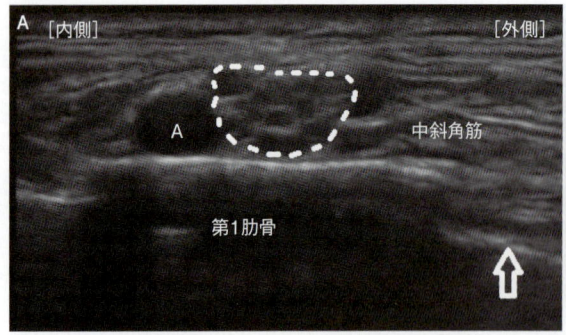

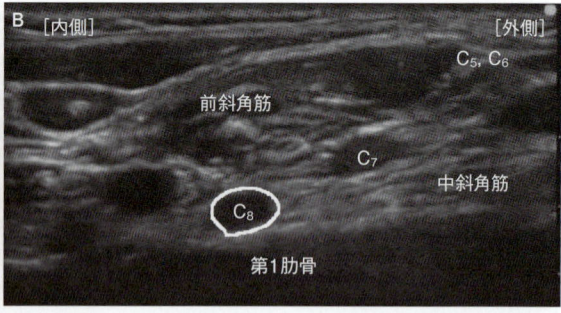

図4 腕神経叢の同定
A：鎖骨上で腕神経叢を観察する．破線に囲まれた領域が腕神経叢．A：鎖骨下動脈，矢印：胸膜．
B：図4Aよりもやや頭側では，実線で囲まれた第8頸神経（C_8）が第1肋骨の直上に観察される．

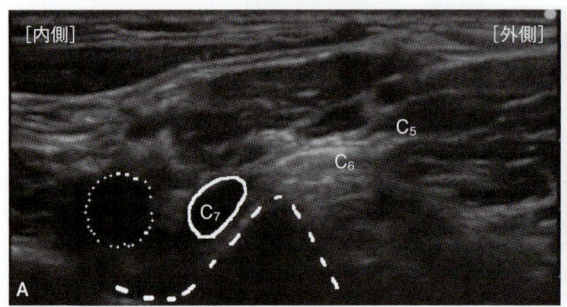

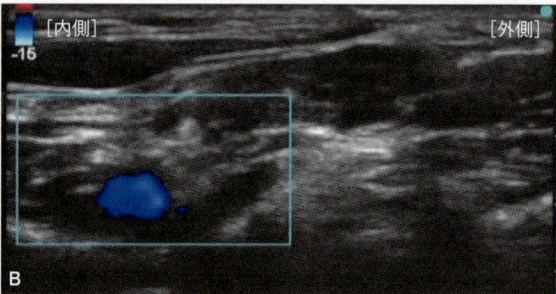

図5 C_7の同定
A：図4Aよりも頭側では前結節を欠いたC_7横突起（粗な破線）が観察され，その内側にC_7が描出される．さらに内側には円形の低エコー性領域を認める（細かい破線）．
B：図5Aの低エコー性領域をカラーDopplerで観察すると，椎骨動脈であることが確認できる．

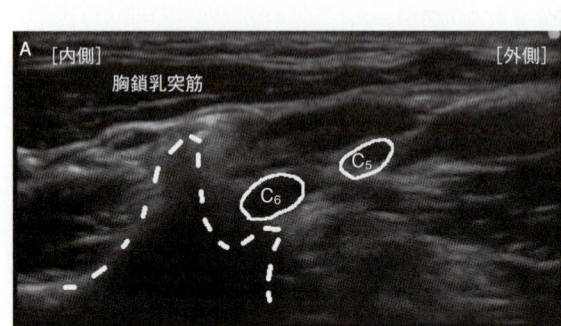

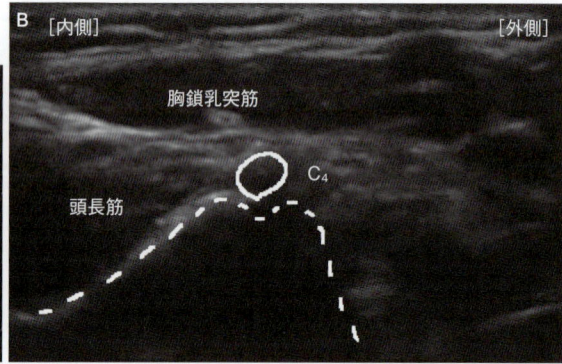

図6 C_4，C_5，C_6の同定
A：図5Aよりもさらに頭側ではC_6横突起（破線）の深い前後結節のあいだにC_6が確認できる．また，C_5がC_6に近接している．
B：C_4横突起（破線）はかなり浅い．内側では頭長筋が大きく観察される．また，表層は胸鎖乳突筋に覆われている．

◎ブロックの実施

皮膚消毒後，プレスキャンと同様にC_4のレベルで胸鎖乳突筋外縁を描出して鋭針（25G，刃面角度12°，38mm）を平行法で外背側から刺入し，0.2％レボブピバカイン4mLを注入する（浅頸神経叢ブロック）．このとき局所浸潤麻酔は行わない（コラム2）．

続いてC_5，C_6神経根が最も近接した部位を描出する．刺入部は浅頸神経叢ブロックで鎮痛されているので，局所浸潤麻酔はせず，鈍針（22G，刃面角度32°，80mm）

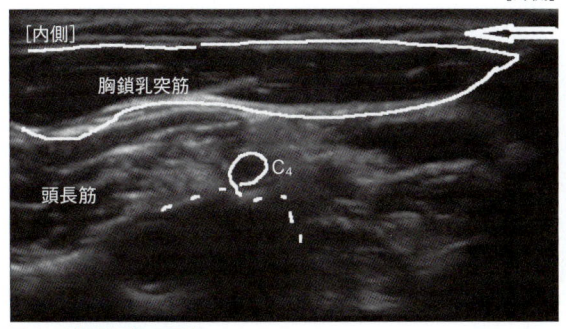

図7 浅神経叢の同定
図6Bの状態から外側で胸鎖乳突筋外縁を描出する。矢印が薬液の注入部位である。

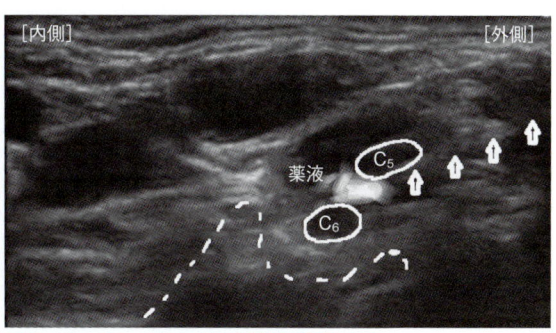

図8 C_5，C_6のあいだに薬液を注入する
矢印は針を表す。

を平行法で外背側から刺入する（神経根ブロック）。薬物は0.2％レボブピバカインを8 mL使用する（図8）。

■麻酔の実際

次いで全身麻酔を導入する。麻酔はプロポフォールとフェンタニル150 μgで導入し、ロクロニウム40 mgを投与後に声門上器具（SGA）を挿入し調節呼吸で管理する。プロポフォールはBIS値40～50を目標に、目標血中濃度を就眠濃度＋1.0～1.5 μg/mLの範囲で維持する。

手術開始後に血圧、心拍数とも変動がなければ、ブロックの効果は十分と判断する。フェンタニルは血中濃度が1.0 ng/mLとなるように適宜投与する。手術は通常ビーチチェア位、肩甲骨部の軽度伸展、頸部の健側への伸展の体位で施行される[1,2]。

経 過

術中、フェンタニル50 μgを2回投与した。手術時間77分、出血量は少量で終了した。麻酔からの覚醒は良好で、術後の痛みはなし、術直後のAldreteスコア[12] *1 は9点であった。術後2時間でのMPADSS[13] *2 は10点であり、術後2時間で自立歩行および飲水が可能、術後3時間で食事を8割摂取した。その時点での感覚はC_3～C_6領域が鈍麻しており、C_7以遠の感覚・運動機能は保たれていた。翌朝、術後18時間で痛みを自覚したためロキソプロフェン1錠を内服し、痛みは緩和された。手術終了19時間後に経

コラム2

鋭針と鈍針

鋭針を使用する場合は、局所浸潤麻酔は必要ないと筆者は考えている。局所浸潤麻酔そのものも痛みを伴う手技であり、1回の穿刺ですむ超音波ガイド下PNBにおいては、穿刺回数を増やすだけだからである。しっかりプレスキャンして刺入部を定めれば、鋭針では穿刺も1回でスムーズにでき、苦痛は少ない。実際、ペインクリニック外来では、鋭針で数多くのブロックをさまざまな部位に施行しているが、鎮静なし、局所浸潤麻酔なしであっても、患者の忍容性は良好である。

一方、鈍針では皮膚貫通時の衝撃は大きく、局所浸潤麻酔が求められる。また、皮膚への穿刺に勢いを要するため、刺入部が当初の予定からずれてしまうことをしばしば経験する。これは高齢でやせた症例で皮膚と皮下組織とがずれやすいため、特に問題となる。鋭針で神経ブロックを施行する場合はこのようなずれは少ない。PNBは鈍針で施行するのが安全との意見が多いが、結論は出ていない[10,11]。

過良好で退院した。

■本症例のポイント

鎖骨骨折に対するプレート固定術に対して、全身麻酔にPNBとして神経根ブロックと浅頸神経叢ブロックを併用する方法は、手術に必要な部位を選択的にブロックすることが可能である。腕神経叢ブロック斜角筋間アプローチと比べて、鎮痛効果は同等であり、かつ術直後から離握手が可能であるのがメリットである。

本症例で行った選択的頸部神経根ブロック実施には、いくつか注意すべきポイント

*1 Aldreteスコア：術後早期に術後回復室からの退室可否を判断するために用いられる評価法。

*2 MPADSS：modified post-anesthesia discharge scoring system。術後回復室退室以降の術後早期～中間期に回復度合いを判断するために用いられる評価法。

*3 詳しくはミニ解説 2「腕神経叢ブロック斜角筋間アプローチの注意点」(67ページ) を参照.

> **コラム 3**
>
> **浅頸神経叢ブロック ランドマーク法と超音波ガイド法の刺入点を比較**
>
> 胸鎖乳突筋の外縁で，外頸静脈との交点 (●) から 1 cm 頭側 (■) がランドマーク法での刺入点である[20]．超音波ガイド下法ではプローブの長さの分だけより外側 (▲) から刺入することになるが，ターゲットポイントが同じであることがわかる (図 A)．
>
> **図 A　浅頸神経叢ブロック，ランドマーク法と超音波ガイド法**

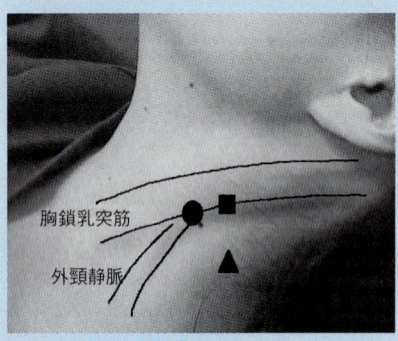

がある．まず中枢神経ブロックと血管損傷である．いずれも神経溝深くに針が進入しすぎることで問題が大きくなる．circumneural sheath に薬液が入ってしまった場合，脊髄くも膜下麻酔となり得る[14,15]．また，神経の中枢側では脊髄神経の栄養動脈が豊富であり，それらの血管損傷により脊髄あるいは神経根の虚血性変化をもたらす危険性がある[15]．

PNB で用いられる 10 MHz 前後のリニアプローブのカラー Doppler で検知可能な最小血管径は 1 mm 程度であり[16]，薬液注入前の吸引による血液逆流がないことは特異度 46 % にすぎないという報告もあるので[17]，血管が超音波画像上に見えないから，もしくは血液の逆流が認められないからといって安心してはならない．針が中枢側まで入り込まないよう針の先端の確実な描出が重要となる．

次に，C_4，C_5，C_6 から分岐する末梢神経の損傷に注意が必要となる．それらの神経根からは，中斜角筋を貫いて肩甲背神経 (C_4, C_5, C_6 由来) と長胸神経 (C_5, C_6 由来) が分岐し，外背側から神経根ブロックを施行する場合に針の刺入経路上を通っている場合が多い[18]*3．ただし，解剖学的変異も多いこれらの神経をすべて同定することは現実的ではないかもしれない．筆者は画像上，疑わしいと思われる低エコー性の構造物を避けて針を進めるようにしている．

浅頸神経叢ブロックに関しては，深頸筋膜 (椎前葉) と胸鎖乳突筋のあいだにまで針が深く進んでしまうと，上交感神経幹がブロックされてしまうことに注意する[19]．また，外頸静脈を穿刺しない注意も必要である (コラム 3)．

(滝本 佳予)

文献

1. 玉井和哉．鎖骨骨折．In：富士川恭輔，鳥巣岳彦編．骨折・脱臼．東京：南山堂，2005；505-18.
2. Lenza M, Buchbinder R, Johnston RV, et al. Surgical versus conservative interventions for treating fractures of the middle third of the clavicle. Cochrane Database Syst Rev 2013；6：CD009363.
3. 渕辺　誠，平良郁子，須加原一博．気胸改善後の鎖骨骨折接合術に対する腕神経叢ブロックと鎮静．In：森本康裕，柴田康之編．超音波ガイド下末梢神経ブロック実践24症例．東京：メディカル・サイエンス・インターナショナル，2013；139-45.
4. Netter FH. 相磯貞和訳．In：ネッター解剖学アトラス原書第4版．東京：南江堂，2009；図 32.
5. Netter FH. 相磯貞和訳．In：ネッター解剖学アトラス原書第4版．東京：南江堂，2009；図 481.
6. Boezaart AP. 山下正夫，大久保直見訳．In：末梢神経ブロックカラーアトラス．東京：エルゼビア・ジャパン，2009；図 3-1.
7. Riazi S, Carmichael N, Awad I, et al. Effect of local anaesthetic volume (20 vs 5 ml) on the efficacy and respiratory consequences of ultrasound-guided interscalene brachial plexus block. Br J Anaesth 2008；101：549-56.
8. 森本康裕．腕神経叢ブロック斜角筋間アプローチ．In：小松　徹，佐藤　裕，白神豪太郎ほか編．新・超音波ガイド下区域麻酔法．東京：克誠堂出版，2012；52-7.
9. Narouze SN, Provenzano DA. Sonographically guided cervical facet nerve and joint injections：why sonography? J Ultrasound Med 2013；32：1885-96.
10. Jeng CL, Torrillo TM, Rosenblatt MA. Complications of peripheral nerve blocks. Br J Anaesth 2010；105 Suppl 1：i97-107.
11. Liu SS, YaDeau JT, Shaw PM, et al. Incidence of unintentional intraneural injection and postopera-

tive neurological complications with ultrasound-guided interscalene and supraclavicular nerve blocks. Anaesthesia 2011 ; 66 : 168-74.
12. Aldrete JA, Kroulik D. A postanesthetic recovery score. Anesth Analg 1970 ; 49 : 924-34.
13. Chung F. Discharge criteria–a new trend. Can J Anaesth 1995 ; 42 : 1056-8.
14. Lee SH, Kim JM, Chan V, et al. Ultrasound-guided cervical periradicular steroid injection for cervical radicular pain: relevance of spread pattern and degree of penetration of contrast medium. Pain Med 2013 ; 14 : 5-13.
15. Rathmell JP, Benzon HT, Dreyfuss P, et al. Safeguards to prevent neurologic complications after epidural steroid injections: consensus opinions from a multidisciplinary working group and national organizations. Anesthesiology 2015 ; 122 : 974-84.
16. Ogino A, Onishi K. Vascular waveform analysis of flap-feeding vessels using color Doppler ultrasonography. Plast Surg Int 2014 ; 2014 : 249670.
17. Furman MB, Giovanniello MT, O'Brien EM. Incidence of intravascular penetration in transforaminal cervical epidural steroid injections. Spine (Phila Pa 1976) . 2003 ; 28 : 21-5.
18. Hanson NA, Auyong DB. Systematic ultrasound identification of the dorsal scapular and long thoracic nerves during interscalene block. Reg Anesth Pain Med 2013 ; 38 : 54-7.
19. 臼井要介，白川 香，水谷彰仁．頸神経叢ブロック．In：小松 徹，佐藤 裕，白神豪太郎ほか編．新・超音波ガイド下区域麻酔法．東京：克誠堂出版，2012；202-9.
20. Cervical plexus block. In：Hadzic A ed. Hadzic's Peripheral Nerve Blocks and Anatomy for Ultrasound-Guided Regional Anesthesia (2nd ed). New York：McGraw-Hill, 2012；140-3.

Section 2　上肢　**症例 5**

頸髄損傷患者に対する肩関節手術

横隔神経麻痺を回避して肩関節の鎮痛を得る

本症例で行うブロック ▶▶▶ 持続肩甲上神経ブロック/腋窩神経ブロック

症例

46歳の男性。身長163 cm，体重62 kg。右肩関節唇損傷の診断に対し，関節鏡下関節唇縫合術，肩峰下除圧術が予定された。動作時痛が強く〔数値評価スケール（NRS）6/10～7/10〕，外来で数回，肩峰下滑液包内注射を受けていた。既往歴に交通外傷による頸髄（C_5～C_6）損傷があり，両母指先端より近位に痺れを認め，両下肢に不全麻痺を認めた。呼吸機能検査では，肺活量2.39 L，％肺活量64.4％と，拘束性換気障害を認めた。胸部X線検査で両横隔膜の軽度挙上を認めた。

斜角筋間アプローチによる腕神経叢ブロックは，肩関節手術後の鎮痛法として一般的だが，横隔神経麻痺の合併率は100％とも報告されており[1]，本症例のような呼吸機能障害をもつ患者ではリスクが高い。肩甲上神経ブロックと腋窩神経ブロックの組み合わせは肩関節の感覚をカバーし，横隔神経麻痺を合併しないで安全に肩関節手術後鎮痛を提供する。

■術前評価

本症例は交通外傷による頸髄損傷のため，上下肢に痺れや麻痺を認めている。特に両側の横隔膜が挙上して拘束性換気障害を合併しており，横隔神経不全麻痺の徴候がみられる。

脊髄の障害部位は着目すべきポイントである。第5胸髄（T_5）よりも高位の脊髄損傷であれば自律神経性反射亢進症候群を認める可能性が高く[2]，循環動態は極度の不安定性を認めることが多い。この反射は皮膚や深部感覚，内臓刺激により生じ，健常人であれば上位からの抑制により顕在化しないが，脊髄損傷患者では循環動態の破綻をきたし得るため，可能なかぎり侵害刺激を入力させないことが望ましい。したがって，神経ブロックのような鎮痛手段は，術中，術後を通じて必須であろう。

脊髄損傷からの経過時間にもよるが，脱分極性筋弛緩薬によって高カリウム血症が惹起される可能性があるため[3]，非脱分極性筋弛緩薬の使用が推奨される。また，麻痺側では筋弛緩モニターの反応が増強することがあり，神経症状のない部位での測定が推奨される。膀胱直腸障害の有無，心伝導，腎機能，呼吸筋の機能は確認すべき所見である。術前の胸部X線検査で横隔膜

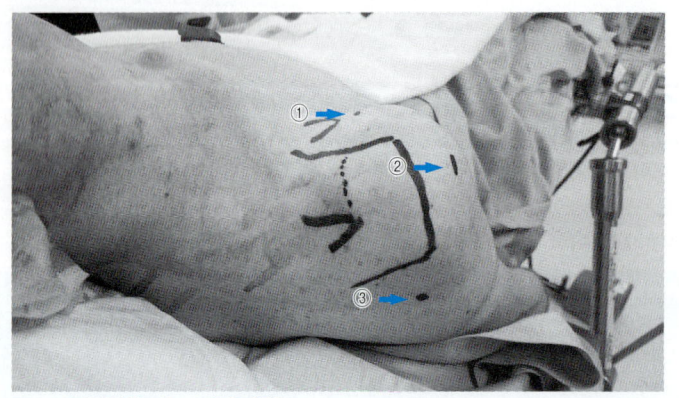

図1　肩関節鏡ポート挿入部位
①前方ポート挿入部位，②側方ポート挿入部位，③後方ポート挿入部位

挙上，無気肺，肺炎の有無について確認し，スパイロメトリーの所見と併せて呼吸機能の把握に努める。

■ブロック範囲と麻酔計画

本症例では関節鏡を用いた関節唇の縫合術が予定された。肩関節鏡を施行する際の皮切部位は図1に示すように三角筋周辺，C_4，C_5領域を中心とした感覚域に相当する。腕神経叢ブロック斜角筋間アプローチを選択した場合は，上神経幹周辺をブロックすることによって鎖骨上神経を分岐する浅頸神経叢ブロックともなり，同領域の鎮痛は容易に得ることができる。

しかし前述のとおり，斜角筋間アプローチによる横隔神経麻痺の発生率は高く，呼吸機能障害を有する本症例では危険を伴う。そこで全身麻酔に単回投与の腋窩神経ブロックと持続肩甲上神経ブロックを併用することで術後鎮痛を得る計画とした。

■ブロックの実際

◎持続肩甲上神経ブロック

患者の入室後，モニター装着，末梢静脈路を確保したあとに患者を坐位とする。本症例は右肩の手術なので，手術台の右側を向くように患者を座らせ，かつ，ブロックができる空間をとるため手術台頭側の端に座らせる。鎮静薬を適宜使用してもよいが，その場合は仰臥位よりも不安定な姿勢であるため看護師に患者を支えてもらう。手術台の高さは低めにし，施行者が中腰にならずに穿刺できる高さに調節する。その後の腋窩神経ブロックと連続して行うことができるよう，消毒範囲は，頸周辺から肩峰，肩周辺と腋窩，上腕後面まで広く行う。

体表から肩峰を触れ，その内側にリニアプローブを置く。僧帽筋と棘上筋の下に肩甲棘が底面を形成している画像を得る。肩甲上神経および肩甲上動脈は肩甲骨棘上窩にあることが多いが，患者によっては描出

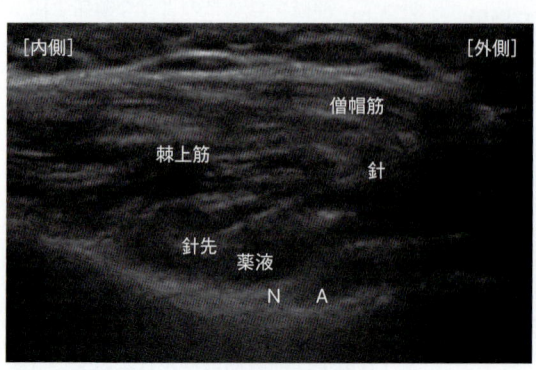

図2　肩甲上神経ブロックの超音波画像
N：肩甲上神経，A：肩甲上動脈。

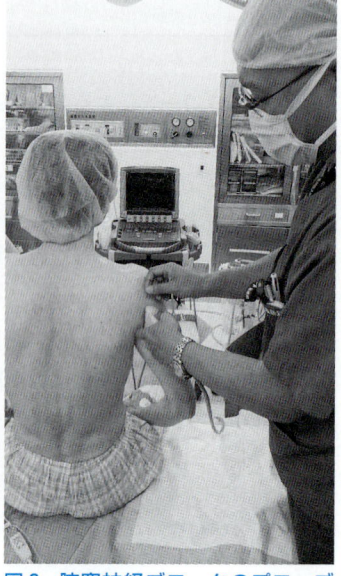

図3　腋窩神経ブロックのプローブ位置と体位

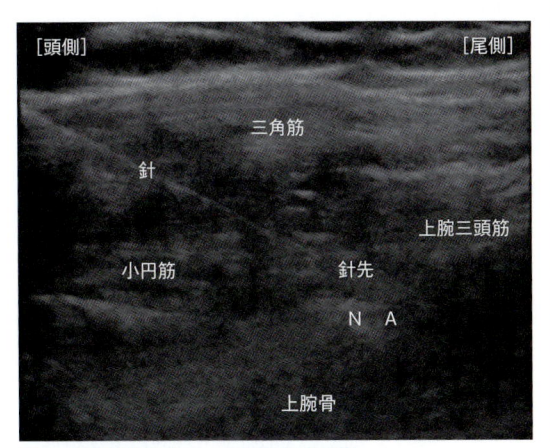

図4 腋窩神経ブロックの超音波画像
N：腋窩神経，A：後上腕回旋動脈。

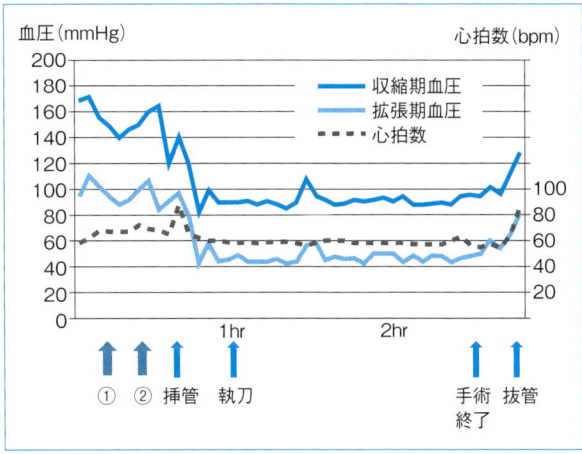

図5 術中の循環動態の推移
①肩甲上神経ブロック施行，②腋窩神経ブロック施行。

が困難であることも多い．通常は肩甲骨棘上窩の表面を目標として，その骨表面に薬液の広がりが見られれば，ブロックは成功する．

針はTuohy針（18G, 80mm）を使用して平行法で刺入する（図2）．図2のように外側から内側に針を進めようとすると，肩峰が障害となることがあり，内側から手前に向かって刺入してもよい．針先端が神経周囲，もしくは肩甲骨棘表面まで進んだら0.5％レボブピバカインを10mL投与し，その後，カテーテルを挿入，カテーテルからさらに5mL投与して薬液の広がりを確認する．

◯腋窩神経ブロック

肩甲上神経ブロックと同じ配置で行うが，施行者は患者の側面からやや後方寄りに立ったほうが施行しやすい（図3）．同様にリニアプローブを使用して神経を描出する．上腕骨に平行にプローブを当て，やや背側腋窩寄りに小円筋が描出される部分を観察する．三角筋の下に小円筋が見え，その尾側端に後上腕回旋動脈を確認する．さらに，尾側には上腕三頭筋が見える．後上腕回旋動脈の近傍にある高エコー性の構造物が腋窩神経である．神経自体の描出がうまくいかない場合は，逆に上腕骨に付着する小円筋と上腕三頭筋腱の境目を目標として探す（図4）．この部分から腋窩神経は肩関節外側に向かって回旋し，上外側上腕皮神経となって肩外側の感覚を支配する．

本症例では0.5％レボブピバカインを15mLボーラス投与を行った．後上腕回旋動脈が近傍を走るので，動脈を穿刺しないように吸引試験や薬液の広がりで確認する．

■麻酔の実際

全身麻酔はプロポフォールとレミフェンタニルによる急速導入を行い，意識消失後，ロクロニウムを投与して気管挿管，調節呼吸とした．セボフルラン（1.3％），フェンタニル（計300μg），レミフェンタニル（0.05〜0.1μg/kg/min）で維持した．ビーチチェア位であることや術野が顔に近いことから，気道トラブルが発生した場合の対応が困難であることを考慮し，気管挿管が望ましいと考えた．

執刀後，肩峰の前方，前外側，後外側，後方の皮膚に2cm程度の切開を加えポート挿入部位を作製し，関節鏡下手術が行われた．関節唇前上部，上腕二頭筋長頭筋腱後方が縫合され，烏口肩峰靱帯の切除と肩峰下滑液包の減削が行われた．術中の循環動態は安定していた（図5）．手術終了後，

手術室で抜管し，帰室となった．手術時間2時間1分，麻酔時間3時間0分であった．

手術終了時から持続肩甲上神経ブロックとして0.2％ロピバカイン6 mL/hrを開始し，ジクロフェナク60 mg×3/日を経口投与した．

術後経過

術後1日目朝（20時間後）の安静時のNRSは2/10であったが，体動時は4/10であったため，カテーテルから1％リドカイン5 mLの単回投与を行った．その後，体動時のNRSは2/10となり，以後，レスキューは必要としなかった．術後2日目に肩甲上神経ブロックのカテーテルは抜去された．

その後はジクロフェナクの内服だけで，安静時のNRSは2/10，体動時は3/10程度に維持され，可動域も術前と変化なかった．その他の合併症をきたすことなく経過し，術後11日目で他院へ転院し，リハビリテーションを継続することとなった．

■本症例のポイント

慢性期の頸髄損傷患者の麻酔では，自律神経過緊張反射の予防は重要である．自律神経過緊張反射とは，脊髄損傷後の脊髄ショックが収束し，脊髄反射が回復してから発生する損傷部位より下位の抑制不能な交感神経過緊張反射である．高血圧，徐脈，発汗などを呈する．中程度以上の侵襲を伴う手術を区域麻酔だけで行った場合，麻酔効果が減弱した際にこの反射が誘発されることがあり，持続神経ブロックは反射の抑制に有用である．しかし本症例のようにC_5レベルの脊損の場合，区域麻酔による肋間筋のような呼吸補助筋の抑制や横隔神経麻痺は致命的な転帰をたどるおそれがある．

肩関節手術における周術期の鎮痛法として，一般的な斜角筋間アプローチによる腕神経叢ブロックは，従来ほぼ100％で横隔神経麻痺をひき起こすとされ，また，神経根損傷や脊髄損傷などの報告も多く，合併症発生率は他のアプローチよりも高いとされる[4]．

肩甲上神経ブロックおよび腋窩神経ブロックは，近年，超音波ガイド下での穿刺法が報告され，より安全，確実に施行可能となった[5,6]．特に肩甲上神経は肩関節包の70％程度の感覚を支配しており，そのブロックが術後鎮痛に有用とする報告も散見される[7]．

比較的低侵襲と考えられる関節鏡下の手術であっても，肩関節の手術は術後の痛みが強いとされる．本症例では，術前に超音波ガイド下で持続肩甲上神経および腋窩神経ブロックを施行していたため，術中レミフェンタニルの増量を必要とすることなく経過した．横隔神経麻痺や神経障害などの合併症も発生しなかった．また，神経ブロック後は肩周囲の皮膚冷覚の脱失を認め，追加単回投与後にNRSの改善を認めたことから両神経ブロックで十分な鎮痛効果が得られたと考えられる．

一方，弱いものではあるものの，術後に患者が痛みを訴えた部位は，肩関節前面であった．肩関節の感覚には肩甲上神経，腋窩神経のほかに関節包の上部に外側胸筋神経，前面には肩甲下神経が分布している．また，肩周囲の皮膚の感覚には浅頸神経叢の枝である鎖骨上神経も関与しており，これらのブロックもなされなければ，完全な術後鎮痛を得ることは困難である．本症例のようにジクロフェナク内服や，さらにフルルビプロフェンアキセチル，アセトアミノフェンの静注などを組み合わせてマルチモーダルな鎮痛を図ることが望ましいだろう．

● ● ●

頸髄損傷慢性期患者の肩関節手術に対する超音波ガイド下肩甲上神経ブロックおよび腋窩神経ブロックは，斜角筋間アプローチで生じるような合併症が少なく，安全に施行可能な疼痛管理方法である．

（笹川 智貴・佐藤 慎）

文　献

1. Urmey WF, Talts KH, Sharrock NE. One hundred percent incidence of hemidiaphragmatic paresis associated with interscalene brachial plexus anesthesia as diagnosed by ultrasonography. Anesth Analg 1991 ; 72 : 498-503.
2. Kewalramani LS. Autonomic dysreflexia in traumatic myelopathy. Am J Phys Med 1980 ; 59 : 1-21.
3. Stone WA, Beach TP, Hamelberg W. Succinylcholine--danger in the spinal-cord-injured patient. Anesthesiology 1970 ; 32 : 168-9.
4. Brull R, McCartney CJ, Chan VW, et al. Neurological complications after regional anesthesia: contemporary estimates of risk. Anesth Analg 2007 ; 104 : 965-74.
5. Soneji N, Peng PW. Ultrasound-guided pain interventions - a review of techniques for peripheral nerves. Korean J Pain 2013 ; 26 : 111-24.
6. Rothe C, Steen-Hansen C, Lund J, et al. Ultrasound-guided block of the suprascapular nerve - a volunteer study of a new proximal approach. Acta Anaesthesiol Scand 2011 ; 55 : 565-70.
7. Checcucci G, Allegra A, Bigazzi P, et al. A new technique for regional anesthesia for arthroscopic shoulder surgery based on a suprascapular nerve block and an axillary nerve block: an evaluation of the first results. Arthroscopy 2008 ; 24 : 689-96.

Section 2 上肢 症例6

肘骨折に対する骨接合術

肘周囲の手術には鎖骨上アプローチが第一選択

本症例で行うブロック ▶▶▶ 腕神経叢ブロック鎖骨上アプローチ

症例

85歳の女性。身長145 cm，体重43 kg。自宅の玄関先で転倒し受傷。左上腕骨遠顆骨折にて骨接合術が予定された。既往に高血圧と過去3回の脳梗塞があり，複数の降圧薬とともにクロピドグレルを内服していた。また，肝硬変，食道静脈瘤があり，ウルソデオキシコール酸を内服していた。

肘周囲の手術には，腕神経叢ブロック鎖骨上アプローチが第一選択である。また，このアプローチを覚えてしまえば，たいていの上肢の手術には対応可能である。

　本症例のように，高齢者は多かれ少なかれ術前合併症を有している。また，術前検査では術前合併症がなくとも，全身の臓器機能の予備能は低下していることが考えられる。筆者は，特に高齢者に対してはブロックを主とする麻酔を行うことを心がけている。

■術前評価

患者は高齢で，複数回の脳梗塞の既往があり，周術期脳梗塞の発症リスクを考慮すると全身麻酔は避けたい。そして，本症例はクロピドグレルを内服している。腕神経叢ブロック鎖骨上アプローチにおいて，針の刺入経路に肩甲上動脈などの動脈が位置することがある。しかし，カラーDopplerで動脈の走行を確認して誤穿刺を避けることができれば，クロピドグレル内服のためにブロックを避ける必要はない。術野からの出血に関しても，上腕ターニケットによりコントロール可能である。

■ブロックの範囲と麻酔計画

本症例は肘の手術であり，腕神経叢ブロックで対応可能である。アプローチ方法は，斜角筋間アプローチや鎖骨上および鎖骨下アプローチのどれでも構わないが，筆者は鎖骨上アプローチを上肢のあらゆる手術に対応可能なオールマイティーな方法として頻用している（図1）。

　本症例では局所浸潤麻酔下に鎖骨上アプローチを施行し，マスク下にプロポフォールによる自発呼吸を残した鎮静を行うことにした。

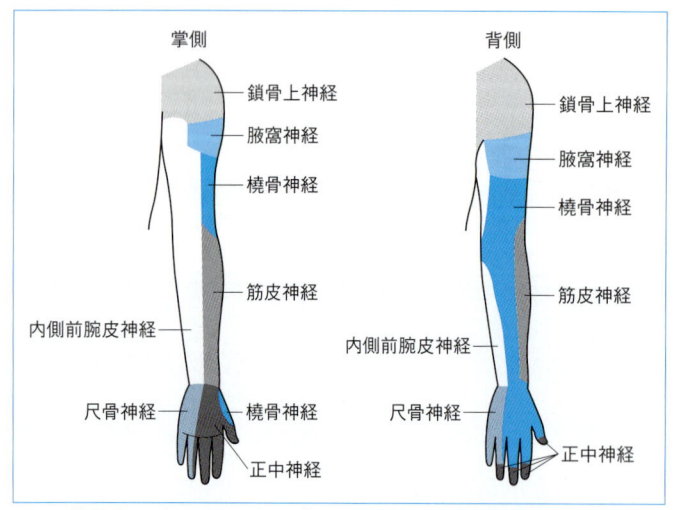

図1 鎖骨上アプローチによりブロック可能な皮膚の神経支配

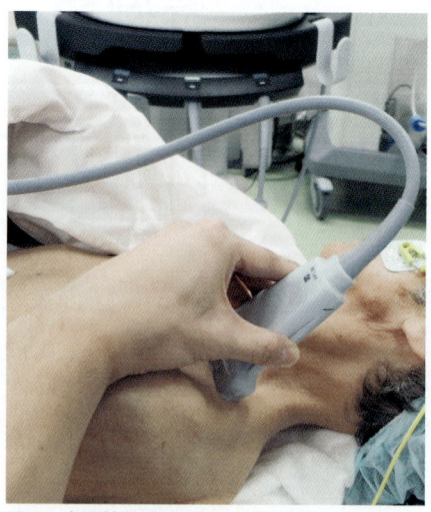

図4 水平体位時のプローブの角度
ベッドが水平時の半側臥位では、プローブはかなり傾く。

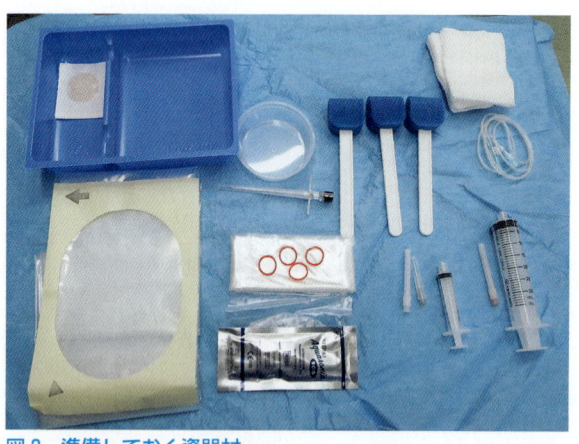

図2 準備しておく資器材

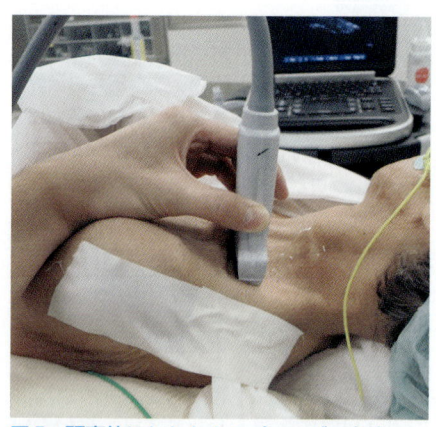

図5 頭高位にしたときのプローブの角度
頭高位にすることで、プローブの傾きが垂直に近づく。

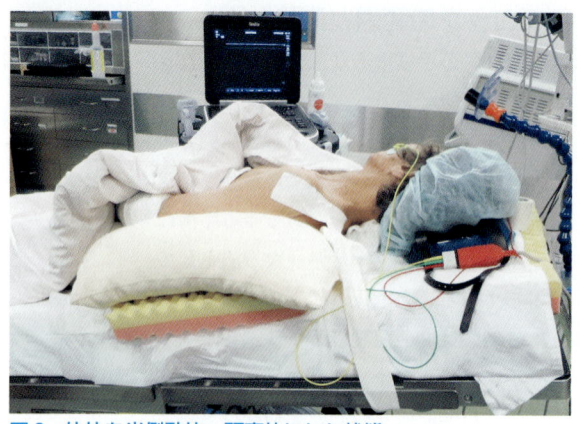

図3 体位を半側臥位，頭高位にした状態

■ブロックの実際

◎資器材

患者の入室前に，資器材（図2）を用意しておく。穿刺針は20GのTuohy針（80 mm）を用いる。局所麻酔薬は，2％リドカイン10 mLと0.5％レボブピバカイン10 mLを生理食塩液10 mLで希釈し，計30 mL使用する。

◎患者の体位

患側を上とする半側臥位とする。さらにベッドを傾けてやや頭高位とする（図3）。ベッド水平での半側臥位において，神経組

織がきれいに描出できるときのプローブはかなり斜めに傾き（図4），そのままでは超音波ビーム上で針を運針することが困難となる。やや頭高位とすることでプローブの傾きが垂直に近づき，針を運針しやすくなる（図5）。

◎プローブの当て方
高周波リニアプローブを使用する。頭側から鎖骨の下を覗き込むようにプローブを当てるとよい。

◎プレスキャン
まず，鎖骨下動脈を同定する。鎖骨下動脈の外側に容易に腕神経叢を描出できる。腕神経叢は円形から楕円形の高エコー性の構造物に囲まれた低エコー性の構造物が集まり，ブドウの房状にみえる。腕神経叢の下面には第1肋骨があり，第1肋骨の後面には陰影を引く。第1肋骨よりやや深部の位置には胸膜がみえる（図6）。

鎖骨上アプローチの場合，鎖骨上窩の表層を肩甲上動脈が走行しているため，刺入経路に肩甲上動脈が位置することがある。この場合はプローブをやや頭側か尾側に動かすことでブロック可能か検討しなければならない。ブロックが困難であれば，鎖骨下アプローチなどのほかのアプローチも考慮する。

◎神経ブロック施行時の環境
ベッドの高さを調節し，施行者は椅子に座る。座るだけで姿勢の安定が得られ，プローブの固定性も増す。施行者と超音波装置の位置関係も重要である。図7のように針の刺入方向に超音波画面がくるように配置する。

◎本穿刺
穿刺前にクロルヘキシジンアルコールで皮膚消毒を行う。患者に穴あきの清潔覆布をかけ，プローブを滅菌済みプローブカバー

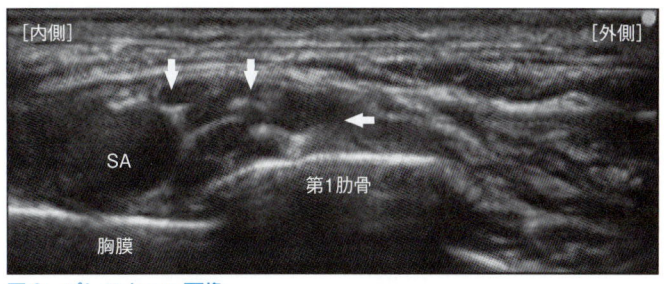

図6　プレスキャン画像
矢印：腕神経叢，SA：鎖骨下動脈。

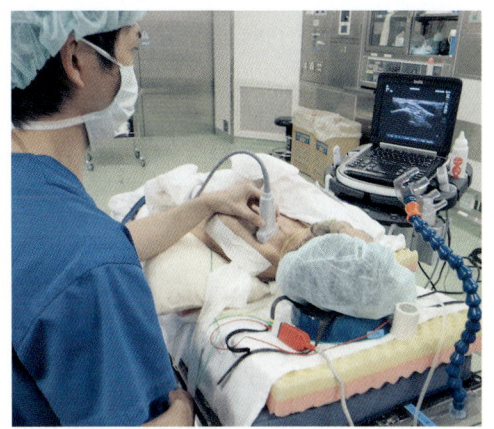

図7　施行者と超音波装置の位置関係
針の刺入方向に超音波画面を配置する。

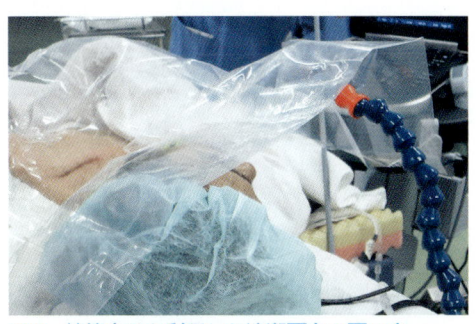

図8　蛇管立てを利用した清潔覆布の覆い方
患者の顔面を覆ってしまわないように配慮する。

に通し，清潔操作とする。蛇管立てを利用して清潔覆布が患者の顔面を覆ってしまわないように配慮する（図8）。

穿刺予定の皮下に0.5％リドカイン3 mLで局所浸潤麻酔を行ったあと，まずは鎖骨下動脈の外側4時から6時方向かつ第1肋骨の直上の部分を狙って針を刺入し，この近傍から局所麻酔薬を注入していく（図9）。

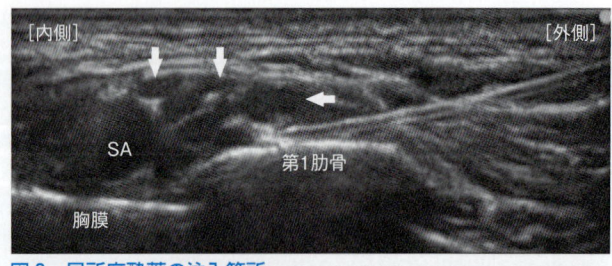

図9　局所麻酔薬の注入箇所
矢印：腕神経叢，SA：鎖骨下動脈。

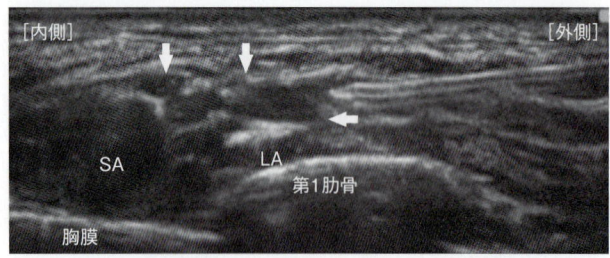

図10　腕神経叢の外側への注入
矢印：腕神経叢，SA：鎖骨下動脈，LA：局所麻酔薬。
腕神経叢の下に局所麻酔薬が注入され，腕神経叢が上にもち上がって見える。針は腕神経叢の外側に位置し，薬液を注入している。

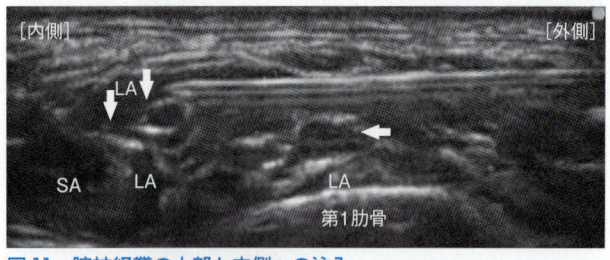

図11　腕神経叢の上部と内側への注入
矢印：腕神経叢，SA：鎖骨下動脈，LA：局所麻酔薬。
腕神経叢の上部および内側に局所麻酔薬を注入している。

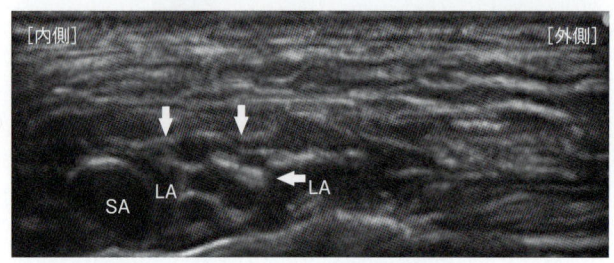

図12　腕神経叢の周囲に注入された局所麻酔薬
矢印：腕神経叢，SA：鎖骨下動脈，LA：局所麻酔薬。
腕神経叢の周囲にしっかりと局所麻酔薬が注入された。

鎖骨上アプローチでは，第1肋骨と下神経幹のあいだのスペースは，通常は存在しないため，下神経幹領域のブロックが不十分となることが多い．下神経幹領域のブロックを十分なものとする意味で，筆者はまずこの部分に5 mL程度の局所麻酔薬を注入している．

十分に下神経幹領域である腕神経叢の下部に局所麻酔薬が入ったら，腕神経叢の外側（図10），上部，内側（図11）に各5 mLずつ注入する．その後，再び下神経幹領域の抜けがないように腕神経叢の下面に局所麻酔薬を5 mL程度注入する（図12）．これでブロック終了としてもよいが，ときおり鎖骨下動脈と腕神経叢内側のあいだに局所麻酔薬が注入できていない場合がある．その場合は，追加で5 mL程度の注入を行い，液性剥離する．

■麻酔の実際

ブロック手技が完了してから10分後に効果判定を行う．判定基準は，骨折部位を動かしても疼痛出現がないか，皮膚切開予定部位をつねっても疼痛出現がないか，の2点である．問題がなければプロポフォールで鎮静を開始し，酸素投与下に自発呼吸で管理する．

◎注意点

本ブロックは比較的浅い部位のブロックであり，施行自体は困難ではない．また，本ブロックは上肢のほぼすべての部位を網羅するので，多用される傾向がある．しかし，他の部位のブロックも同様ではあるが，針先が視認できない状況でブロックを継続すると，鎖骨下動脈穿刺や気胸といった重篤な合併症を起こしかねない．この点に注意が必要である．

術後経過

術後の覚醒は良好で，疼痛の訴えはなかった．帰室直前にフルルビプロフェンアキセチル

50mgを静注した。帰室直後から飲水，食事可とし，飲水は帰室後すぐに，食事は帰室後1時間後に行ったが問題はなかった。術後疼痛は軽微であり，ブロック後約10時間が経過したときに疼痛時のアセトアミノフェン坐薬400mgだけを使用し，その後は鎮痛薬を必要としなかった。

■ **本症例のポイント**
本症例のように高齢患者には，単回のブロックだけでも術後の疼痛コントロールは良好である。しかし，定期投与の鎮痛薬（内服，坐薬，注射薬など）を使用するとともに，疼痛時の鎮痛薬も準備しておくべきであるのは言うまでもない。

本症例のポイントは早期回復である。鎮静を併用した神経ブロックを行うことで，使用する薬物量を減らし，身体への負担を少なくできる。また，循環変動を抑えることもできるため，周術期の脳梗塞リスクも低減できる。

術後も早期に飲水，食事も可能となり早期回復につながる。高齢者だからこそ区域麻酔を中心とした麻酔を推奨したい。

ブロック自体のポイントは患者体位である。患者体位の項でも述べたが，ベッドを頭高位することによりグンと運針が容易になる。ブロック成功の鍵といってよい。

（宮﨑 直樹）

Section 2 上肢 症例 7

選択的知覚神経ブロックによる腱移植術および手関節形成術

覚醒下で力源となる筋収縮と腱張力を術中に確認し，確実な手指機能の再建を行う

本症例で行うブロック ▶▶▶ 選択的知覚神経ブロック
筋皮神経（外側前腕皮神経）・内側前腕皮神経・後前腕皮神経・尺骨神経背側枝・筋膜下ブロック（長掌筋）・筋膜下ブロック（前腕伸筋群）・前骨間神経ブロック（前腕遠位部）・後骨間神経ブロック（前腕遠位部）

症例

55歳の女性。身長155 cm，体重45 kg。関節リウマチ罹病期間10年，合併疾患なし。近医で関節リウマチと診断され内服治療中であったが，6か月前に右小指，2か前に環指の自動伸展障害を生じた。遠位橈尺関節のリウマチによる変形のため尺骨頭が背側に亜脱臼し，摩耗した伸筋腱が変性断裂したものと診断した。伸筋腱の再建術および再断裂の防止のため手関節形成術（Sauve-Kapandji法）が予定された。

■関節リウマチと腱断裂

関節リウマチでは，慢性的に持続する滑膜炎により手関節の骨破壊を伴う変形をきたす。典型的な手関節の変形では，尺骨頭が背側に亜脱臼し，手指伸筋腱が断裂する。通常，伸筋腱断裂は尺側を走行する小指から環指，中指へと順に進行し，小指から示指までの4本の伸筋腱が損傷することもある。いったん手指伸筋腱が断裂すると，保存的治療で手指自動伸展運動の回復は期待できず，日常生活での手の機能障害が著しい。

断裂後，近位断端は筋収縮により中枢方向に短縮する。断裂した腱の断端は摩耗し変性し，単純に断端同士を縫い合わせる腱縫合は不可能である。通常，腱移植や腱移行によって手指伸展機能を再建する。特に断裂後長期間経過した筋肉は再建後に十分な収縮能を有していない可能性があり，その場合，再建後の力源としては不十分である。この場合は別の筋肉を力源として移行することにより，手指自動伸展機能を再建する（コラム）。

> **コラム**
>
> **腱移植術と腱移行術**
>
> 腱移行術では正常な筋を力源として用いるため，術中に自動運動を確認しなくても術後に確実な効果を期待しやすいが，正常な組織を犠牲にする手術であり断裂腱が多数存在する場合は力源が不足することもある．一方，断裂した腱のもとの力源を利用する腱移植術では，術中に筋の収縮が確認できれば自然な術後経過が期待でき，力源を獲得するために健常の筋を犠牲にしなくてもすむ．

■術前評価と手術計画

術前に断裂し短縮した筋肉がどれだけの収縮能を有しているか判断することは困難であり，従来は力源として用いる筋肉の選択や腱縫合の張力は術者の経験に依存することが多かった．近年はアドレナリン添加局所麻酔薬の局所浸潤麻酔下に手指の運動を確認しながら手術を行う wide-awake surgery が，主に手関節より末梢の腱の手術において報告されている[1]．

しかし，前腕部に皮膚切開が及ぶ場合は，必要となる局所麻酔薬量が多くなるため，局所浸潤麻酔単独の手術には安全性上の疑問が残る．そこで筆者は，超音波により上肢末梢神経の走行を確認し，解剖学的アプローチによる選択的知覚神経ブロックを行っている（図1）[2]．運動枝が分岐したあとの末梢神経知覚枝を選択的にブロックすることにより，より少量の局所麻酔薬で筋収縮を保持したまま効果的に前腕で手指腱再建術を行うことが可能である．

■ブロック範囲

上肢手術の選択的知覚神経ブロックは，①皮膚，②筋膜（deep fascia），③骨膜・関節構成要素，の三つをターゲットとする．

◎皮膚

前腕の大部分の領域は，内側前腕皮神経・外側前腕皮神経・後前腕皮神経により支配される．また，手関節付近では橈骨神経浅枝・尺骨神経背側枝・正中神経と尺骨神経の掌枝が支配する領域も存在する．これらの皮神経支配領域は明確に境界をもつものではなく，互いの神経支配領域は大きく重なっている．そのため，皮切部位を支配するすべての神経を確実にブロックすることが必要である．

内側前腕皮神経・外側前腕皮神経・後前腕皮神経は，前腕では広い領域に分枝しているが，上腕部では一定の部位で筋膜を穿通して深層から皮下組織へと移行している．筋膜を穿通する部位でこれらの皮神経を超音波ガイド下にブロックすることで，ごく少量の局所麻酔薬で前腕の広範囲の皮膚の麻酔効果を得ることが可能となる．

◎筋膜（deep fascia）

皮下の深層，前腕の筋肉との境界には，比較的厚い筋膜が存在する．皮神経が完全にブロックされている場合でも，筋膜を切開する際に痛みを訴えることがあるが，この筋膜の知覚支配がどの経路によるものか，その明確な解剖は明らかでない．筋膜の深層に接して低濃度の局所麻酔薬を注入することにより，筋膜切開部を麻酔する．本症例では，腱の再建を行う伸筋腱群の筋膜下と，移植腱として使用する長掌筋腱の筋膜下に局所麻酔薬を注入する．Tendon harvester を用いて1か所の皮切部位から長掌筋を採取する場合には，前腕中央部での筋膜下ブロックは必要なく，手関節掌側部位の筋膜下ブロックのみで十分である．

◎骨・関節構成要素

本症例では，尺骨の部分切除と手関節（遠位橈尺関節）内の操作を必要とする．この範囲には，後骨間神経，前骨間神経および尺骨神経の知覚枝が分布する．後骨間神経，前骨間神経は運動枝を分岐したあと，前腕遠位部で骨間膜表面に沿って走行する．前

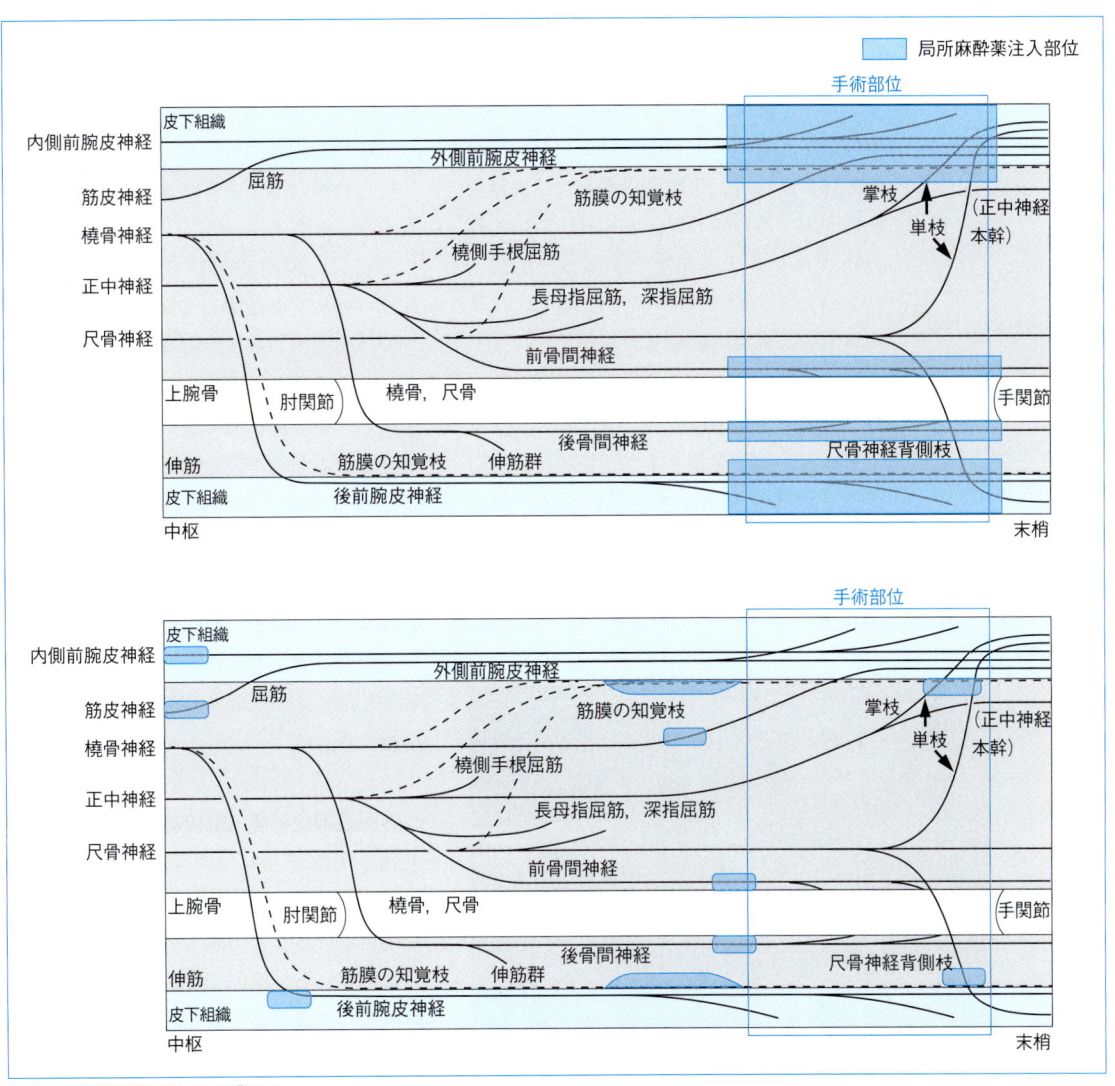

図1　末梢神経のダイアグラム
上：局所浸潤麻酔による wide-awake surgery の場合，下：選択的知覚神経ブロックの場合

腕遠位部で後骨間神経，前骨間神経の知覚枝をブロックすることにより，方形回内筋を除き外在筋の運動を保持することが可能である．

尺骨遠位部および尺骨頭の一部は尺骨神経の知覚支配下にあると推測される．尺骨の骨切りを行う場合には，尺骨神経本幹から分離し尺骨骨膜に向かう知覚枝をブロックする必要がある．

◎保つべき運動神経

力源として使用する可能性のある前腕伸筋群を支配する後骨間神経の運動能を術中に保持する必要がある．橈骨神経は，肘関節部で浅枝と深枝に分岐し，深枝は回外筋筋内を通過して前腕背側へと向かい後骨間神経となる．橈骨神経浅枝は，手関節橈側付近の知覚を支配しており，前腕部でブロックする必要があるが，その際，局所麻酔薬を多めに注入すると近位に広がって後骨間神経をブロックしてしまい，術中の伸筋自動運動を確認できなくなってしまう可能性があるので注意する[3]．

尺骨神経により支配される手の内在筋は再建する伸筋の力源とは異なるが，手指のPIP関節の自然な伸展を確認するために，

可能であれば自動運動を保持しておきたい。ただし、再建する腱の力源の候補とはならないので、完全な収縮能を保持しておく必要はなく、若干、収縮能が低下した分離麻酔も許容される。手関節尺側および手背尺側を支配する背側枝は、本術式において確実にブロックする必要があるが、0.25％ロピバカイン約1mLを用い、極力、尺骨神経本幹への局所麻酔薬の浸潤を避ける。

■ブロックの実際

末梢神経は直接穿刺することを避け、神経に接して薬液が広がるようにする。針は23Gの鋭針（カテラン針、70mm）を使用している。上腕部での前腕皮神経ブロックから開始し、中枢から末梢へと順次ブロックすることにより、前腕の皮膚を穿刺する際の痛みを軽減する。薬液量は目安であり、超音波画像で神経に沿って薬液が広がりにくい場合は、さらに追加して薬液を注入することがある。

筆者は、現時点では0.25％と0.5％のロピバカインを使用している。細い神経ほど神経周囲から局所麻酔薬が浸潤しやすく、低濃度で十分な効果を得られやすいと推測される。手の選択的神経ブロックでターゲットとする末梢神経のうち、比較的細い神経については0.25％以下の濃度のロピバカインで十分な効果が得られる。

最近の筆者らの症例では、ロピバカインを計70～150mg程度使用する。術中追加の局所麻酔薬が必要となった場合のことも考慮したうえで、局所麻酔薬の極量に十分注意する。

◎外側前腕皮神経（筋皮神経）ブロック

上腕中央部でブロックする（図2）。筋皮神経から正中神経に再合流する線維がしばしば見られることがある。正中神経の自動運動を残したい症例では、この正中神経に再合流する線維が分枝したあとにブロックする。0.5％ロピバカイン2mLを用いる。

図2 筋皮神経の超音波画像

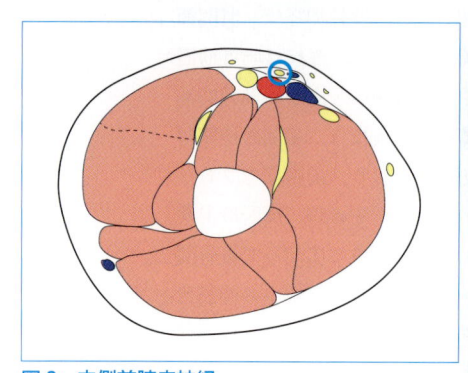

図3 内側前腕皮神経

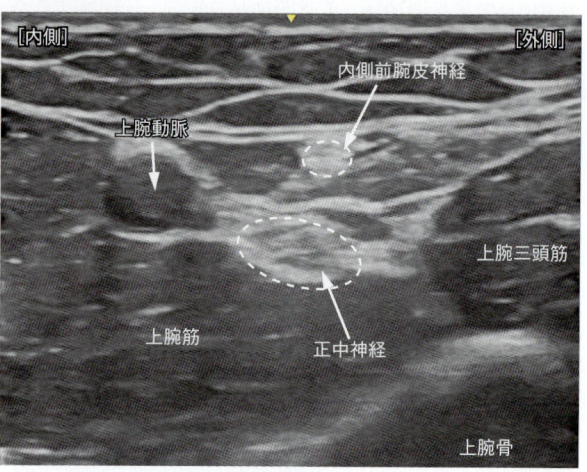

図4 内側前腕皮神経の超音波画像

◎内側前腕皮神経（図3）ブロック

上腕中央部でブロックする（図4）。正中神経や尺骨神経とは筋膜を隔てている。伴走する尺側皮静脈が目印となる（図3）。0.5％ロピバカイン2mLを用いる。

◎後前腕皮神経（図5）ブロック

上腕遠位1/3でブロックする。橈骨神経本幹が筋間中隔を通過する部位で、橈骨神経から分枝し、皮下に至る部位で後前腕皮神経をブロックする。通常、皮下ですぐに2本の線維に分かれる様子が確認できる。0.5％ロピバカイン2mLを用いる。

◎橈骨神経浅枝ブロック

前腕中央でブロックする。腕橈骨筋の裏に沿い、橈骨動脈の外側に存在するため同定しやすい。0.5％ロピバカイン2mLを用いる。

◎伸筋群筋膜下ブロック

前腕中央部で総指伸筋・固有小指伸筋の筋膜下に局所麻酔薬を注入し、筋膜切開時の痛みを抑制する。0.25％ロピバカイン5mLを用いる。

◎前骨間神経・後骨間神経ブロック

前腕遠位1/3の後骨間神経・前骨間神経が骨間膜に沿う部分で背側から交差法で穿刺する。前骨間神経は骨間膜を貫いてブロックする。伴走する前骨間動脈が目印となりやすい。尺骨遠位部・手関節・骨間膜の痛みを抑制するために行う。0.5％ロピバカイン4mLを用いる。

◎尺骨神経背側枝ブロック

前腕遠位1/4でブロックする。尺骨神経本幹と分枝し、尺側手根屈筋の裏に沿って走行する背側枝を超音波で観察できる。細い線維であり、尺骨神経本幹への麻酔薬効果の波及をできるだけ抑えるために0.25％ロピバカインを使用する。0.25％

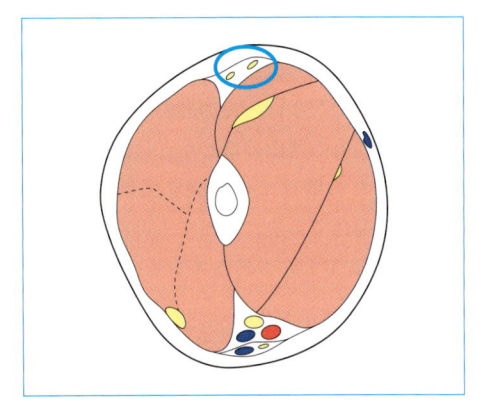

図5　後前腕皮神経

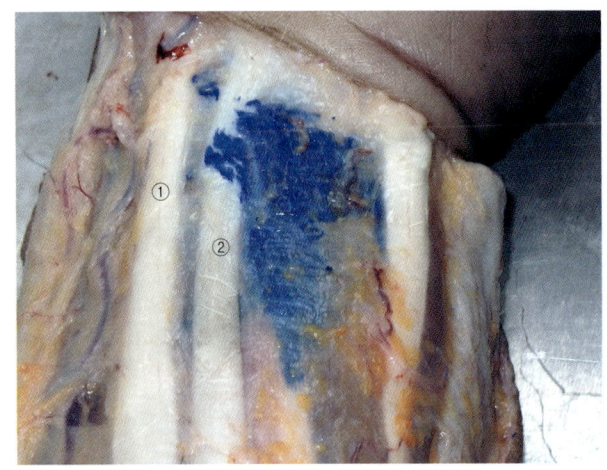

図6　長掌筋筋膜下ブロック
①橈側手根屈筋腱，②長掌筋腱

ロピバカイン1mLを用いる。

尺骨遠位部の骨切りを行う場合は、同穿刺部位より尺骨の表面に0.25％ロピバカインを2mL程度注入している。これは、尺骨神経の非常に細い枝が同部位の骨膜の知覚を支配していると推測されることによる。

◎長掌筋筋膜下ブロック

手関節掌側皮線部で長掌筋の走行する腱鞘状の小さなコンパートメント内に局所麻酔薬を注入する（図6）。0.25％ロピバカイン2mLを用いる。

Tendon harvesterを使用しない場合は、前腕中央部で長掌筋の筋膜下にも局所麻酔薬を注入し、筋膜切開時の痛みを抑制する。0.25％ロピバカイン3mLを用いる。

■術中・術後の実際

術中に追加の局所浸潤麻酔が必要となることはほとんどない．追加麻酔が必要となった場合，その理由のほとんどは，術前に予想された領域以上に侵襲を広げる必要があった場合である．追加する場合，アドレナリン添加 1% リドカインを 1～2 mL 局所浸潤する．

すべての神経ブロックを超音波ガイド下に行うことにこだわらなければ，長掌筋を採取するための長掌筋筋膜下ブロックは，術中に直視下に行ってもよいだろう．筋膜を切開する前に，アドレナリン添加 1% リドカインを 1～2 mL 筋膜の下に沿って広がるよう，27 G 針で注入し，数十秒待ってから切開する．

力源の候補となる筋の腱を鑷子で軽く把持し，患者に手指を伸ばすよう伝えることで，力源としての筋力と腱の滑走量を推測できる．本症例では，環指と小指の総指伸筋腱および固有小指伸筋腱が瘢痕組織を残して完全断裂していた．短縮した固有小指伸筋は十分な力源として機能していなかったが，環指と小指はそれぞれ力源として十分な収縮力と滑走距離を観察することができ，長掌筋腱を移植することで環指・小指の総指伸筋腱を再建した．Interlacing suture 法を用いて腱を縫合し，術中に十分な手指の自動運動が得られていることを確認した．

皮膚縫合後，手関節軽度伸展位で手指からガーゼによる bulky dressing を行い，術後の腫脹を予防するが，手指 PIP 関節の自動運動は許可する．術後 2 日より，本格的にリハビリテーションを開始し，腱の癒着防止に努める．

■本症例のポイント

術中侵襲を知覚する部位は上肢の組織全体ではなく，皮膚や筋膜・骨膜など膜状に重点的に存在している．それぞれの膜に分布する神経を選択的にブロックすることにより，完全な除痛を得つつ術中の運動機能を保持することが可能となる．

追加麻酔を必要としないブロックを成功させるためには，手術侵襲が加わる組織の範囲を術前に正確に把握することが最も重要である．皮膚切開が加わる部分を支配するすべての皮神経をブロックする必要があり，術中に筋膜や骨組織に切開を加える範囲についても，その知覚を支配する神経が走行する層を明らかにしておく必要がある．また，術前計画以上に侵襲範囲を広げる場合に配慮し，極力少ない局所麻酔薬量でブロックを完成させることが理想的である．

この方法のデメリットとしては，手技が煩雑であり神経同定・薬液注入のテクニックを要すること，複数回の穿刺が必要であることが挙げられる．しかし，術中に再建する手指機能の力源を決定できることで，術後成績に直結する最前の手術方法を術中に決定できることのメリットは大きい．

（仲西 康顕）

文献

1. Lalonde DH, Wong A. Dosage of local anesthesia in wide awake hand surgery. J Hand Surg Am 2013；38：2025-8.
2. Nakanisi Y, Omokawa S, Kobata Y, et al. Ultrasound-guided selective sensory nerve block for wide-awake forearm tendon reconstruction. Plast Reconstr Surg Glob Open 2015；3：e392.
3. Liu J, Pho RW, Pereira BP, et al. Distribution of primary motor nerve branches and terminal nerve entry points to the forearm muscles. Anat Rec 1997；248：456-63.

メモ

ターニケットと止血について

ターニケットペインを避けるため，駆血は皮膚切開後約 30 分にとどめ，この間に可能な限り必要な展開を終え止血を完了する．駆血を解除した直後は，阻血により筋力の正常な出力は得られない．駆血終了後，少なくとも 10 分は待ってから筋力の評価を行う．出血を抑制するためにアドレナリン 10 万倍希釈生理食塩水の軟部組織への局所注入や含浸したガーゼでの圧迫を用いることもある．

症例検討

Section 3　下肢

　下肢の神経ブロックで最近のトピックといえば，内転筋管ブロックである。大腿神経ブロック（FNB）は膝の手術に用いると大腿四頭筋の筋力低下をきたし，転倒の原因になる。これは早期のリハビリテーションや退院の支障となる可能性がある。そこで，より末梢の内転筋管で主として伏在神経をブロックする方法が用いられるようになってきた（症例10，11）。人工膝関節置換術（TKA）に内転筋管ブロックを用いると，FNBと同等の鎮痛効果が得られ，大腿四頭筋の筋力は温存されることが報告されており，より有利なアプローチと考えられる。欠点はカテーテルの留置部がターニケットと重なることで，ターニケットを使用する施設で持続ブロックを行う際は，術後にカテーテルを留置する必要がある。

　一方，末梢神経ブロックとは異なるアプローチとしては，膝関節への局所浸潤麻酔がある。この方法は術者により術中に行われる。麻酔科医による神経ブロックは不要となるが，使用する局所麻酔薬の量が多くなること，超長時間作用性のリポソーム化ブピバカイン（EXPAREL®）が使えない日本では効果が限定的なのが欠点である。膝関節局所浸潤麻酔は，超音波ガイド下に術前に麻酔科医が行う方法も報告されている。今後は，麻酔科医による神経ブロックと膝関節局所浸潤麻酔をうまく併用していくことが必要になるだろう。その意味で，本書ではTKAに対するアプローチを2症例紹介している（症例9，10）。これらの中から，自施設に適している組み合わせを考えていただきたい。

Section 3 下肢　ミニ解説 3

内転筋管ブロック

選択的神経ブロックの進化と深化

超音波による描出力の向上によって，血管，神経，筋膜などの構造物が容易に描出できるようになり，近年，末梢神経ブロック peripheral nerve block（PNB）が盛んである。いままで硬膜外ブロックに頼ってきた下肢手術は，その多くが PNB に取って代わりつつある。

しかし，四肢手術における PNB の最大の問題点は，運動神経遮断である。これを解決する新たな手段が「より選択的な PNB」である。

本章では，大腿神経のさらに末梢側で穿刺し，膝や下腿の感覚を選択的にブロックする内転筋管ブロック adductor canal block の実力と実際を解説する。

■大腿神経ブロックの悩みから生まれた内転筋管ブロック

大腿神経ブロック femoral nerve block（FNB）の悩みどころは，大腿四頭筋の筋力低下である。大腿四頭筋の運動遮断が，術後のリハビリテーションを阻害し，転倒リスクを高める可能性がある[1,2]。近年のビッグデータの解析では，人工膝関節置換術 total knee arthroplasty（TKA）の術後転倒と PNB は統計学的には関連しないと報告された[3]。しかし，術翌日の患者の様子を見ていると，下腿の筋力は弱く立位になる様子も覚束ない。

FNB による大腿四頭筋の筋力低下を予防するために，いくつかの対策が講じられた。しかし，投与する局所麻酔薬の総量を同じに濃度と流量を変えても[4]，さらには半分に薄めても[5]，まったく筋力低下の程度は変わらない。投与方法で持続注入と間欠的投与を比較しても，筋力低下に与える影響はほとんど変わらない[6]。

膝の感覚を主に司るのは，大腿神経が大腿中間部で分岐する伏在神経，そのさらに末梢側で分岐する膝蓋下枝である（図 1）。ただし，その分岐部周辺は膝手術の術野に接触するため，穿刺はためらわれる。

大腿四頭筋は大腿直筋，中間広筋，外側広筋，内側広筋の四つで構成されており，それぞれの筋へは，支配神経が鼠径部直下

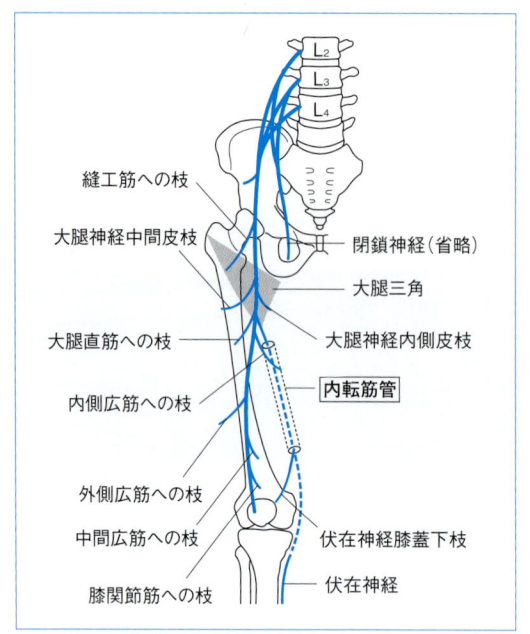

図1 大腿神経分枝の解剖と内転筋管
(Waxman SG. The femoral and obturator nerves. Clinical Neuroanatomy, 26th Ed. New York: McGraw-Hill, 2010 を参考に作成)

■ TKA 後の鎮痛と筋力温存を両立する内転筋管ブロック

大腿四頭筋筋力を温存したうえで，FNBと遜色ない程度の鎮痛効果を内転筋管ブロックは得られるのか。

◎ FNB との比較

TKA の術後鎮痛として，内転筋管ブロックとプラセボを比較した場合，術後24時間に使用された追加モルヒネの使用量が有意に減少し，術後に45°の膝屈曲を行わせたときの疼痛スコアも逓減した[8]。

同様に TKA の術後鎮痛として，内転筋管ブロックと FNB を比較すると，大腿四頭筋筋力の温存率は内転筋管ブロックが有意に高かったが，安静時，膝屈曲時，術後の追加モルヒネ使用量の有意な差は認められなかった。

さらに，健常ボランティアによる FNBと内転筋管ブロックのクロスオーバー研究[9]では，大腿四頭筋筋力は FNB で 49%低下する一方，内転筋管ブロックでは 8%しか低下せず，ブロック後の運動機能の評価でも，FNB に比べて内転筋管ブロックは高いスコアを示した。

これら一連の研究から，内転筋管ブロックは大腿四頭筋の筋力を温存しつつ，TKAの術後に十分な鎮痛効果を発揮することが示された。

さらに，ブロックを行っていない患者がTKA 術後に膝の痛みを訴えた場合，レスキューブロックとして内転筋管ブロックは効果があるのかも検証されている。TKA術後は積極的なリハビリテーションが励行されるが，強い痛みはリハビリテーションを阻害する。TKA の術後に膝の強い運動時痛を認める患者に対して，FNB もしくは内転筋管ブロックを行ったところ，いずれもブロック後に膝の痛みは緩和された。大腿四頭筋筋力は，FNB ではブロック前に比べて 16%にまで低下したが，内転筋管ブロックでは逆に 193%にまで向上し

から幅広く分岐している。大腿神経のうち最も内側に向かって分岐する枝は，縫工筋の下を通りながら内側広筋と大内転筋に囲まれて，大腿動脈に沿って走行し，途中，内側広筋に枝を出す。

この内側広筋と大内転筋（の腱膜）に囲まれている部分を内転筋管（Hunter 管）とよぶ。ここで伏在神経ブロックを行えば，内側広筋へは影響が出るが，それ以外の大腿四頭筋構成筋への影響は少なそうだ。ここから生まれたのが内転筋管ブロックである（**図2A〜D**）[7]。

感覚神経の支配領域を考えると，FNBに比べて内転筋管ブロックは大腿部の広範囲な鎮痛は望めないが，膝の手術に対して最低限必要な鎮痛域はブロックできる。さらに内側広筋以外の大腿四頭筋の運動神経遮断をきたさないことで，大腿四頭筋の筋力低下を最小限にできる，と考えられる。

たのである[10]。すなわち，内転筋管ブロックによって，痛みを軽快させるだけでなく，痛みの軽快が大腿四頭筋筋力改善と運動機能の向上に役立つ可能性のあることが示された。

◎持続内転筋管ブロック

内転筋管ブロックでも持続カテーテルの挿入は可能であるが，持続FNBに比べて，鎮痛，リハビリテーションに影響を与えるのであろうか。まず，TKAの術後鎮痛として，持続内転筋管ブロックはプラセボに比べて，術後のオピオイド消費量は減少し，大腿四頭筋筋力，歩行可能距離が向上することが示されている[11]。内転筋管ブロックを行ったほうが，痛みが軽減して大腿四頭筋を収縮させやすくなっていることは，前述の研究と同様で興味深い。次に，ある非無作為化試験[12]では，TKA術後に持続FNBもしくは持続内転筋管ブロックを行った場合，術後1日目，2日目の歩行距離が持続内転筋管ブロックで有意に延びたが，疼痛スコアや術後補助鎮痛のオピオイド使用量に有意な差は認めなかった。

無作為化比較試験[13]では，疼痛スコアや術後補助鎮痛としてのオピオイド消費量に有意差はなかったもののTKA術後の歩行機能評価，下肢挙上テストが可能になるまでの時間，階段歩行，歩行距離などのリハビリテーションで，持続内転筋管ブロックが持続FNBより統計学的に優れていた。これらの結果から，持続内転筋管ブロックは，持続FNBに遜色ない鎮痛を提供しつつ，よりすみやかなリハビリテーションに貢献する可能性が示唆された。

膝単顆人工関節置換術 unicompartment knee arthroplasty（UKA）では，持続FNBに比べて持続内転筋管ブロックで，術後2日目に退院クライテリア（適切な鎮痛，オピオイドによる補助鎮痛が必要ない，30m以上の歩行，自力での立ち上がり，3m歩行および着席）を達成する人数が有意に

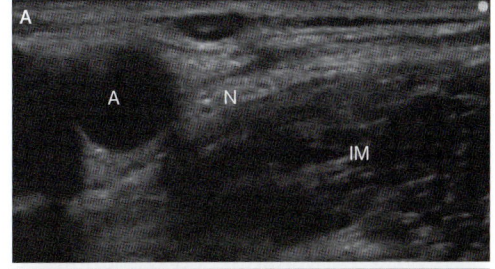

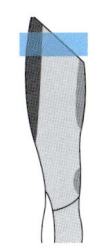

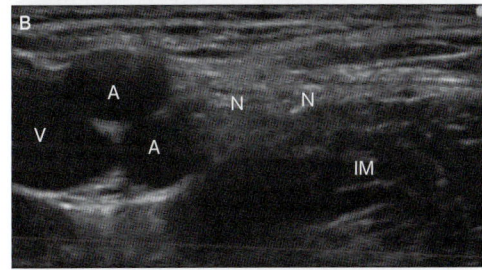

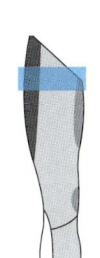

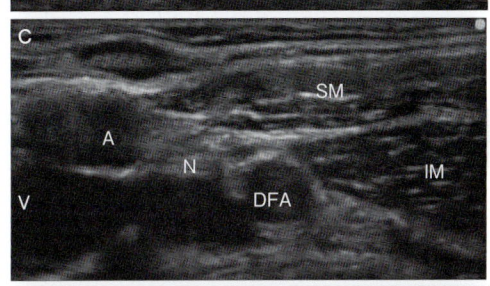

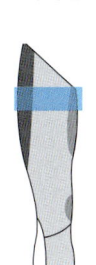

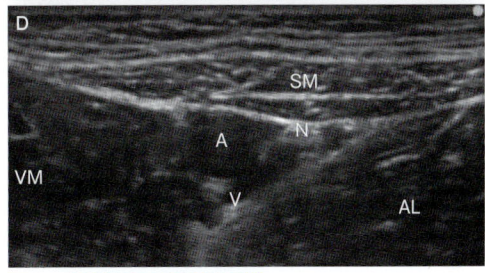

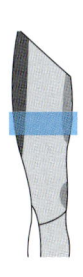

図2 大腿神経の超音波画像
A：鼠径部での描出。大腿動脈（A）の外側で，扁平な大腿神経（N）が腸骨筋（IM）の上にへばりつくように走行している。
B：鼠径部からやや末梢側。大腿神経（N）が複数に分枝する。IM：腸骨筋，V：大腿静脈，A：大腿動脈。
C：大腿動脈（A）と大腿深動脈（DFA）が分岐し，大腿動脈に沿って大腿神経の分枝（N）が併走する。IM：腸骨筋　SM：縫工筋，V：大腿静脈。
D：プローブは大腿三角よりやや末梢側。内転筋管に，大腿動脈（A）と併走する大腿神経の分枝（N）が描出されている。大腿静脈（V）はプローブに圧排されている。AL：長内転筋，SM：縫工筋，VM：内側広筋。

多かったものの，全体の平均値では在院日数に有意な差は認められなかった[14]。

◎前十字靱帯再建術に対する
　内転筋管ブロック

膝の手術で頻度の高い，前十字靱帯再建術

anterior cruciate ligament reconstraction（ACLR）に対する内転筋管ブロックについても評価されている。ACLRを受ける患者に単回注入の内転筋管ブロックもしくはプラセボの注入を行った場合，術後の疼痛スコアにほとんど差はなかった。ただし，術後にアセトアミノフェン，イブプロフェンを補助鎮痛として全症例に使用している。ACLRの場合，補助鎮痛薬を適切に提供することで，内転筋管ブロックは不要ではないかと報告[15]している。

筆者は，必ずしもACLRに内転筋管ブロックを含めたPNBを要するとは考えていないが，術後に強い痛みを訴えるケース，複合靭帯損傷で複雑な手術になるケースなどには，内転筋管ブロックのように大腿四頭筋の筋力を温存できるブロックは，（施設の状況と合わせて）積極的に選択してよいと考える。また，ACLRに限らず，TKAでも，ほとんどの臨床試験ではさまざまな種類の積極的な補助鎮痛薬が併用されている。PNBだけでなく，非ステロイド性抗炎症薬（NSAIDs），アセトアミノフェン，トラマドールなどの経口補助鎮痛薬を活用すべきである。

■ いまだ定義の揺らぐ内転筋管ブロック

内転筋管ブロックは，内転筋管周辺で大腿神経の末梢枝である伏在神経をブロックする手技であるが，その定義がまだ曖昧である。大腿部の中間部より上なのか下なのか，より下方ではいわゆる伏在神経ブロックとなるが，これとの違いは何なのか。どれくらい局所麻酔薬を注入したらよいのか，不明な点が多い。

そもそも伏在神経ブロックの大腿中間部アプローチと内転筋管ブロックは同じもので，名前が違うだけという意見[16]がある。

それに対して，Kikhamら[17]は以下のように返答している。内転筋管には伏在神経以外にも膝周辺の皮神経，膝関節包に至る末梢枝が走行しており，大腿中間部よりも末梢側で，かつ少量の局所麻酔薬を投与するだけならば伏在神経だけをブロックできるであろうが，膝周辺部を支配する神経はブロックできない。大腿中間部で20〜30 mL程度の局所麻酔薬を注入して内転筋管に広げれば，伏在神経以外もブロックして膝手術に対する鎮痛を満足させることができる。

さらに，比較的大量の局所麻酔薬を投与すると内転筋管に沿って広がり，本来目的とする範囲以上のブロック効果をもたらす可能性もあるため，5 mL程度の少量の局所麻酔薬を大腿三角[*1]の末梢側（縫工筋と長内転筋が交差する近隣部）周辺で伏在神経周辺に投与するほうが合理的だとする意見[18]もある。

投与量について，cadaverを用いた報告も紹介されているが，意見が分かれている。大腿三角の末梢側の頂点周囲をターゲットとする内転筋管ブロックは，20 mL程度の薬液では，その広がりは末梢側に限局して中枢側には向かわず，大腿四頭筋の筋力を温存しつつ，膝周辺の感覚神経を併せてブロックできることと整合性があるとの報告[19]がある一方，内転筋管の中枢側（大腿中間部周辺）で15 mLの薬液を注入すると，末梢側だけでなく中枢側にも薬液が広がっている[20]ことから，いくら内転筋管ブロックで大腿神経の末梢枝を選択的にブロックしても薬液の広がりと量を見誤ると，大腿四頭筋筋力の低下につながる可能性はある。このことは，実際に臨床でも報告[21]されている。

今後もさらに，TKAをはじめとする膝手術の術後鎮痛として内転筋管ブロックは注目され，主流になる可能性がある。

（酒井 規広）

[*1] 長内転筋，縫工筋，鼠径靭帯で構成される空間。Scarpa三角とも称する。

文献

1. Kandasami M, Kinninmonth AW, Sarungi M, et al. Femoral nerve block for total knee replacement — a word of caution. Knee 2009 ; 16 : 98-100.
2. Ilfeld BM, Duke KB, Donohue MC. The associa-

tion between lower extremity continuous peripheral nerve blocks and patient falls after knee and hip arthroplasty. Anesth Analg 2010 ; 111 : 1552-4.
3. Memtsoudis SG, Danninger T, Rasul R, et al. Inpatient falls after total knee arthroplasty: the role of anesthesia type and peripheral nerve blocks. Anesthesiology 2014 ; 120 : 551-63.
4. Bauer M, Wang L, Onibonoje OK, et al. Continuous femoral nerve blocks: decreasing local anesthetic concentration to minimize quadriceps femoris weakness. Anesthesiology 2012 ; 116 : 665-72.
5. Sakai N, Nakatsuka M, Tomita T, et al. Equivalence of postoperative quadriceps strength during 1 or 0.5 mg ml (-1) levobupivacaine administration for continuous femoral nerve block following total knee arthroplasty: a double-blinded, randomised controlled trial. Eur J Anaesthesiol 2015 ; 32 : 658-9.
6. Charous MT, Madison SJ, Suresh PJ, et al. Continuous femoral nerve blocks: varying local anesthetic delivery method (bolus versus basal) to minimize quadriceps motor block while maintaining sensory block. Anesthesiology 2011 ; 115 : 774-81.
7. Ishiguro S, Yokochi A, Yoshioka K, et al. Technical communication: anatomy and clinical implications of ultrasound-guided selective femoral nerve block. Anesth Analg 2012 ; 115 : 1467-70.
8. Jenstrup MT, Jæger P, Lund J, et al. Effects of adductor-canal-blockade on pain and ambulation after total knee arthroplasty: a randomized study. Acta Anaesthesiol Scand 2012 ; 56 : 357-64.
9. Jaeger P, Nielsen ZJ, Henningsen MH, et al. Adductor canal block versus femoral nerve block and quadriceps strength: a randomized, double-blind, placebo-controlled, crossover study in healthy volunteers. Anesthesiology 2013 ; 118 : 409-15.
10. Grevstad U, Mathiesen O, Valentiner LS, et al. Effect of adductor canal block versus femoral nerve block on quadriceps strength, mobilization, and pain after total knee arthroplasty: a randomized, blinded study. Reg Anesth Pain Med 2015 ; 40 : 3-10.
11. Hanson NA, Allen CJ, Hostetter LS, et al. Continuous ultrasound-guided adductor canal block for total knee arthroplasty: a randomized, double-blind trial. Anesth Analg 2014 ; 118 : 1370-7.
12. Mudumbai SC, Kim TE, Howard SK, et al. Continuous adductor canal blocks are superior to continuous femoral nerve blocks in promoting early ambulation after TKA. Clin Orthop Relat Res 2014 ; 472 : 1377-83.
13. Shah NA, Jain NP. Is continuous adductor canal block better than continuous femoral nerve block after total knee arthroplasty? Effect on ambulation ability, early functional recovery and pain control : a randomized controlled trial. J Arthroplasty 2014 ; 29 : 2224-9.
14. Sztain JF, Machi AT, Kormylo NJ, et al. Continuous adductor canal versus continuous femoral nerve blocks: relative effects on discharge readiness following unicompartment knee arthroplasty. Reg Anesth Pain Med 2015 ; 40 : 559-67.
15. Espelund M, Fomsgaard JS, Haraszuk J, et al. Analgesic efficacy of ultrasound-guided adductor canal blockade after arthroscopic anterior cruciate ligament reconstruction: a randomised controlled trial. Eur J Anaesthesiol 2013 ; 30 : 422-8.
16. Andersen HL, Zaric D. Adductor canal block or midthigh saphenous nerve block: same same but different name! Reg Anesth Pain Med 2014 ; 39 : 256-7.
17. Kirkham KR, Perlas A. Reply to Dr Andersen and Zaric. Reg Anesth Pain Med 2014 ; 39 : 257-8.
18. Bendtsen TF, Moriggl B, Chan V, et al. Defining adductor canal block. Reg Anesth Pain Med 2014 ; 39 : 253-4.
19. Cowlishaw P, Kotze P. Adductor canal block—or subsartorial canal block? Reg Anesth Pain Med 2015 ; 40 : 175-6.
20. Andersen HL, Andersen SL, Tranum-Jensen J. The spread of injectate during saphenous nerve block at the adductor canal: a cadaver study. Acta Anaesthesiol Scand 2015 ; 59 : 238-45.
21. Veal C, Auyong DB, Hanson NA, et al. Delayed quadriceps weakness after continuous adductor canal block for total knee arthroplasty : a case report. Acta Anaesthesiol Scand 2014 ; 58 : 362-4.

Section 3　下肢　**ミニ解説 4**

膝関節局所浸潤麻酔

局所浸潤麻酔の現状と，これからの課題

人工膝関節置換術 total knee arthroplasty（TKA）に対する膝関節局所浸潤麻酔 local infiltration analgesia（LIA）の有用性が最初に報告されたのは 2003 年と，比較的最近である[1]。LIA は局所麻酔薬を直接関節内や切断した骨面に投与し，侵害受容器や神経線維の Na^+ チャネルをブロックすることで鎮痛効果を得る方法であり，末梢神経ブロック peripheral nerve block（PNB）よりさらに遠位に作用点がある。

持続時間は報告により異なるが，2011 年のレビュー[2] では，ロピバカインを用いた場合，術後 6〜12 時間程度の鎮痛効果が得られ，早期のリハビリテーションにも有利とされている。その簡便さに加え，抗血栓療法の普及に伴う脱硬膜外麻酔の流れにも乗って，LIA は近年急速に広まりつつある。

本章では，膝手術に対する LIA を，より効果的かつ安全に行うため，過去の文献をふまえ知識を整理する。なお，別章で紹介する（持続）大腿神経ブロック[*1] と組み合わせた使用法や，カテーテルを用いた持続投与方法もあるが，本章では TKA に対する LIA の単回投与に限定する。

■ LIA vs. 超音波ガイド下 PNB

簡便さという LIA のメリットは，日本の現状を考えると一層輝きを増す。同じ局所麻酔薬を使用する超音波ガイド下 PNB と比較すると，以下のような臨床的利点がある。

①時間：術野に直接投与するので，1 分とかからず施行でき，超音波ガイド下 PNB よりも手術室滞在時間を短縮できる。下肢の手術は 1 日に数件連続することも多く，手術室運営に与えるメリットは大きい。

②費用：全身麻酔を併用した超音波ガイド下 PNB には，2015 年現在，保険点数は算定されず[*2]，使用する超音波装置，ブロック針，滅菌プローブカバーなどもすべて施設負担である。一方，LIA は特別な道具を必要としない。なお，LIA に使用できる長時間作用性の局所麻酔薬は現在ロピバカインだけである（日本麻酔科学会麻酔薬および麻酔関連薬使用ガイドライン第 3 版より）。

③技術：超音波ガイド下 PNB 技術はすべての麻酔科医が習得しているとは限らない。LIA は術野で，直視下に行われる簡単な手技のため，技術的な障害はない。

以上のように，LIA はどんな施設でも，これまでの麻酔にそのままプラスすることが可能な方法であり，今後も広まっていくと考えられる。

*1　症例 9「人工膝関節置換術 1」(129 ページ) 参照。

*2　2016 年 4 月より 45 点が算定可能となった。

■課題は薬物の組成と量

使用する薬液の組成が各報告で異なり，安全な局所麻酔薬量や添加する薬物の効果に関しては，いまだ議論が続いている。

◎薬の種類と濃度

まず，使用する局所麻酔薬の種類と濃度である。0.25％以上のブピバカインには軟骨に対する毒性が多く報告されているが，一方，0.5％以下のロピバカインにそのような作用は認められていない[3]。また，0.5％のレボブピバカインにも軟骨毒性が報告されている[4]。高用量を使用する膝手術へのLIAでは，心毒性も考慮したい。したがって，現在のところ膝手術のLIAには，0.5％以下のロピバカインの使用が妥当だろう。

◎安全な使用量

添付文書上，ロピバカインは伝達麻酔としての上限が300 mgとなっているが，多くの報告で300 mgかそれ以上が用いられている[5〜7]。それにもかかわらず，局所麻酔薬中毒 local anesthetic systemic toxicity（LAST）の報告はみあたらない。

Brydoneら[6]は，ロピバカイン400 mgを術中投与したあと，20 mg/hrで持続関節内投与をした28症例について，血中ロピバカイン濃度を分析した。その結果，6症例で総ロピバカイン濃度が中毒閾値を超えたが，遊離ロピバカイン濃度が中毒閾値に達した症例はなく，症状が出現した症例もなかった。しかし，0.2％ロピバカイン400 mgを用いたところLASTを起こしたという報告もある[8]。

LIAは比較的安全な方法ではあるが，単純に海外の報告にもとづいた用量で日本人に行うことには慎重であるべきだろう。特に小柄な高齢者や，LASTが発現しやすい低アルブミン血症，アシドーシス，肝・腎機能障害などがある患者に使用する場合は注意が必要である。

■鎮痛効果を増強する薬物

鎮痛効果をもつ薬物を局所麻酔薬に混合することで効果が増強されるという報告もある。以下に代表的なものを紹介する。

◎非ステロイド性抗炎症薬（NSAIDs）

Andersenら[9]によれば，ketorolacを局所麻酔薬に混合してLIAをした群は対照群に比べ有意に術後のモルヒネ使用量が少なく，鎮痛効果に優れ，退院基準に達するまでに要した時間が短かった。ketorolacは局所投与のほうが全身投与より効果が高かったとの報告[10]もあるため，LIAとして用いるのは妥当かもしれない。ただし，ketorolacは日本未発売である。LIAとして使用可能な筋注用製剤があるのはケトプロフェンだけである。

◎ステロイド

Ikeuchiら[7]は，デキサメタゾンを局所麻酔薬に添加したところ術後安静時の痛みが有意に弱く，術後2日目までに下肢伸展挙上 straight leg raise（SLR）が可能になった割合が高かったと報告している。これはステロイドのもつ抗炎症作用，創部の浮腫抑制による効果だと思われるが，メチルプレドニゾロンを用いたChristensenら[11]の報告では，その効果は否定されており，さらなる検証が必要である。

なお，日本では，デキサメタゾンは関節内投与の適応があるが，メチルプレドニゾロンは適応外である。LIAにステロイドを加えたことで術後感染などの有害事象が有意に増えたという報告は現在のところみあたらないが，安全というエビデンスもないため，高リスク患者には慎重に用いるべきであろう。

◎モルヒネ

局所麻酔薬に混合して投与することにより鎮痛効果が増したとの報告[12]がある。血中に吸収されることで全身性に作用してい

ると考えられるが，末梢のオピオイド受容体に作用している可能性もあり[13]，そのメカニズムの解明にはさらなる研究が必要である。

● ● ●

LIAの最適な組成を決定するにはさらなる研究が必要である。これから導入する施設は，比較的安全と思われるロピバカイン150〜200 mg（容量としては，40〜60 mL）から開始し，以後，術後経過を観察しつつ組成を調整してはいかがだろう。もちろん，術後NSAIDsの定期内服を軸としたマルチモーダル鎮痛が重要なのは言うまでもない[2]。

（相川 勝洋）

文　献

1. Bianconi M, Ferraro L, Traina GC, et al. Pharmacokinetics and efficacy of ropivacaine continuous wound instillation after joint replacement surgery. Br J Anaesth 2003 ; 91 : 830-5.
2. Kehlet H, Andersen LØ. Local infiltration analgesia in joint replacement : the evidence and recommendations for clinical practice. Acta Anaesthesiol Scand 2011 ; 55 : 778-84.
3. Webb ST, Ghosh S. Intra-articular bupivacaine: potentially chondrotoxic? Br J Anaesth 2009 ; 102 : 439-41.
4. Cobo-Molinos J, Poncela-Garcia M, Marchal-Corrales JA, et al. Effect of levobupivacaine on articular chondrocytes: an in-vitro investigation. Eur J Anaesthesiol 2014 ; 31 : 635-9.
5. Gi E, Yamauchi M, Yamakage M, et al. Effects of local infiltration analgesia for posterior knee pain after total knee arthroplasty : comparison with sciatic nerve block. J Anesth 2014 ; 28 : 696-701.
6. Brydone AS, Souvatzoglou R, Abbas M, et al. Ropivacaine plasma levels following high-dose local infiltration analgesia for total knee arthroplasty. Anaesthesia 2015 ; 70 : 784-90.
7. Ikeuchi M, Kamimoto Y, Izumi M, et al. Effects of dexamethasone on local infiltration analgesia in total knee arthroplasty : a randomized controlled trial. Knee Surg Sports Traumatol Arthrosc 2014 ; 22 : 1638-43.
8. Fenten MG, Rohrbach A, Wymenga AB, et al. Systemic local anesthetic toxicity after local infiltration analgesia following a polyethylene tibial insert exchange: a case report. Reg Anesth Pain Med 2014 ; 39 : 264-5.
9. Andersen KV, Nikolajsen L, Haraldsted V, et al. Local infiltration analgesia for total knee arthroplasty: should ketorolac be added? Br J Anaesth 2013 ; 111 : 242-8.
10. Ben-David B, Katz E, Gaitini L, et al. Comparison of i.m. and local infiltration of ketorolac with and without local anaesthetic. Br J Anaesth 1995 ; 75 : 409-12.
11. Christensen CP, Jacobs CA, Jennings HR. Effect of periarticular corticosteroid injections during total knee arthroplasty. A double-blind randomized trial. J Bone Joint Surg Am 2009 ; 91 : 2550-5.
12. Spreng UJ, Dahl V, Hjall A, et al. High-volume local infiltration analgesia combined with intravenous or local ketorolac＋morphine compared with epidural analgesia after total knee arthroplasty. Br J Anaesth 2010 ; 105 : 675-82.
13. Stein C. Peripheral mechanisms of opioid analgesia. Anesth Analg 1993 ; 76 : 182-91.

コラム

別の視点からみるTKAのLIA

LIA〔関節周囲薬物注射 periarticular injection（PAI）ともよばれる〕とPNBは不可分の存在である。末梢神経のうち，創部により近いところで術者が行うか，今までより遠位でブロック施行者が行うか，の違いと考えると，LIAへの理解も深まる。超音波ガイド下PNBは，目的とする部位にターゲットを絞り，より少量の局所麻酔薬を用いて，薬液の広がりを確認できる点で，LIAと似つつも異なる有利性がある。

■LIAはPNBの派生系

LIAの最大の利点は，簡便さと強力な効果である。術直後からSLRが可能であり，軽度屈曲もできる。LIAは術者が正確に薬液注入を行えば効果のばらつきが少なく，術直後から適切な鎮痛を得られる。持続性を補助するために，持続大腿神経ブロック femoral nerve block（FNB）もしくは持続内転筋管ブロックを加えてもよい[A, B]。関節周囲へ十分に薬液を投与すれば，坐骨神経領域の鎮痛も得られるため，坐骨神経ブロック sciatic nerve block（SNB）（もしくは選択的脛骨神経ブロック）を追加する必要はない。

ただし，適切な部位へ薬液を注入する必要がある。膝表面の疼痛緩和には大腿神経の枝である伏在神経膝蓋下枝がブロックされることが望ましく，そのためには内側広筋と縫工筋の筋間に局所麻酔薬を広げたい。膝関節後面の疼痛緩和のためには，関節後方へ薬液を注入することが望ましいが，術野から視認性の悪い部位（特に大腿骨後面）は盲目的操作になりやすい。さらに，局所麻酔薬が目的範囲以上に広がってしまうと，術後に一過性の腓骨神経運動障害をきたす[C]。

超音波ガイド下選択的脛骨神経ブロックでは，穿刺時の確実な神経描出とブロック後の薬液の広がり確認が可能であり，術後の腓骨神経運動障害は少ない。

■改めて学ぶマルチモーダル鎮痛

TKAに対するLIAとPNB（主にFNB）

の無作為化比較試験をメタ解析した研究では，術後の疼痛スコアが PNB に比べて LIA で改善，術後のモルヒネ使用量が減少し，入院期間が短縮した[D, E]。ただし，極端な差は認められていない。FNB 単独では TKA の術後鎮痛は十分に得られないため，SNB もしくは脛骨神経ブロック，術中術後のオピオイドの積極的併用により，PNB が LIA よりも優位に立つ可能性はある。また，PNB，LIA のいずれでも，NSAIDs やアセトアミノフェンなどの補助鎮痛薬の併用は大切である。

■ LIA の将来

近年，米国では，リポソームにブピバカインを封入し，徐放的に創部で放出させてゆっくりと効果を発揮する局所麻酔薬（EXPAREL®）が登場した。最大 72 時間効果が持続するとされており，LIA の欠点である持続性が克服される可能性がある[F]。（EXPAREL® を PNB に活用するアイデアと安全性についても報告されている[G]）

● ● ●

内転筋管ブロックや選択的脛骨神経ブロックのような，より末梢で，運動機能の温存を期待して行う PNB は，LIA との違いが少なくなってきている。超音波という武器を用いることで，神経や筋肉の構造を可視化し，LIA の利点を PNB にうまく組み込むことも可能だ。それがゆえに，筆者は LIA ではなく，あくまで PNB を選ぶのである。もちろん併用も有意義な選択肢だ。

（酒井 規広）

文 献

A. Gi E, Yamauchi M, Yamakage M, et al. Effects of local infiltration analgesia for posterior knee pain after total knee arthroplasty: comparison with sciatic nerve block. J Anesth 2014 ; 28 : 696-701.
B. Tanikawa H, Sato T, Nagafuchi M, et al. Comparison of local infiltration of analgesia and sciatic nerve block in addition to femoral nerve block for total knee arthroplasty. J Arthroplasty 2014 ; 29 : 2462-7.
C. Tsukada S, Wakui M, Hoshino A. Postoperative epidural analgesia compared with intraoperative periarticular injection for pain control following total knee arthroplasty under spinal anesthesia: a randomized controlled trial. J Bone Joint Surg Am 2014 ; 96 : 1433-8.
D. Yun XD, Yin XL, Jiang J, et al. Local infiltration analgesia versus femoral nerve block in total knee arthroplasty: a meta-analysis. Orthop Traumatol Surg Res 2015 ; 101 : 565-9.
E. Xu CP, Li X, Wang ZZ, et al. Efficacy and safety of single-dose local infiltration of analgesia in total knee arthroplasty: a meta-analysis of randomized controlled trials. Knee 2014 ; 21 : 636-46.
F. Lonner JH, Scuderi GR, Lieberman JR. Potential utility of liposome bupivacaine in orthopedic surgery. Am J Orthop (Belle Mead NJ) 2015 ; 44 : 111-7.
G. Ilfeld BM, Viscusi ER, Hadzic A, et al. Safety and side effect profile of liposome bupivacaine (Exparel) in peripheral nerve blocks. Reg Anesth Pain Med 2015 ; 40 : 572-82.

Section 3　下肢　症例8

大腿骨頸部骨折

高リスク患者への神経ブロック：難題に立ち向かい早期リハビリテーションを目指す

本症例で行うブロック ▶▶▶ 腰神経叢ブロック／坐骨神経ブロック傍仙骨アプローチ

症例

78歳の女性。身長156 cm，体重55 kg。独居。夜間のトイレ歩行時に転倒し受傷した。移動することができず廊下に倒れていたところを，翌朝，訪問介護員が来訪した際に発見し，救急搬送となった。既往歴として，脳梗塞後遺症，陳旧性心筋梗塞，心房細動，肺結核があった。左大腿骨頸部骨折（Garden分類のStage IV）（図1）の診断で，準緊急に翌朝，人工骨頭置換術が予定された。

大腿骨頸部骨折患者は，既往歴も多彩で，抗血栓療法の有無，心肺機能により，麻酔方法も左右されることが多い。1年生存率は75％前後とされ，術後廃用症候群に対する懸念も多いことから，早急な治療計画が求められる。AAOS[*1]のガイドラインやAAGBI[*2]ではでは，受傷後48時間以内に手術加療が望ましいとされている[1〜3]。

しかし元来，全身状態が悪く，抗血栓療法が行われている症例の早期手術に関しては，麻酔法の選択そのものが手術時期，手術リスクの主たる要因となる場合が多い。このとき，神経ブロック主体の麻酔管理は，患者に大きな利益となる（コラム1）。

■大腿骨頸部骨折と手術

一般的に診断されている大腿骨近位部骨折には，骨折部位から内側骨折（いわゆる頸部骨折）と外側骨折（いわゆる転子部骨折）がある。両部位とも骨折線によりさまざまな診断分類が存在する。図1は，内側骨折分類の代表例[4]である。一般的に内側骨折は大腿骨頭への血流が阻害されるため，骨接合術を選択した場合には癒合不全や大腿骨頭無腐性壊死，late segmental collapse（遅発性の骨頭圧潰）が問題となる。

そのため，高齢者の大腿骨頸部骨折の治療は人工骨頭置換術の適応となる。しかし，若年者の場合や骨頭転位のない場合（Garden分類Stage IまたはII）はHansson

> **コラム1**
>
> **AO Surgery Referenceを知っていますか？**
>
> 〈https://www2.aofoundation.org/wps/portal/surgery〉。AO（Arbeitsgemeinschaft für Osteosynthesefragen）は，骨折治療の世界的研究グループである。上記のサイトでは，部位別に疫学，骨折分類，診断学，治療方針，手術方法，体位から統計学的な指針まで，詳細に知ることができる。先じて，相手を知ることも面白い。

[*1] AAOS：American Academy of Orthopaedic Surgeons。

[*2] AAGBI：Association of Anaesthetists of Great Britain and Ireland。

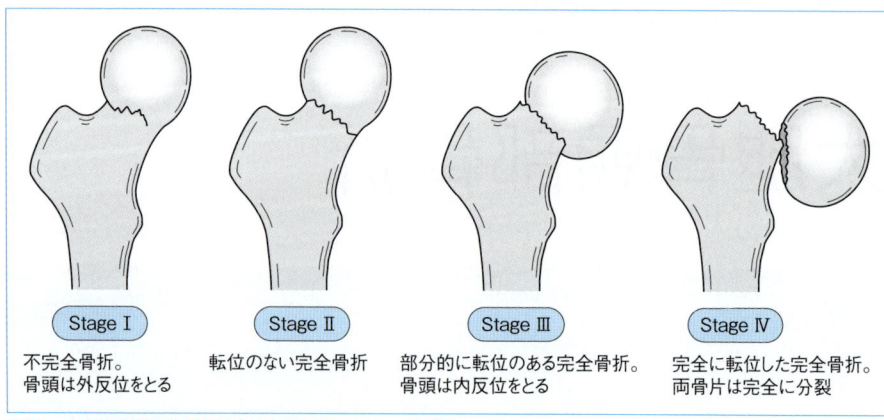

Stage I	Stage II	Stage III	Stage IV
不完全骨折。骨頭は外反位をとる	転位のない完全骨折	部分的に転位のある完全骨折。骨頭は内反位をとる	完全に転位した完全骨折。両骨片は完全に分裂

図1　大腿骨頸部内側骨折の分類（Garden分類）
Stage I, II では骨接合を選択されることも多いが，患者背景を配慮し，人工骨頭置換術施行となることもしばしばある．また，Stage III, IV でも年齢などを加味し，骨接合を行うことがある．

Pin® system（以下，ハンソンピン）などを用いた骨接合術も適応となる（コラム2）．
　どちらの手術を選択するにしても，大腿骨頭への血流温存を期すために加え，リハビリテーションの早期開始を必要とするために，緊急手術が求められる[3]．また，転子部骨折の手術にはdynamic hip screw（DHS）またはcompression hip screw（CHS），short femoral nail を用いた治療などが選択される．

■術前評価
日常生活は脳梗塞後遺症による左不全麻痺（感覚は正常）となり，杖歩行をしていたが，ゆっくりと自立歩行可能であった．心電図所見で心房細動（心拍数80〜110 bpm程度），心臓超音波検査では左前下行枝領域のmild hypokinesis を認めたが，左室駆出率は42％と収縮能は比較的保たれていた．しかし，左高度胸郭変形，気管支喘息を認め，肺機能検査では，％肺活量は33％，1秒率は65％と，混合性換気障害（拘束性優位）を認めた．室内気で指尖での経皮的動脈血酸素飽和度は92％であった．
　内服薬に，アスピリン100 mg/日，ワルファリン1.5 mg/日を含んでおり，血液検査ではPT-INR[*3]は2.2であった．股関節

正面X線像では左大腿骨頸部骨折を認め，転位が強く，Garden分類Stage IV の診断であった．
　全身状態は不良であるが，疼痛管理，介護負担の軽減のためにも早期手術を希望し，人工骨頭置換術の麻酔管理を依頼された．ASA-PS：Class III，NYHA分類[*4]：II度，Hugh-Jones分類：判断不能，代謝当量metabolic equivalents：2 METs 程度だった．

■ブロック範囲と麻酔計画
心肺機能低下症例（特に低呼吸機能）であり，人工呼吸器管理を積極的に行える状況ではない．脊髄くも膜下麻酔や全身麻酔単独では，術中・術後の合併症が危惧されるため，神経ブロックを主体にした麻酔管理を計画した．手術当日朝のPT-INR は1.7 であった．
　後方アプローチによる人工骨頭置換術の切開部位の神経支配は，外側大腿皮神経，下臀皮神経領域が主となる（図2）．筋，骨軟部組織は，大腿神経，坐骨神経，下臀神経の主な支配領域となる．股関節部では，閉鎖神経が一部関与することも知っておかなければならない．
　より中枢側での大腿神経，外側大腿皮神経，閉鎖神経領域のブロックを必要とするので，腰神経叢ブロックを選択した．坐骨

[*3]　PT-INR：プロトロンビン時間国際標準化比．

[*4]　NYHA分類：New York Heart Association の心機能分類．

神経ブロック sciatic nerve block（SNB）は，下臀神経，後大腿皮神経をブロックするためにも都合がよい傍仙骨アプローチを選択した。

外側大腿皮神経は，腰神経叢の高位から分岐するため不完全なブロックとなることがある。そのような場合，上前腸骨稜内側で外側大腿皮神経ブロック（1％メピバカイン 5 mL）を追加で行う計画とした。

術前，患者と家族は，可能なかぎり全身麻酔も併用してほしいと希望した。呼吸機能を考えると，自発呼吸温存下の換気補助が最も適していると考え，筋弛緩薬を用いないで声門上器具（SGA）による完全吸入麻酔法（少量の麻薬併用）を計画した。

■ブロックの実際
◎腰神経叢ブロック

体位は手術体位と同じ右側臥位とし，初めに腰神経叢ブロックを行う。プローブはコンベックスプローブ，神経刺激装置を併用して shamrock アプローチ法[*5]を用いる。側腹部の肋骨弓下にプローブを当て，腹横筋膜面（TAP）ブロックの要領で筋層を確認したのちに，やや背側へスライドし，椎体を中心に大腰筋，腰方形筋，脊柱起立筋を含めた shamrock view を描出する。第3腰椎の椎体横突起の描出を確認したあと，プローブを尾側へ傾け，横突起の消失した構図をターゲットビューとする。腰神経叢は，大腰筋内，背側に集簇するのを見ることができる。絶縁神経刺激針を用いて腰神経叢の深度に合わせて，プローブから離れた背側から穿刺する（図3）。

神経刺激装置（1.0～2.0mA）を用いたデュアルガイダンスとし，大腿四頭筋収縮を確認できる部位で 0.375％ロピバカイン 20 mL を投与する（図4）。

◎坐骨神経ブロック（SNB）

続いて，傍仙骨アプローチによる SNB を行う。神経に伴走する上臀動脈をカラー

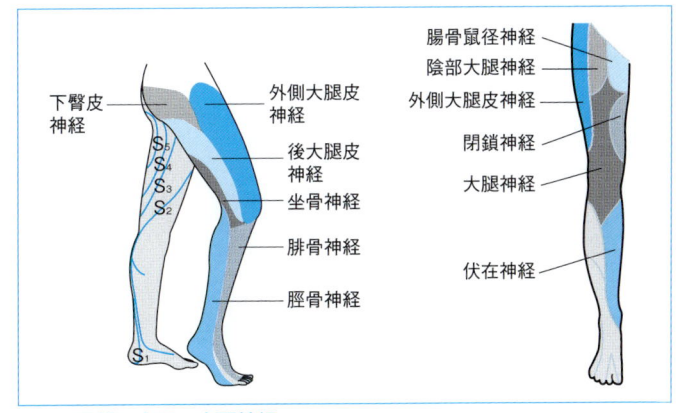

図2 臀部と大腿の支配神経

コラム2

ハンソンピンに有効な腸骨筋膜下ブロック

内側骨折といえども，若い症例で，また転位のない骨折（Garden 分類 Stage II）では，ハンソンピンや cannulated cancellous screw（CCS）が選択されることがある。ハンソンピンは皮膚切開が小さく，侵襲が小さいことも幸いし，麻酔は神経ブロック単独で可能である。

切開部位は，外側大腿皮神経，筋骨部は，主に大腿神経領域にある（図2）。筆者は，中枢への局所麻酔薬の広がりを確認できる鼠径部で腸骨筋長軸像観察による腸骨筋膜下ブロック（図A）を行う。また，必要に応じて外側大腿皮神経ブロックを行っている。

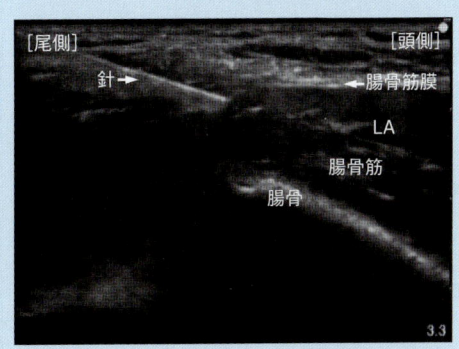

図A 矢状面による腸骨筋膜下ブロック
プローブは鼠径部で大腿骨の軸と平行に当て，大腿神経の走行部位から数 cm 外側で針を刺入する。薬液注入中も腸骨前面で頭側方向への局所麻酔薬の広がり（LA）がみられる。

Doppler により確認し，血管穿刺に十分な注意を払う。梨状筋下に局所麻酔薬を注入するだけでも効果がみられる。刺激に反応がみられないからといって深部まで針を進めるべきではない（図5）。

[*5] 総論4「腰神経叢ブロック再考」（19ページ）参照。

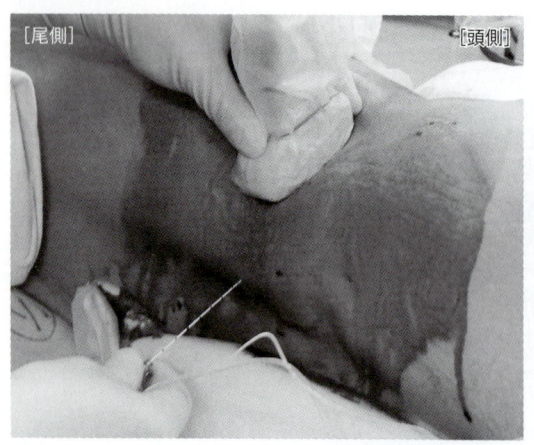

図3　shamrock アプローチ法による腰神経叢ブロック
第3，4腰椎横突起間からアプローチしている。

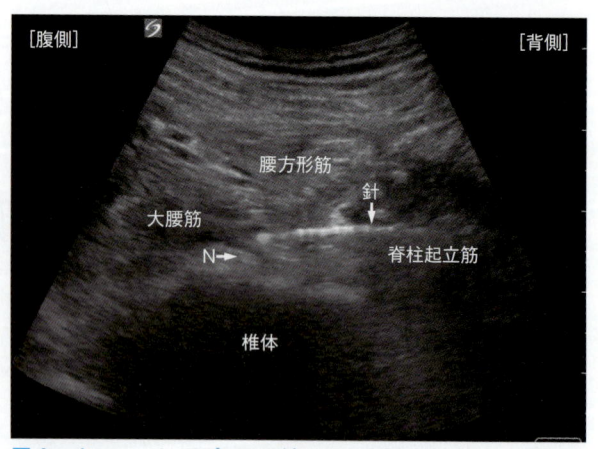

図4　shamrock アプローチ法による腰神経叢ブロック時の超音波画像
針は背側から刺入し，脊柱起立筋を貫いている。N：神経

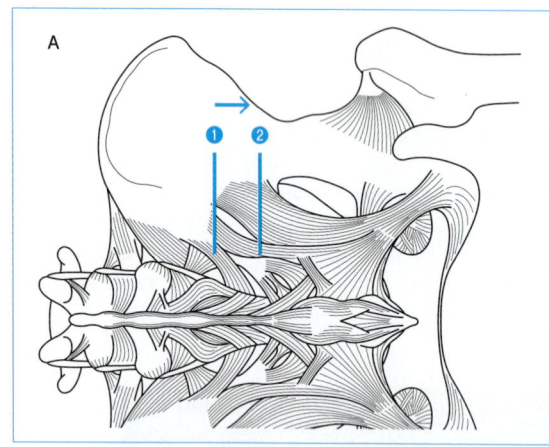

図5　SNB 傍仙骨アプローチ
A：プローブ位置のイメージ。プローブは❶から❷とスライドさせる。
（森 於菟ほか．分担解剖学1第11版．東京：金原出版，1982を参考に作成）
B：A❶での腸骨上の筋構図。大臀筋，梨状筋を明らかにする。
C：A❷での傍仙骨部坐骨神経ビュー。大坐骨孔と神経（N）が確認できる。

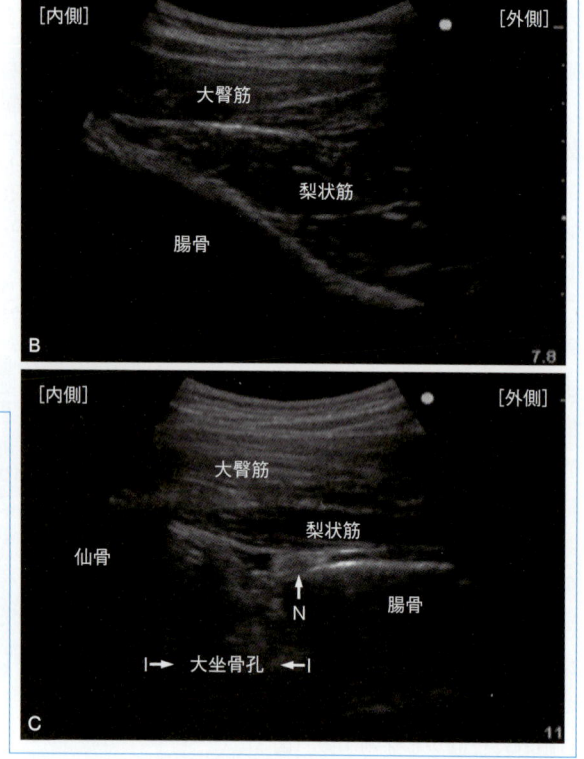

　局所麻酔薬は，早期効果発現を目的に1.5％メピバカイン20 mLを投与する。局所麻酔薬注入時は血管内注入とならないように，吸引テストは頻繁に行う。

■麻酔の実際

　SNB手技終了時には，外側大腿皮神経支配領域の温痛覚は低下しており，結果的に外側大腿皮神経ブロックは行わず，当初予定した腰神経叢ブロックとSNBのみとした。患者の希望に応じて浅い全身麻酔も行った。セボフルラン1.0〜1.5％とフェンタニル（25 μg）を投与し，入眠後自発呼吸温存下にi-gel®を挿入した。咽頭反射

を減らす目的で，導入前にキシロカインポンプスプレー®を用いてもよい。i-gel挿入後は，呼吸様式を観察しながら，呼気セボフルラン濃度を0.6～0.8％で維持した。

経過

術中はセボフルラン0.6～0.8％の浅麻酔で維持可能であった。皮膚切開時と大腿骨の操作時に，呼吸数と心拍数の増加をわずかに認めたが，どちらもフェンタニル25µgの投与で安定した。術後の覚醒はすみやかであった。創部の違和感はあるものの数値評価スケール（NRS）は2/10と良好であった。

術後6時間を境に疼痛増強を認めたが，アセトアミノフェンによる補助鎮痛で軽快した。術後1日目には端坐位，2日目には歩行訓練を開始でき，計画どおりの早期離床ができた。

■本症例のポイント

合併症のある高リスク患者に神経ブロックを用いる利点は，全身麻酔単独で行う場合に生じる循環変動（交感神経活動の変動），呼吸機能に与える影響を低減できることである。また，用いる全身麻酔薬の投与量が減らせるため，術後覚醒もすみやかとなる。本症例のような場合，手術手技よりも麻酔による合併症発生リスクが高い場合もあり，呼吸機能や交感神経活動の温存が，結果的に合併症を減らし得る[5~7]。その手段として，神経ブロックの有用性は高い[8]。

大腿骨近位部骨折患者に潜むリスクは，非常に多彩である。高齢者に予防投与されている抗血栓薬により，日本では待機症例に回されるケースが多いのが現状であったが，患者の日常生活動作（ADL）低下を懸念し，早急に手術が計画される施設も増えてきていることから，さらに神経ブロックの必要性が高まるのではないだろうか。

ただ，今回用いた腰神経叢ブロックやSNB傍仙骨アプローチは，深部のブロックであるため，血管穿刺による出血，血腫に対応する方法が乏しく，重大な合併症に発展する可能性もある。カラーDopplerによる血管走行の詳細なチェックは必須である。明確なガイドラインは採択されていない[*6]が，脊髄くも膜下麻酔，硬膜外麻酔に準じるとされる意見に異論はない[9]。

● ● ●

現在，神経ブロックは，超音波ガイド下法が浸透し，安全性も向上している。筋骨軟部組織の構造も明確に認識され，行うブロックの局在性も高い。手術に必要な最低限のブロックを行うことで，さらに一役も二役もその有用性を高めている。神経ブロックを用いた麻酔管理により，より多くの症例に対応できるだろう。ぜひとも神経ブロックで，患者と外科医の信頼を勝ち取っていただきたい。

（福井 公哉・野村 岳志）

*6 総論2「抗血栓療法と神経ブロック」（7ページ）参照。

文献

1. American Academy of Orthopaedic Surgeons. Management of hip fractures in the elderly. <http://www.aaos.org /cc_files/aaosorg/research/guidelines/hipfxguideline.pdf
2. Griffiths R, Alper J, Beckingsale A, et al. Management of proximal femoral fractures 2011: Association of Anaesthetists of Great Britain and Ireland. Anaesthesia 2012；67：85-98.
3. 日本整形外科学会診療ガイドライン委員会，大腿骨頸部/転子部骨折診療ガイドライン策定委員会編集．大腿骨頸部/転子部骨折診療ガイドライン．東京：南江堂，2011.
4. Garden RS. Low-angle fixation in fractures of the femoral neck. J Bone Joint Surg Br 1961；43：647-63.
5. Fanelli G, Casati A, Aldegheri G, et al. Cardiovascular effects of two different regional anaesthetic techniques for unilateral leg surgery. Acta Anaesthesiol Scand 1998；42：80-4.
6. de Visme V, Picart F, Le Jouan R, et al. Combined lumbar and sacral plexus block compared with plain bupivacaine spinal anesthesia for hip fractures in the elderly. Reg Anesth Pain Med 2000；25：158-62.
7. Rodgers A, Walker N, Schug S, et al. Reduction of postoperative mortality and morbidity with epidural or spinal anaesthesia: results from overview of randomised trials. BMJ 2000；321：1493.
8. Karaca S, Ayhan E, Kesmezacar H, et al. Hip fracture mortality: is it affected by anesthesia techniques? Anesthesiol Res Pract 2012；2012：708754.
9. Horlocker TT, Wedel DJ, Rowlingson JC, et al. Regional anesthesia in the patient receiving antithrombotic or thrombolytic therapy: American Society of Regional Anesthesia and Pain Medicine Evidence-Based Guidelines (Third Edition). Reg Anesth Pain Med 2010；35：64-101.

Section 3 下肢　症例 9

人工膝関節置換術 1

持続大腿神経ブロックと膝関節局所浸潤麻酔で脱・硬膜外麻酔を目指す

本症例で行うブロック ▶▶ 持続大腿神経ブロック（＋膝関節局所浸潤麻酔）

症例

80歳の女性。身長150 cm，体重55 kg。変形性膝関節症に対し人工膝関節置換術 total knee arthroplasty（TKA）が予定された。合併症として高血圧症，糖尿病，脂質異常症を有している以外に特記すべきことはない。

砂川市立病院（当院）では最近，整形外科の依頼で硬膜外麻酔から持続大腿神経ブロック femoral nerve block（FNB）に移行したばかりであった。麻酔科医の手技も何とか安定し，術後リハビリテーション時の痛みも軽減されたと評判は上々であったが，術後の膝窩部痛が問題となっていた。そこで，膝窩部坐骨神経ブロック sciatic nerve block（SNB）を併用したが，麻酔導入時間の延長，病院のコスト負担増，術後腓骨神経麻痺の確認ができなくなるなどの問題から断念した経緯がある。

現在は SNB の代わりに膝関節局所浸潤麻酔 local infiltration analgesia（LIA）を行うことで，それらの問題点をクリアしつつ，膝窩部痛に対して良好な鎮痛が得られている。本章では，この経緯をもとに本症例の管理を述べる。

■術前評価

患者は高血圧症，糖尿病，脂質異常症で内服治療をしているが，心血管系に大きな合併症はなく，日常生活動作（ADL）は自立していた。TKA により大幅な生活の質（QOL）の改善が期待できた。

■ブロック範囲と麻酔計画

当院では TKA を medial parapatellar approach で行い，ターニケットの使用は300 mmHg で2時間程度である。膝関節の大部分は大腿神経支配領域（図1）であるが，脛骨は坐骨神経支配であり術後膝窩部痛が問題となる[1]ため，その対策として術中 LIA を行う。

FNB だけで執刀に臨む場合，硬膜外麻酔に比べ坐骨神経，閉鎖神経領域からの侵害刺激や，ターニケットペインによる血圧上昇や息こらえが生じやすいため，レミフェンタニルを0.1〜0.2 μg/kg/min で併用し，気道確保は声門上器具（SGA）もしくは気管挿管とする（コラム1）。執刀開始前からアセトアミノフェンやフルルビプロフェンアキセチルを静脈内投与し，マルチモーダル鎮痛を実施する。

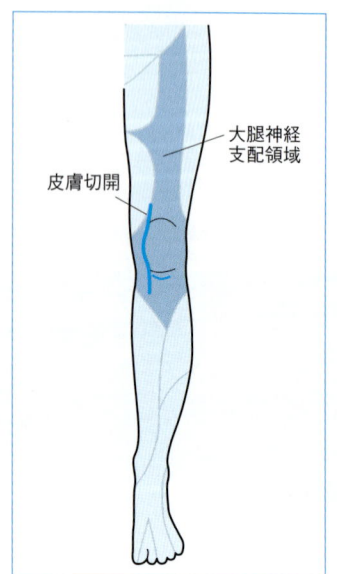

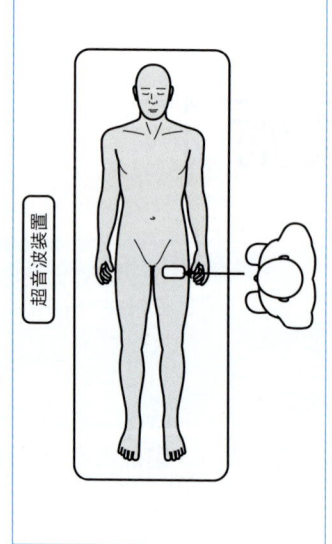

図1 神経支配領域と手術創部

図2 FNB時の配置

コラム1

SGAか気管挿管か

SGAを用いる場合，息こらえによる気道トラブルには十分な注意が必要である。レミフェンタニルによっても，時に声門閉鎖が生じる[2]ため，気管挿管したほうが安全かもしれない。

コラム2

カテーテル留置のコツ

仮に針先から3cmも盲目的に進めたら，まず大腿神経近傍にカテーテルの先端はとどまらない。針の先端から1～2cmほどの位置までカテーテルを進めたら慎重に針を抜き，超音波でカテーテルの長軸像を描出し，生理食塩液や空気を注入してカテーテルの先端が確実に神経下面に位置するように調整する。最初はカテーテル先端の描出が少し難しいが，この一手間をかけるだけで術後鎮痛効果が安定する。

■ブロックの実際

◎持続FNB

入室後，仰臥位でFNBを行う（図2）。基本的に患者が覚醒している状態で，超音波，神経刺激を併用して施行している。これは患者の異常感覚も神経障害を防ぐための重要なモニターと考えているためである。針は神経刺激をしつつカテーテル留置が可能なContiplex®（B Braun社）を用いている。

FNBは比較的平易な手技とされているが，神経障害の報告[3]は多く，注意が必要である。1%リドカインで局所浸潤麻酔したのち，0.375%ロピバカイン20 mLを大腿神経周囲に投与する。針先が直接神経に触れないよう平行法で大腿神経の1 cmほど外側で腸骨筋膜を破り，そこから液性剥離でできたスペースに針を進めることを繰り返し，神経周囲に薬液を広げていく。

次に液性剥離によってできた大腿神経下面のスペースに針先を進め，カテーテルを留置する（コラム2）。先端の位置は，生理食塩液や空気をカテーテルから注入して確認する（図3）。カテーテルの固定にはアロンアルファA「三共」®を用いている。薬液の漏出やカテーテル脱落などのトラブルを激減させてくれる。その上から固定用フィルムを貼って，手技は終了である。

■麻酔の実際

麻酔はレミフェンタニルとプロポフォールで導入，ロクロニウム20 mgを投与後にSGAで気道確保し，調節呼吸で管理した。維持はセボフルラン1%とレミフェンタニル0.1 μg/kg/minとし，執刀前にアセトアミノフェン，フルルビプロフェンアキセチルを静脈内投与した。ブロックが効いていれば執刀を開始しても大きな循環変動は生じない。

経過

手術開始から前半にかけてレミフェンタニル0.1 μg/kg/minで特に血圧変動はなかった。1時間経過した頃からターニケットペインによる緩やかな血圧上昇を認めたが，レミフェンタニルを0.2 μg/kg/minに増量すること

> **コラム3**
>
> **ターニケットペイン**
>
> TKA の麻酔管理を硬膜外麻酔や脊髄くも膜下麻酔から PNB に変更した際，多くの麻酔科医がターニケットペインを非常に厄介な問題として再認識することだろう．特に虚血性心疾患などの合併症をもった患者では血圧変動に注意が必要である．

でコントロール可能であった（コラム3）．

■LIAの実際

人工関節留置前に関節後方と側方に，留置後に膝蓋骨周囲や切開部の軟部組織[4]に，0.375％ロピバカイン 40 mL，モルヒネ 5 mg，アドレナリン 0.3 mg，デキサメタゾン 3.3 mg からなるカクテル[5]を投与する（図4）．なお，関節包後面外側への注入は一過性腓骨神経麻痺を起こす可能性があるので避けたほうがよい[4]（図5）．

術後経過

覚醒後，痛みを訴えることはなく，腓骨神経麻痺を否定するための足関節運動も確認できた．フェンタニルは使用しなかった．
　術後鎮痛として 0.2％ロピバカイン 4 mL/hr と，内服が可能となった時点からセレコキシブ 200 mg×2/日の定期内服を開始した．夜間ジクロフェナクを 1 度内服したが，安静時痛は数値評価スケール（NRS）2/10 以下のおおむね良好な鎮痛が得られた．術後 2 日目から開始される持続的他動運動（CPM）を用いた可動域訓練の前にさらに良好な鎮痛を提供するために 0.5％リドカイン 5 mL をカテーテルから投与した．カテーテルは術後 3 日目の朝，回診で抜去された．

■本症例のポイント

近年の抗血栓療法の普及により，TKA の鎮痛法は硬膜外麻酔，大腿神経（内転筋管）ブロック，坐骨（脛骨）神経ブロック，LIA などが混在している[6]．単回投与の FNB や LIA は持続時間が短い[7]ため，筆

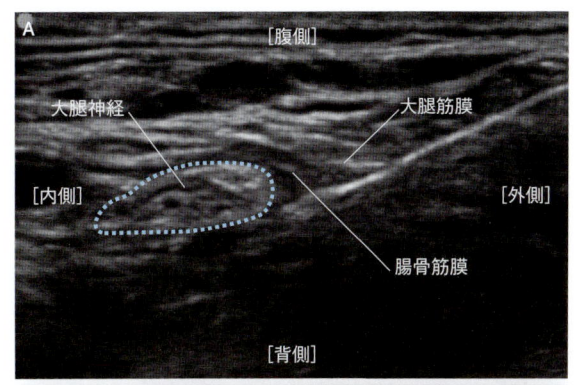

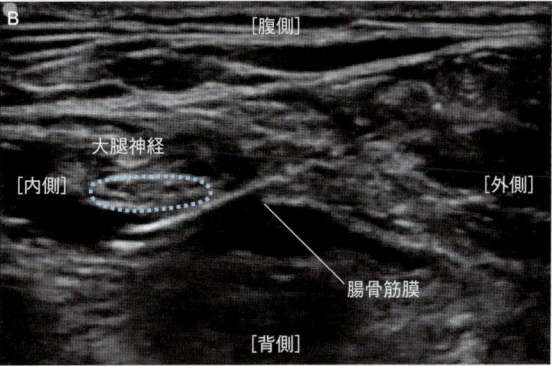

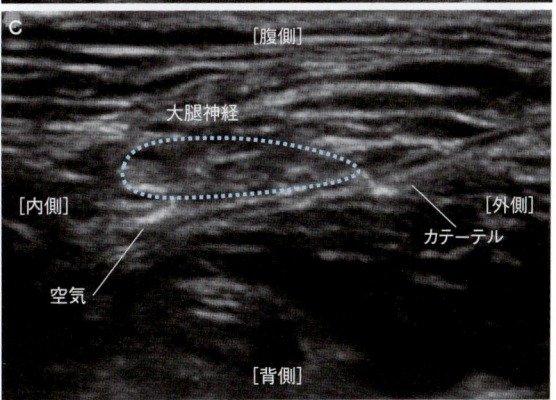

図3　一連の超音波画像
A：大腿神経の 1 cm 外側で腸骨筋膜を貫く．
B：液性剥離してできた大腿神経下面スペースに針先を進める．
C：カテーテルから空気を注入し，先端位置を確認する．

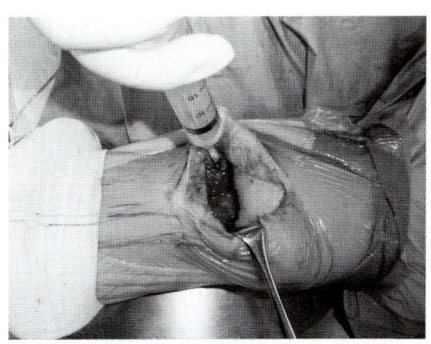

図4　切開部への薬液の投与

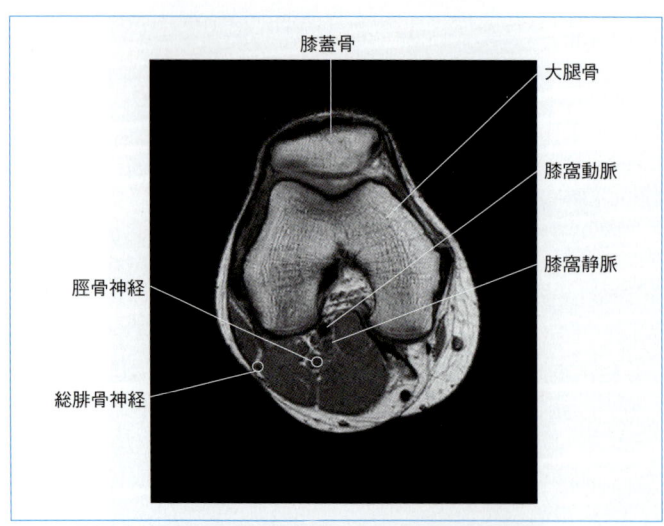

図5　総腓骨神経のMRI画像

者は手術翌日もしくは2日目から開始される関節可動域訓練時の鎮痛まで考慮して，持続FNBを施行している．そしてFNBでは防げない膝窩部痛を簡便かつ効果的に抑える方法として採用したのがLIAである．

FNBとの組み合わせとして，SNBとLIAを比較した研究では，両群で術後痛に差を認めなかったとする報告が多い[8, 9]．当院での後向き検討[10]でも，SNB群（$n=9$）とLIA（$n=8$）で，術後48時間の安静時NRSに差はなかった（$p=0.286$）．また，これまで50例以上に対し，持続FNB+LIAを施行しているが，腓骨神経麻痺が生じたことはない．LIAによる腓骨神経麻痺の報告[11]もあるため，さらなる検討が必要だが，筆者のこれまでの経験からLIAは，SNBのもつ腓骨神経麻痺という問題を解決する可能性がある．

（相川　勝洋）

文　献

1. Abdallah FW, Brull R. Is sciatic nerve block advantageous when combined with femoral nerve block for postoperative analgesia following total knee arthroplasty? A systematic review. Reg Anesth Pain Med 2011；36：493-8.
2. 河野達郎，生駒美穂．レミフェンタニルを用いた全身麻酔中に突然の声門閉鎖を来した3症例．麻酔 2008；57：1213-7.
3. Moore AE, Stringer MD. Iatrogenic femoral nerve injury：a systematic review. Surg Radiol Anat 2011；33：649-58.
4. Busch CA, Shore BJ, Bhandari R, et al. Efficacy of periarticular multimodal drug injection in total knee arthroplasty. A randomized trial. J Bone Joint Surg Am 2006；88：959-63.
5. Uesugi K, Kitano N, Kikuchi T, et al. Comparison of peripheral nerve block with periarticular injection analgesia after total knee arthroplasty: a randomized, controlled study. Knee 2014；21：848-52.
6. Bauer MC, Pogatzki-Zahn EM, Zahn PK. Regional analgesia techniques for total knee replacement. Curr Opin Anaesthesiol 2014；27：501-6.
7. Kehlet H, Andersen LØ. Local infiltration analgesia in joint replacement：the evidence and recommendations for clinical practice. Acta Anaesthesiol Scand 2011；55：778-84.
8. Mahadevan D, Walter RP, Minto G, et al. Combined femoral and sciatic nerve block vs combined femoral and periarticular infiltration in total knee arthroplasty：a randomized controlled trial. J Arthroplasty 2012；27：1806-11.
9. Gi E, Yamauchi M, Yamakage M, et al. Effects of local infiltration analgesia for posterior knee pain after total knee arthroplasty: comparison with sciatic nerve block. J Anesth 2014；28：696-701.
10. 相川勝洋，橋本聡一，森本裕二ほか．人工膝関節置換術における関節周囲浸潤麻酔と坐骨神経ブロックの効果に対する検討．麻酔 2016；65：50-5.
11. Tsukada S, Wakui M, Hoshino A. Postoperative epidural analgesia compared with intraoperative periarticular injection for pain control following total knee arthroplasty under spinal anesthesia：a randomized controlled trial. J Bone Joint Surg Am 2014；96：1433-8.

Section 3 下肢　症例 10

人工膝関節置換術 2

強力な鎮痛と運動機能の温存の両立を目指す

本症例で行うブロック ▶▶▶ 持続内転筋管ブロック/選択的脛骨神経ブロック

症例

73歳の女性。身長155 cm，体重60 kg。全身状態は良好。変形性膝関節症のため，左人工膝関節置換術が予定された。過去に他院で右膝関節置換術を受け，全身麻酔と関節内注射で管理された際，術直後はまったく痛みはなかったが，悪心が発生した。翌日の離床や歩行器を用いた歩行訓練は可能であったが，膝屈曲，伸展リハビリテーションの際には激痛を伴った。

今回，できるだけ術後の歩行トレーニングと膝屈曲，伸展リハビリテーションの両方が良好に行えるようにと，患者と主治医から依頼があった。術翌日から低分子ヘパリンによる抗凝固療法が予定されている。術前の大腿四頭筋等尺性筋力は，左（今回の術側）が19.5 kgw，右（過去の術側）が25.0 kgwであった。

人工膝関節置換術 total knee arthroplasty（TKA）は，変形性膝関節症や膝関節リウマチに対する究極的な治療法である。近年は，創部の縮小を試みた低侵襲手術や，関節裂隙が狭小化した内側関節面だけを置換する人工膝関節単顆置換術が行われているが，それでも術後痛は強い。また，下肢静脈血栓症の予防や早期離床，早期リハビリテーションが一般的となり，早期回復を目指した適切な鎮痛が求められる。

硬膜外麻酔から末梢神経ブロック peripheral nerve block（PNB）へと移行したTKAの術後鎮痛であるが，関節周辺組織（関節包など）に局所麻酔薬やオピオイドの混合薬液を注入する関節内注射[*1]も広がっている。本章では，PNBを中心としたマルチモーダル鎮痛で術後疼痛に対処する。

[*1] ミニ解説4「膝関節局所浸潤麻酔」（119ページ）参照。

■術前評価

患側膝の安静時痛はほとんどなく，歩行時に軽い痛みがあった。歩行は独歩で30分できた。階段は手すりを持ち，1段ずつ上ることができたが，降りる際に激痛を伴うことがあるため，できるだけ階段昇降運動は避けている。反対側の膝（前回，膝関節置換術を行った側）の痛みはない。

■ブロックの範囲と麻酔計画

手術侵襲を受ける膝前面，大腿四頭筋，関節包の一部，膝蓋骨の感覚は大腿神経が司っている（図1）ため，鎮痛の主体は大腿神経ブロック femoral nerve block（FNB）である。FNBは持続硬膜外麻酔や静脈内患者自己調節鎮痛（IV-PCA）に比べて疼痛緩和，リハビリテーション促進の両面で

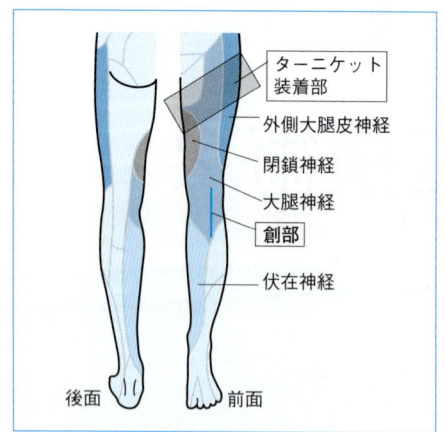

図1　大腿神経支配領域と手術創部
膝蓋骨，大腿骨遠位端も大腿神経領域。

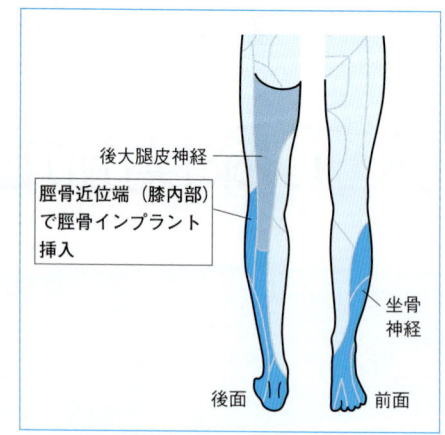

図2　坐骨神経支配領域と手術創部

優れている[1,2]）。

また，インプラント挿入時には，大腿骨遠位端と脛骨近位端表面を切離するが，そのうち脛骨近位端は，坐骨神経の末梢枝である脛骨神経の支配領域である（図2）。術式や患者固有の神経支配によっては，閉鎖神経領域に侵襲が加わることもある。筆者は，今までは持続FNBを用いていたが，近年は内転筋管ブロック adductor canal block[*2] およびカテーテル挿入による持続内転筋管ブロックを用いている。

本症例は，前回手術で関節内注射による術後鎮痛が行われたものの，術翌日以降の鎮痛効果が不十分であったことから，術後の持続的な鎮痛法が必要と判断した。今回は術翌日から低分子ヘパリンによる抗凝固療法が行われる予定であるため，カテーテルを用いた持続PNBを活用し，全身麻酔に，持続内転筋管ブロック，単回選択的脛骨神経ブロックを併用する。

*2　ミニ解説3「内転筋管ブロック」（113ページ）参照。

■**術前ブロックの実際**

患者入室後，末梢静脈路の確保とモニターを装着し，ブロック施行前にフェンタニル50 μgを投与した。

◎**内転筋管ブロック（単回注入）**

仰臥位で膝は軽度屈曲させ，股関節を軽度外転，外旋させた（図3）。鼠径部で大腿神経と大腿動脈を確認したあと，リニアプローブを尾側にスライドさせて連続的にスキャンする。大腿動脈は鼠径部から尾側に進むと大腿深動脈を分岐し，大腿神経の分枝が併走する（図4）。大腿動脈と大腿神経の分枝は，縫工筋の下を通り，鼠径部から尾側10～15 cmで内転筋管（大腿の中1/3部，大腿三角の先端から内転筋腱裂孔までに位置する腱膜のトンネル）を通過する。ここで大腿神経の分枝と大腿動脈の断面を確認する。ここまでのプレスキャンでマーキングをする。

刺入部に局所浸潤麻酔をしてから本穿刺をする。単回注入用の50 mm, 22 Gの神経ブロック針を外側から，プローブに平行に刺入した。神経と動脈の周辺に0.25%レボブピバカイン15 mLを投与した（図5）。持続内転筋管ブロックのカテーテルは術後に挿入するため，後述する。

◎**選択的脛骨神経ブロック**

仰臥位で術側の膝屈曲位とした（図6）。選択的脛骨神経ブロックは膝屈曲位で大腿後面にリニアプローブを当て，坐骨神経が総腓骨神経と脛骨神経に分岐する点を探し（図7），脛骨神経周辺部だけに薬液を投与する。刺入部に局所浸潤麻酔を行ったあと，

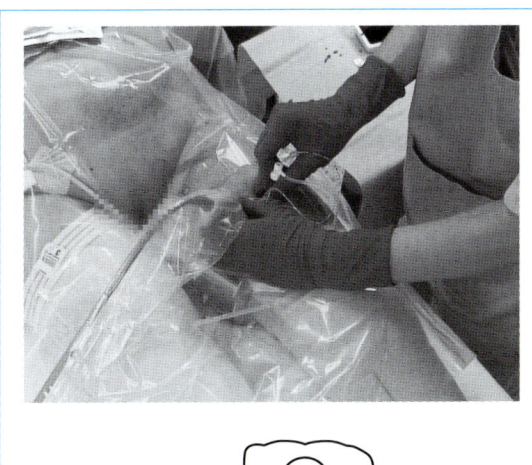

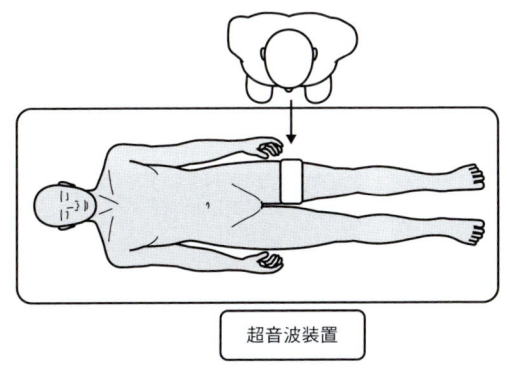

図3 内転筋管ブロック時の配置とプローブの当て方

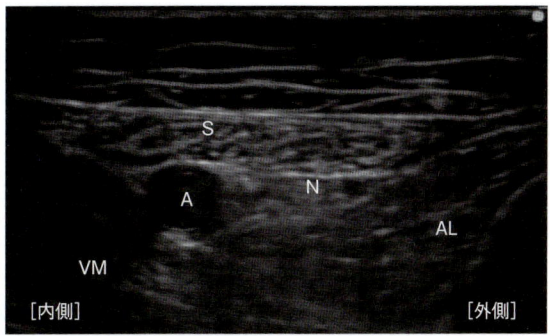

図4 内転筋管と大腿神経のプレスキャン画像
N：大腿神経，A：大腿動脈，S：縫工筋，AL：長内転筋，VM：内側広筋．

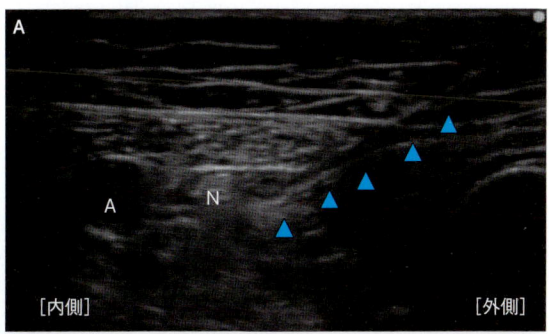

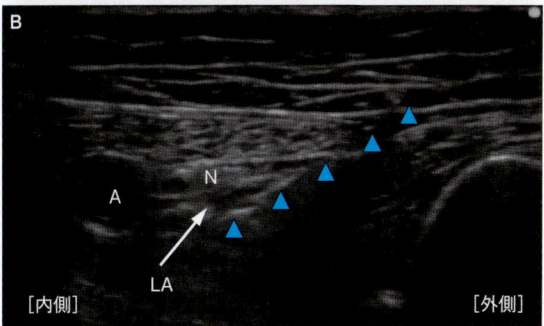

図5 内転筋管ブロックの超音波画像
大腿動脈（A）の外側に走行する大腿神経分枝（N）の外側に穿刺針（▲）を運針し，周辺の筋肉と剥離するように局所麻酔薬（LA）を注入する．
A：針刺入時，B：薬液注入時．

50 mm，22 G の神経ブロック針を平行法で刺入し，0.25％レボブピバカイン15 mL を投与した（図8）。

■術中維持の実際

麻酔はプロポフォールとフェンタニルによる全静脈麻酔（TIVA）で導入，維持した。就眠後，フェンタニル100 μg，デキサメタゾン6.6 mg を投与し，声門上器具を挿入した。プロポフォールは BIS 値 40〜60 を目標に，目標血中濃度 2.5 μg/mL で維持し，周術期の鎮痛補助のため，モルヒネ 0.1 mg/kg を静脈内投与した。ターニケットを加圧した際や，手術開始時の心拍数，血圧ともに変動はなかった。術中は駆血による血圧上昇が徐々にみられたため，フェンタニルを間欠的に 50 μg ずつ投与した。ターニケットの開放後，アセトアミノフェン静注液 1000 mg を投与し，術後悪心・嘔吐（PONV）対策にドロペリドール 1 mg を投与した。

手術時間1時間45分，ターニケット駆血時間1時間20分。フェンタニル総投与量 300 μg。覚醒はすみやかで，疼痛の訴えはなく，術直後の足趾，足関節背屈運動および下肢伸展挙上運動も可能であった。

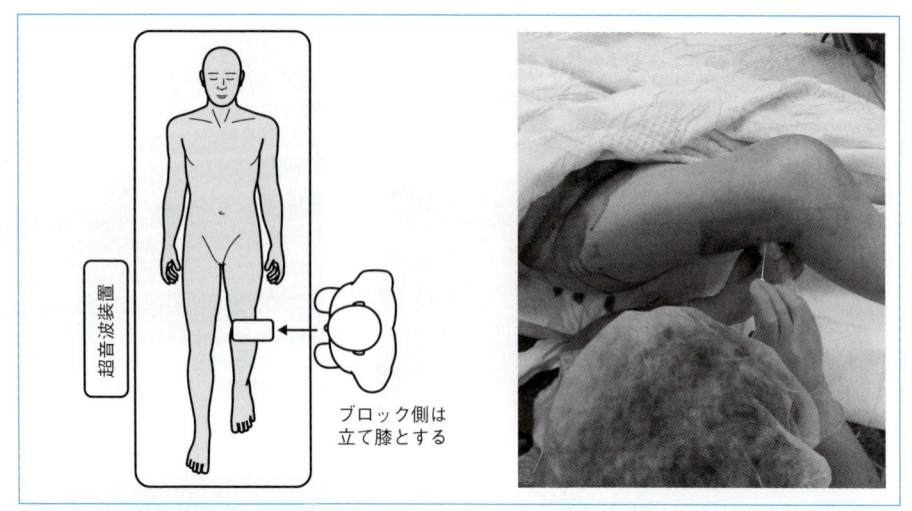

図6 選択的脛骨神経ブロック時の配置とプローブを当てる位置（写真は右膝手術時の様子）

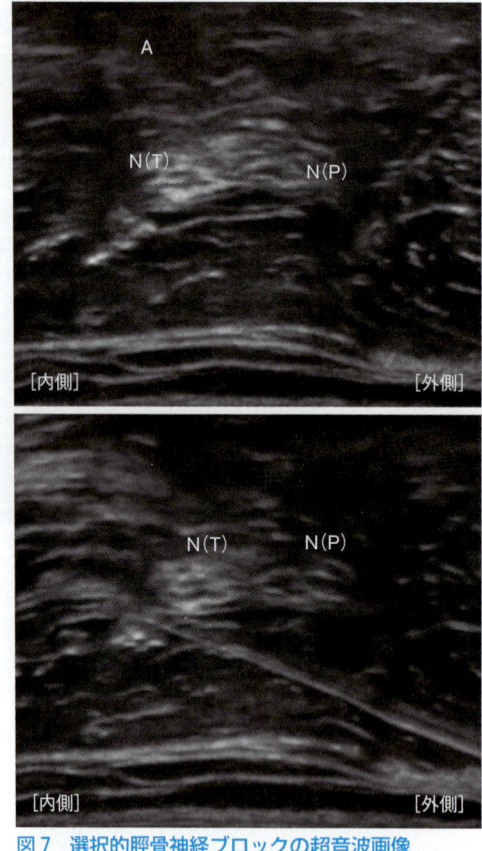

図7 選択的脛骨神経ブロックの超音波画像
膝窩動脈（A）の後方に位置する坐骨神経は，膝窩約5cmで内側に脛骨神経〔N（T）〕，外側に総腓骨神経〔N（P）〕に分岐する。針は内側の脛骨神経内側に運針し，薬液を内側だけに注入する（選択的脛骨神経ブロック）。
A：刺入前，B：刺入後。

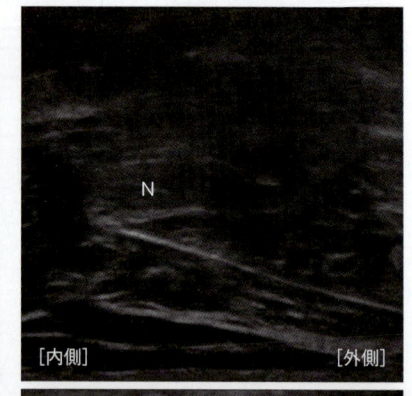

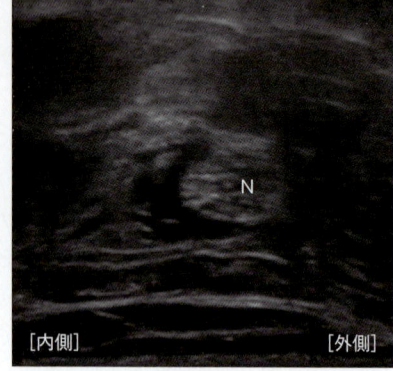

図8 選択的脛骨神経ブロック（分岐前での手技）
坐骨神経（N）の内側接線方向に神経ブロック針を刺入し，坐骨神経の内側だけに局所麻酔薬を注入する。総腓骨神経と脛骨神経の分岐前の部位でも，内側だけの注入で選択的脛骨神経ブロックが成立する（薬液が広がりすぎると腓骨神経もブロックされるため要注意）。
A：薬液注入時，B：薬液注入後。

■術後ブロックの実際

◎持続内転筋管ブロックカテーテル挿入

創部のドレッシング後に，持続内転筋管ブロックカテーテル留置を行った。術前の単回内転筋管ブロックと同じ場所で，プローブも同じように位置させた（**図3**）。局所浸潤麻酔のあと，Tuohy針（19G，80 mm）を刺入し，大腿神経分枝の後方に位置させた。少量の局所麻酔薬を注入後，薬液によってできたスペースにカテーテルを留置し，カテーテルは針の先端から1cm程度進めた（薬液流出孔がカテーテルの先端にある場合。側孔型の場合は適宜調整する）。

留置後に0.25%レボブピバカイン5mLを投与し，カテーテル先端から薬液が大腿神経分枝周囲に広がることを確認した。カテーテルは医療用接着剤（ダーマボンド®もしくはアロンアルファA「三共」®）で固定し，その上から被覆材を貼りつけた。持続内転筋管ブロックカテーテルにPCAポンプを接続し，0.08%レボブピバカイン6mL/hr（ボーラス投与量3mL，ロックアウト時間30分）で投与を開始した。

術後経過

病棟に帰室後，半坐位で経過したが，痛みは自覚せず，膝を自力で軽度曲げ伸ばしすることが可能であった〔安静時の数値評価スケール（NRS）0/10，体動時1/10〕。手術当日夜からセレコキシブ200 mg×2/日の内服を開始した。前回経験したような悪心はなく，術後1日目朝は，膝後面の痛みが増強したが，セレコキシブの内服で緩和した。

朝食後，主治医がドレーンを抜去し，車椅子への移乗を開始した。術側の膝は自力で下肢伸展挙上運動が可能であり，ベッドサイドに脚を下ろし，立ち上がることができた。車椅子移乗後は，膝を90°屈曲させたときに，膝前面の軽度の疼痛を自覚した。自力で膝伸展，屈曲が可能だったため，持続的他動運動continuous passive motion（CPM）装置による膝屈曲トレーニングは行わず，自力で膝屈曲，伸展トレーニングを開始した。膝伸展時（膝伸展10°）に膝後面の疼痛を自覚した。

術後1日目夕方に担当麻酔科医が来室し，カテーテル刺入部の確認，PCAポンプの残量確認と，膝運動と筋力の様子を診察した。ベッド上で端坐位から，下肢を重力に抗して伸展させることができた（徒手筋力テスト4/5）。大腿四頭筋等尺性筋力は12.0 kgwと，術前の6割を維持していた。ベッドサイドでの立位，術側への荷重が可能で，歩行器を用いてゆっくり歩行できたが，3分ほどの立位のあと，疼痛がやや増強したため，トレーニングを終了した。担当麻酔科医は，膝前面の痛みが強くなる場合はPCAを使用すること，それでも痛みが強い場合は鎮痛補助薬（ジクロフェナク坐薬やトラマドール内服など）が使用できることを説明した。また，車椅子移乗やトイレ移動などで立位になる場合は，必ず看護師をよび，一人では立位にならないことを説明した。

術後2日目昼から，理学療法士の監視下での歩行器使用歩行トレーニングが開始され，安定して40 mの歩行が可能であった。

術後3日目朝に，持続注入を終了（60時間），担当麻酔科医が持続内転筋管ブロックカテーテルを抜去した。歩行器による歩行は術後3日目昼のトレーニングで70 mが可能であった。

術後5日目で杖歩行トレーニングを開始した。並行して行っていた膝屈曲，伸展トレーニングにより屈曲120°以上に到達し，伸展もほぼ0°（完全伸展）ができ，リハビリテーション病棟に転棟。

術後14日目に独歩で退院し，術後3か月時点の整形外科のフォローアップ外来では，独歩による歩行，階段昇降が可能で，膝可動域は伸展0°，屈曲135°を維持していた。

■本症例のポイント

本症例は，過去のPONVと翌日以降の疼痛コントロール不良，および下肢静脈血栓予防のための術後早期抗凝固療法がポイントに挙げられる。

◎運動機能温存の必要性と 内転筋管ブロックの選択

TKAは，手術がひき起こす術後の炎症，

疼痛，不動化との戦いである．炎症に伴う創部の腫脹が増悪すると，膝関節の柔軟性が低下し，拘縮が発生する．炎症，疼痛を抑制したうえで，よりスムーズに膝屈曲，伸展が行えることが肝要である[3]．

また，TKAを受ける患者は高齢であることが多く，術前から膝周囲の筋肉，特に大腿四頭筋筋力が低下している．術後の全身回復を考慮しても，早期離床が重要であり，下肢筋力の低下を最小限にとどめることが必要である．

TKAに対するFNBの有用性は高く，硬膜外ブロックやIV-PCAに比べ，副作用の軽減，術後の膝屈曲–伸展角度range of motion (ROM)の獲得など，リハビリテーションの促進に寄与する[4]．しかし，FNBは大腿四頭筋の運動遮断による筋力低下が，離床時の転倒事例を増加させる可能性がある[5]．

大腿神経の末梢枝をブロックする内転筋管ブロックは，大腿四頭筋の筋力低下を抑えつつ，鎮痛を得る．内転筋管ブロックは，大腿神経領域のうち，膝および下腿内側の鎮痛が選択的に得られるが，大腿前面から中間部の領域は鎮痛されないため，オピオイドやNSAIDsなどの鎮痛薬を積極的に使用する必要がある．

本症例では，術中にモルヒネを少量使用した．モルヒネを使用すると悪心・嘔吐を誘発するので事前の対策（デキサメタゾンやドロペリドールの投与）が予防に効果的である．

内転筋管ブロックはFNBに比べて末梢側でのブロックとなるため，カテーテルの挿入がターニケットに干渉したり，術野の邪魔になったりする．そこで筆者は，術前は単回注入だけとし，術後にカテーテルを挿入している．

◎積極的リハビリテーションのすすめ

上述と矛盾するが，近年のビッグデータの解析から，PNBは転倒リスクを増やす因子としては否定された[6]．しかし，そもそもTKAを受けるまでに進行した変形性膝関節症患者は，身体機能の低下が進行している．変形性膝関節症に伴う大腿四頭筋の筋力は，同世代の同性健常成人に比べて20％以上も低下している[7]．TKA後の大腿四頭筋筋力の低下は，術後6か月から数年にわたり遷延し，これにより日常生活に悪影響を及ぼす．

TKAの術後はできるだけ早期から大腿四頭筋をはじめとする下肢筋力の強化を進め，早期の離床，歩行などの運動に取り組ませることが重要である．手術終了24時間以内からの下肢筋力回復トレーニングを行った患者は，術後48時間以降から開始した患者に比べ，リハビリテーションメニューを早期に達成し，入院日数の短縮にもつながる[8]．

◎慢性痛化させない術後管理

TKAの周術期鎮痛は，PNBや関節内注射などの選択肢に恵まれ，以前に比べて容易に管理できるようになった．しかし，リハビリテーションから社会復帰に至る回復期の鎮痛は未解決の問題が多い．TKA術後に激烈な慢性痛へ至る率は13％と示す報告もある[9]．TKAを受けた患者の3年後のアンケート調査では，術後に「しばしば」～「常に痛みを自覚している」ケースが全体の44％を占め，術後のほうが痛みが強い患者が20％近く存在している[10]．また，初回TKAを受けた3年後に19％の患者が，激しいもしくは耐え難い疼痛を自覚し，再置換術後は47％の患者が強い疼痛を自覚していると報告[11]されている．

破局的思考，術前術後のメンタルヘルス，術前術後の膝の疼痛，膝以外の部位の疼痛の存在は，慢性痛化の因子であると考えられているが[12,13]，これを予防ないし治療する手段はいずれもエビデンスを欠いており，確実に効果があるものは存在しない[14]．

慢性痛に対して，過度にオピオイドに依存することは避け[15]，プレガバリンなどの薬物療法[16]や硬膜外麻酔，PNBなどの区域麻酔，リハビリテーションなど，集学的治療が必要である．TKA後の慢性痛化の予防，膝腫脹軽減，膝機能向上に，周術期のFNBは寄与しないとする研究[16]もあるが，PNBが硬膜外麻酔やオピオイドの持続静注に比べて，術後の慢性痛化を減少させることを示した研究も存在する[17,18]．今後，内転筋管ブロックの活用によって，大腿四頭筋の筋力温存を図りつつ，周術期から回復期に至るまでの疼痛緩和とリハビリテーションを進めることができるだろう[19]．

（酒井　規広）

文献

1. Singelyn FJ, Deyaert M, Joris D, et al. Effects of intravenous patient-controlled analgesia with morphine, continuous epidural analgesia, and continuous three-in-one block on postoperative pain and knee rehabilitation after unilateral total knee arthroplasty. Anesth Analg 1998 ; 87 : 88-92.
2. Capdevila X, Barthelet Y, Biboulet P, et al. Effects of perioperative analgesic technique on the surgical outcome and duration of rehabilitation after major knee surgery. Anesthesiology 1999 ; 91 : 8-15.
3. Ghani H, Maffulli N, Khanduja V. Management of stiffness following total knee arthroplasty : a systematic review. Knee 2012 ; 19 : 751-9.
4. Sakai N, Inoue T, Kunugiza Y, et al. Continuous femoral versus epidural block for attainment of 120° knee flexion after total knee arthroplasty : a randomized controlled trial. J Arthroplasty 2013 ; 28 : 807-14.
5. Ilfeld BM, Duke KB, Donohue MC. The association between lower extremity continuous peripheral nerve blocks and patient falls after knee and hip arthroplasty. Anesth Analg 2010 ; 111 : 1552-4.
6. Memtsoudis SG, Danninger T, Rasul R, et al. Inpatient falls after total knee arthroplasty : the role of anesthesia type and peripheral nerve blocks. Anesthesiology 2014 ; 120 : 551-63.
7. Meier W, Mizner RL, Marcus RL, et al. Total knee arthroplasty: muscle impairments, functional limitations, and recommended rehabilitation approaches. J Orthop Sports Phys Ther 2008 ; 38 : 246-56.
8. Labraca NS, Castro-Sánchez AM, Matarán-Peñarrocha GA, et al. Benefits of starting rehabilitation within 24 hours of primary total knee arthroplasty : randomized clinical trial. Clin Rehabil 2011 ; 25 : 557-66.
9. Harden RN, Bruehl S, Stanos S, et al. Prospective examination of pain-related and psychological predictors of CRPS-like phenomena following total knee arthroplasty : a preliminary study. Pain 2003 ; 106 : 393-400.
10. Wylde V, Hewlett S, Learmonth ID, et al. Persistent pain after joint replacement: prevalence, sensory qualities, and postoperative determinants. Pain 2011 ; 152 : 566-72.
11. Petersen KK, Simonsen O, Laursen MB, et al. Chronic postoperative pain after primary and revision total knee arthroplasty. Clin J Pain 2015 ; 31 : 1-6.
12. Lewis GN, Rice DA, McNair PJ, et al. Predictors of persistent pain after total knee arthroplasty : a systematic review and meta-analysis. Br J Anaesth 2015 ; 114 : 551-61.
13. Pinto PR, McIntyre T, Ferrero R, et al. Risk factors for moderate and severe persistent pain in patients undergoing total knee and hip arthroplasty : a prospective predictive study. PLoS One 2013 ; 8 : e73917.
14. Beswick AD, Wylde V, Gooberman-Hill R. Interventions for the prediction and management of chronic postsurgical pain after total knee replacement: systematic review of randomised controlled trials. BMJ Open 2015 ; 5 : e007387.
15. Miki K, Hashimoto R, Shi K, et al. Opioid therapy for knee osteoarthritis and postoperative persistent pain after knee arthroplasty. Rheumatology (Oxford) 2014 ; 53 : 1723-4.
16. Sawan H, Chen AF, Viscusi ER, et al. Pregabalin reduces opioid consumption and improves outcome in chronic pain patients undergoing total knee arthroplasty. Phys Sportsmed 2014 ; 42 : 10-8.
17. Ilfeld BM, Shuster JJ, Theriaque DW, et al. Long-term pain, stiffness, and functional disability after total knee arthroplasty with and without an extended ambulatory continuous femoral nerve block : a prospective, 1-year follow-up of a multicenter, randomized, triple-masked, placebo-controlled trial. Reg Anesth Pain Med 2011 ; 36 : 116-20.
18. Peng L, Ren L, Qin P, et al. Continuous femoral nerve block versus intravenous patient controlled analgesia for knee mobility and long-term pain in patients receiving total knee replacement: a randomized controlled trial. Evid Based Complement Alternat Med 2014 ; 2014 : 569107.
19. Grevstad U, Mathiesen O, Valentiner LS, et al. Effect of adductor canal block versus femoral nerve block on quadriceps strength, mobilization, and pain after total knee arthroplasty : a randomized, blinded study. Reg Anesth Pain Med 2015 ; 40 : 3-10.

Section 3 下肢　症例 11

前十字靱帯再建術

リハビリテーションの早期開始による現役への早期復帰をねらった麻酔管理

本症例で行うブロック ▶▶ 内転筋管ブロック/選択的脛骨神経ブロック

症例

16歳の男子高校生。身長162 cm，体重69 kg。サッカー部の練習中に左膝を捻って受傷。左前十字靱帯断裂の診断でハムストリング腱移植による再建術が予定された。既往歴はない。

前十字靱帯再建術 anterior cruciate ligament reconstraction（ACLR）を受ける患者の大半は若年者，そして現役のスポーツ選手も多い。麻酔管理として，筆者は持続大腿神経ブロック femoral nerve block（FNB）と単回坐骨神経ブロック sciatic nerve block（SNB）を行っていた。ACLRの術後痛は強いが，術翌日から痛みはかなり軽減し，さらに術後早期からリハビリテーションが開始される。そこで，整形外科医と相談し，術後鎮痛法を単回の内転筋管ブロック adductor canal block と選択的脛骨神経ブロック tibial nerve block に変更した。

■ 術前評価

患者は生来健康で，全身状態に問題はなかった。現役のサッカー選手であり，術後は順調にリハビリテーションを進め，早期に選手として復帰することが望まれていた。

■ ブロック範囲と麻酔計画

ACLRは，断裂した靱帯を患者自身の腱を用いて再建するが，腱を採取する部位により大きく2種類の方法がある。ハムストリング腱移植〔半腱様筋腱（および薄筋腱）移植 semitendinosus (and gracilis) tendon graft（STG）〕と，骨付き膝蓋腱 bone-patellar tendon-bone（BTB）移植であり，本症例では半腱様筋腱および薄筋腱移植による再建術が予定された。

　手術は膝関節鏡を主体として行われるため，創自体は小さい。しかし，腱採取部位や，グラフトを通すために掘る骨孔には，比較的強い術後痛が発生する。半腱様筋腱および薄筋腱の採取部位は，下腿内側部であり，この部位は主として伏在神経支配領域である（図1）。

　内転筋管における伏在神経ブロックのなかでも，内転筋管の近位部で施行するアプローチ法では，伏在神経領域の感覚をブロックし[1]，大腿四頭筋の筋力温存が期待

症例検討 ● Section 3　下肢　**141**

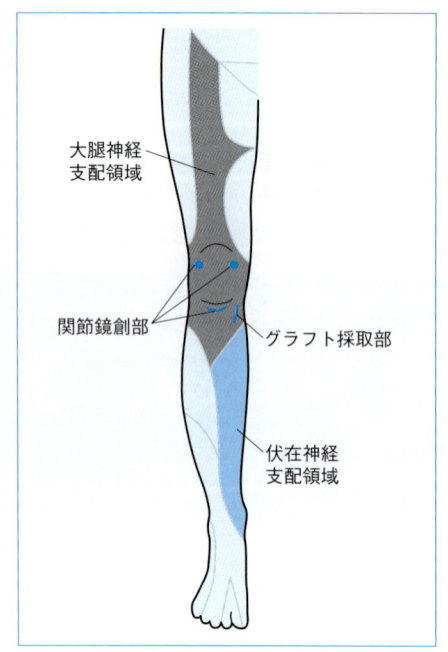

図1　手術創部と皮膚分節

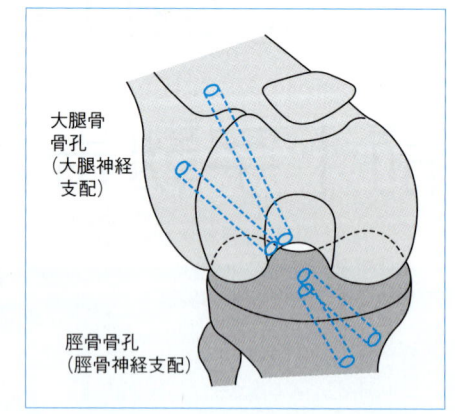

図2　靱帯を移植するための骨孔と神経支配

できる[2,3]。また，グラフトを移植するための骨孔が，大腿骨遠位端外側と脛骨近位部にも作製されるため，SNBも必要である。脛骨近位端は主に脛骨神経が支配しており，グラフトとして採取する半腱様筋腱の支配も脛骨神経主体である（図2）。そこで，選択的に脛骨神経だけのブロックを目標とする[4]。

本症例では，全身麻酔に単回の内転筋管ブロックと選択的脛骨神経ブロックを併用する予定とする[*1]。

麻酔は，プロポフォールとレミフェンタニルによる全静脈麻酔（TIVA）で導入し，就眠後，十分に麻酔深度を深めたうえで声門上器具（SGA）を挿入する。筋弛緩薬は使用しない。自発呼吸が消失していれば，調節呼吸で管理する。

○患者，看護師への啓発

下肢のブロックを行う際は，ブロックの効果が術翌日まで継続する場合があること，感覚低下だけでなく筋力低下も伴うこと，トイレ使用などで立位をとる際の注意事項などについて，病棟看護師へ周知徹底して

いる。患者に対しては，術前だけでなく，術後も説明と指導を繰り返す必要がある。

それでも，若年男性ではトイレの介助に対する羞恥心が強く，トイレ使用中に看護師が席を外した際，患者1人で立位をとり，転倒するという事例の経験がある。両下肢の筋力が低下する硬膜外麻酔と異なり，非ブロック肢の筋力は保たれるため，患者自身は立位がとれると感じてしまう。

患者自己調節鎮痛（PCA）だと，患者自身も筋力低下の自覚をもちやすいが，単回ブロックの場合は特に注意が必要である。

■ブロックの実際

患者入室後，末梢静脈路の確保とモニターの装着を行う。成人の場合は，麻酔導入前に25～50μgのフェンタニル静注と，プロポフォールを目標血中濃度0.5μg/mLで投与開始しブロックを行う。しかし，本症例のように若年者の場合，患者によっては小児と同じく麻酔導入後のブロック施行を選択する場合もある。

○プレスキャン

プレスキャンで各神経を同定する。最適な画像が描出できるプローブ位置と，実際にブロックする際の患者や施行者の体勢，ベッドの高さなどを確認し，穿刺部位にマーキングをする。

[*1] ACLRにおいて，閉鎖神経ブロックの併用を推奨する意見もある[5]。しかし，術後鎮痛には影響しないため，全身麻酔併用下の場合は必ずしも必要ではない。

術側肢を少し外旋させ，鼠径部にリニアプローブを当て，大腿動静脈と大腿神経の短軸像を確認したら，大腿動脈を追いながらプローブを大腿中央部までスライドさせていく．すると，大腿神経は分岐していき，大腿動脈に沿って残された神経が伏在神経となる．腹側内側を縫工筋，腹側外側を内側広筋，背側を大内転筋に囲まれたスペース（内転筋管）内に，大腿動脈と伏在神経を確認する．

内転筋管ブロックでは，さらに末梢の内転筋管遠位でのアプローチでも伏在神経ブロックはできる．ただし，伏在神経は内転筋管を出て膝蓋下枝を出すため，あまり遠位でブロックすると膝蓋周囲の感覚が残存する可能性が出てくる[6]．したがって，内転筋管入口部で大腿動脈と伏在神経が近接しているレベルをブロック部位とする．

続いて，術側肢の膝を立て膝屈曲位とする．リニアプローブを大腿後面，膝窩部の直上で皺と平行になるように当てる．ゆっくりと近位に向けてスライドし，脛骨神経と総腓骨神経の2本が合流し，1本の坐骨神経となる様子を確認する．

本症例で行う選択的脛骨神経ブロックは，坐骨神経が脛骨神経と総腓骨神経に分岐するところよりも末梢で，脛骨神経の周囲だけに局所麻酔薬を注入する方法である．大腿外側で大腿二頭筋と外側広筋のあいだを穿刺点とする．神経刺激法を併用するために，術側肢に電極を装着しておく．

◎内転筋管ブロック（図3，4，5）

術側肢をやや外旋して皮膚消毒を行ったあと，神経刺激針（21 G，80 mm）を平行法でプローブの腹側から刺入する．神経刺激法を併用し，内側広筋の筋膜を貫いて針先を伏在神経の近傍に位置させる．このレベルでは内側広筋への筋枝が刺激され，筋収縮が得られる．内側広筋の収縮が得られたら，収縮が消失するところまで針を移動し，内側広筋への影響が最小限となるよう

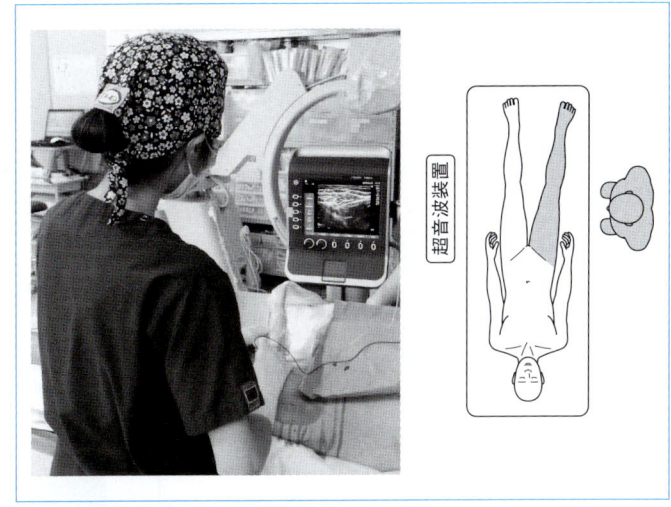

図3　内転筋管ブロック時の配置

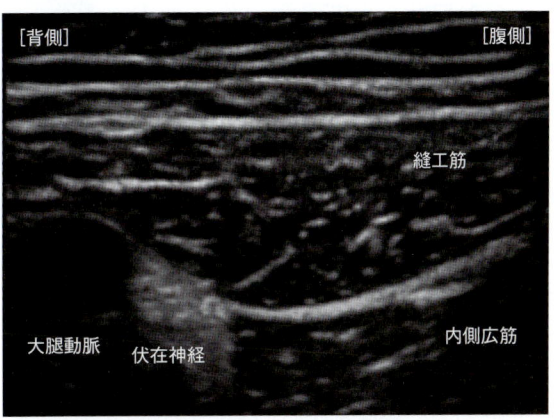

図4　内転筋管ブロックのプレスキャン画像

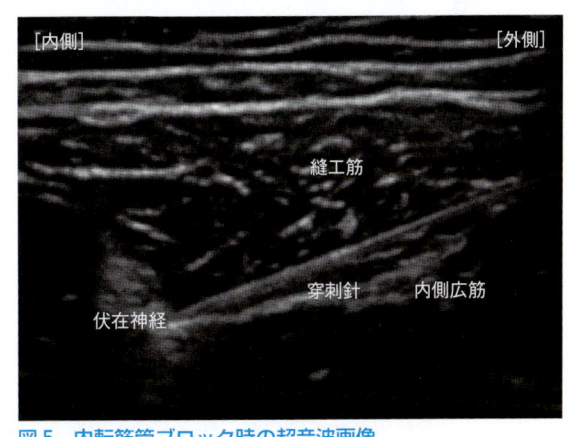

図5　内転筋管ブロック時の超音波画像
縫工筋と内側広筋の筋膜のあいだにある伏在神経を取り囲むように，薬液を広げる．

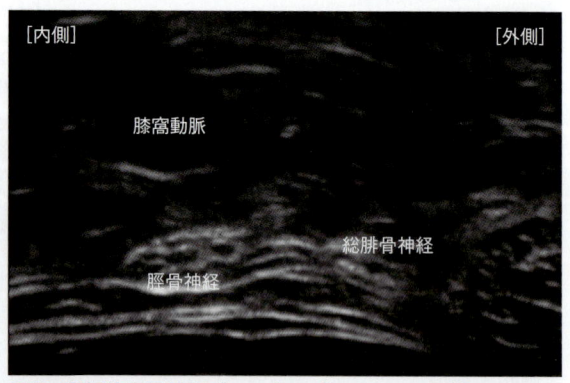

図7 選択的脛骨神経ブロックのプレスキャン画像

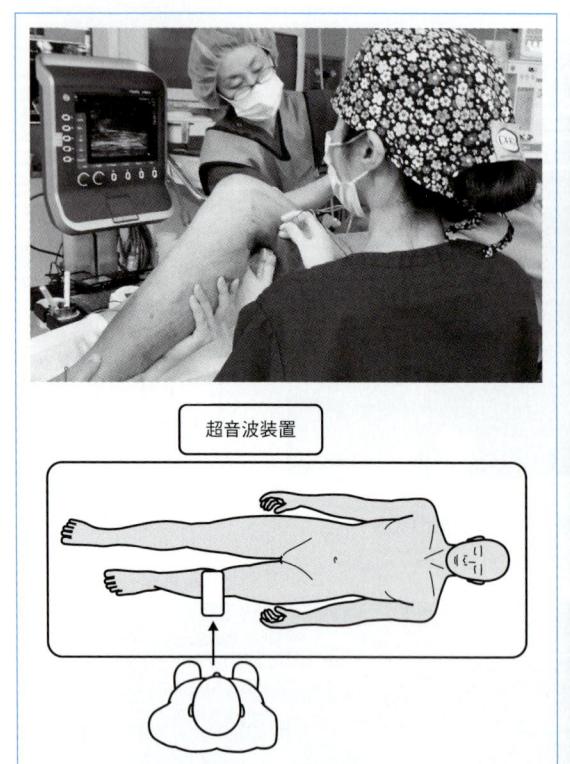

図6 選択的脛骨神経ブロック時の配置

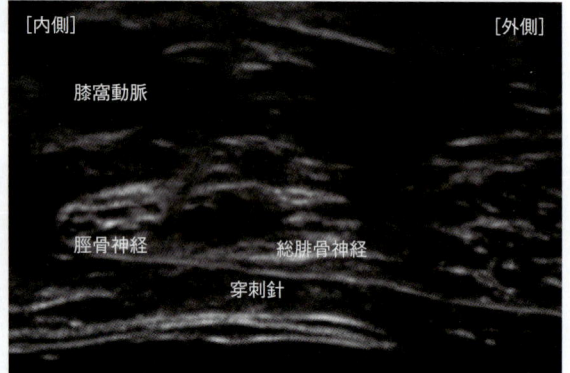

図8 選択的脛骨神経ブロック時の超音波画像
坐骨神経の脛骨神経と総腓骨神経への分岐点より末梢で，脛骨神経の周辺に薬液を広げる。

にする。

局所麻酔薬を1 mLずつ注入しながら，内側広筋と縫工筋の筋膜のあいだに，伏在神経を取り囲むように薬液が広がることを確認する。0.16％レボブピバカインを15 mL投与する。

◎選択的脛骨神経ブロック（図6，7，8）

膝屈曲位として，膝窩部と大腿外側の皮膚消毒を行う。超音波画像と実際の上下が逆転しているので，モニター画面を上下反転しておくとよい。プローブを当て，神経刺激針（21 G，80 mm）を平行法で刺入する。神経刺激法を併用し，脛骨神経の近傍まで針先を進める。内側に位置する脛骨神経が刺激されると，下腿や足部の筋収縮（足関節の底屈，内反）が得られる。

局所麻酔薬を0.5 mLずつ注入しながら，脛骨神経の周囲に薬液が広がるように（ドーナツサイン），針先の位置や針の方向を調節する。脛骨神経の外側に総腓骨神経があるので，脛骨神経の内側へ多く広げることを目標とする。0.16％レボブピバカインを10 mL投与する。

■麻酔の実際

ブロック施行中，レミフェンタニルを0.1 μg/kg/minで投与する。プロポフォールはBIS値40〜60を目標に，目標血中濃度2.5 μg/mLで維持する。執刀時にはブロックの効果がまだ不十分であるため，レミフェンタニルを0.2 μg/kg/minに増量しておく。制吐目的でデキサメタゾン3.3 mgを静注する。ターニケット加圧前にケタミン30 mgを静注し，ジクロフェナク坐薬50 mgを投与する。

手術開始後，血圧や心拍数の変動がなければ，レミフェンタニルを0.05〜0.1μg/kg/minまで減量する．ターニケットの加圧開始から60分前後で血圧が上昇し始めるため，レミフェンタニルを0.2μg/kg/minに増量する．明らかにブロックの範囲を超えた術操作によるものと考えられる血圧，心拍数の変動がみられた場合は，フェンタニルを50μgずつ投与する．

皮膚の縫合前，ターニケットを開放したタイミングでレミフェンタニルを0.05μg/kg/minに減量する．手術終了前にアセトアミノフェン静注液1000 mg（100 mL）を点滴静注する．

経過

手術時間は2時間であった．覚醒は良好で，痛みの訴えはなく病棟へ帰室した．

帰室後，患肢の足関節背屈と足趾の運動は弱いながらも可能であった．3時間後には，看護師の介助のもとで立位をとり，病棟トイレの使用が可能となった．松葉杖歩行も可能であり，病棟内の移動が自由になった．夕食から全量摂取し，ロキソプロフェンの内服（1錠×3/日）を開始した．夜間に痛みの出現はなく良眠できた．

翌朝，痛みはなく足関節運動は良好となったが，下腿全体に感覚鈍麻が残存していた．感覚鈍麻は徐々に改善し，午後には消失した．術後2日目の朝，主治医がドレーンを抜去後，リハビリテーションを開始した．

■本症例のポイント

本症例は早期のリハビリテーション開始と，現役復帰が望まれるスポーツ選手である．若年であり，感覚異常などに対して過敏なことが多い．術後は，十分な鎮痛はもちろんだが，できるだけ筋力を温存し，感覚低下も必要最小限にとどめたい．

ACLRに対するFNBは，持続硬膜外麻酔に比べ尿閉などの副作用を軽減し，同等の鎮痛効果が得られる[7]．しかし，FNBは患肢だけ大腿四頭筋の筋力低下を伴うため，立位をとろうとして患者が膝崩れを起こしたり[8]，転倒する危険性がある[9]．

術後鎮痛のほかの選択肢としては，オピオイドの持続静注や膝関節局所浸潤麻酔（LIA）がある．オピオイドの持続静注は，悪心・嘔吐の発生が問題となる場合がある．LIAは，関節周囲に局所麻酔薬や非ステロイド性抗炎症薬（NSAIDs），モルヒネ，少量のアドレナリンを投与する方法である．FNBと同等の鎮痛効果が得られるという報告[10]がある一方，持続FNBに比べると劣るという報告[11]もある．

内転筋管ブロックは，ACLRの術後鎮痛としてFNBと遜色ないという報告[1]もあれば，筋力は温存するが鎮痛効果としては，FNBに劣るという報告[12]もある．内転筋管の近位で行うアプローチ法であれば，大腿の筋力を温存しつつ膝上から遠位の感覚遮断を得ることができる．ただし，内側広筋の麻痺は避けられないので[13]，引き続き患者や看護スタッフに対する膝崩れや転倒への注意，啓発が必要である．

ACLRの術後には，腓骨神経領域の運動障害が起こる可能性がある[14]．そのため，SNBを施行して，術後の足関節背屈障害が起こったときに，手術による影響か末梢神経ブロックの影響なのか判断できなくなる．

そこで，脛骨近位端は主に脛骨神経が支配していることから，選択的脛骨神経ブロックが選択される[4]．総腓骨神経への影響を最小限にするため，薬液の広がりを見ながら10 mL前後の投与にとどめる．薬液の注入レベルや注入量によって，総腓骨神経に影響が出てくるので注意が必要である．

若年者では，神経ブロックの効果による感覚異常や違和感に対する不安が強い場合や，しびれを痛みととらえてしまう場合もある．患者の不安や苦痛を最小限に抑えるため，低濃度の局所麻酔薬を使用し，薬液量が多くならないようにする．ただし，術後鎮痛が不十分とならないよう，神経ブ

ロックに加えて，NSAIDsやアセトアミノフェンの内服などの併用が重要である．創部の冷却や軽度圧迫も効果的であり，さまざまな方法を組み合わせたマルチモーダル鎮痛を目標とする．

それでも，術翌日まで感覚低下が遷延する症例に遭遇することがある．術前説明の際，患者や保護者に対して，神経ブロックによって起こり得る症状をしっかりていねいに説明しておくことが重要である．

（田中 絵理子）

文献

1. Chisholm MF, Bang H, Maalouf DB, et al. Postoperative analgesia with saphenous block appears equivalent to femoral nerve block in ACL reconstruction. HSS J 2014 ; 10 : 245-51.
2. Kwofie MK, Shastri UD, Gadsden JC, et al. The effects of ultrasound-guided adductor canal block versus femoral nerve block on quadriceps strength and fall risk : a blinded, randomized trial of volunteers. Reg Anesth Pain Med 2013 ; 38 : 321-5.
3. Jaeger P, Nielsen ZJ, Henningsen MH, et al. Adductor canal block versus femoral nerve block and quadriceps strength: a randomized, double-blind, placebo-controlled, crossover study in healthy volunteers. Anesthesiology 2013 ; 118 : 409-15.
4. Sinha SK, Abrams JH, Arumugam S, et al. Femoral nerve block with selective tibial nerve block provides effective analgesia without foot drop after total knee arthroplasty: a prospective, randomized, observer-blinded study. Anesth Analg 2012 ; 115 : 202-6.
5. Sakura S, Hara K, Ota J, et al. Ultrasound-guided peripheral nerve blocks for anterior cruciate ligament reconstruction : effect of obturator nerve block during and after surgery. J Anesth 2010 ; 24 : 411-7.
6. Lundblad M, Kapral S, Marhofer P, et al. Ultrasound-guided infrapatellar nerve block in human volunteers : description of a novel technique. Br J Anaesth 2006 ; 97 : 710-4.
7. Dauri M, Polzoni M, Fabbi E, et al. Comparison of epidural, continuous femoral block and intraarticular analgesia after anterior cruciate ligament reconstruction. Acta Anaesthesiol Scand 2003 ; 47 : 20-5.
8. Williams BA, Kentor ML, Bottegal MT. The incidence of falls at home in patients with perineural femoral catheters : a retrospective summary of a randomized clinical trial. Anesth Analg 2007 ; 104 : 1002.
9. Ilfeld BM, Duke KB, Donohue MC. The association between lower extremity continuous peripheral nerve blocks and patient falls after knee and hip arthroplasty. Anesth Analg 2010 ; 111 : 1552-4.
10. Kristensen PK, Pfeiffer-Jensen M, Storm JO, et al. Local infiltration analgesia is comparable to femoral nerve block after anterior cruciate ligament reconstruction with hamstring tendon graft : a randomised controlled trial. Knee Surg Sports Traumatol Arthrosc 2014 ; 22 : 317-23.
11. Dauri M, Fabbi E, Mariani P, et al. Continuous femoral nerve block provides superior analgesia compared with continuous intra-articular and wound infusion after anterior cruciate ligament reconstruction. Reg Anesth Pain Med 2009 ; 34 : 95-9.
12. El Ahl MS. Femoral nerve block versus adductor canal block for postoperative pain control after anterior cruciate ligament reconstruction : A randomized controlled double blind study. Saudi J Anaesth 2015 ; 9 : 279-82.
13. Chen J, Lesser JB, Hadzic A, et al. Adductor canal block can result in motor block of the quadriceps muscle. Reg Anesth Pain Med 2014 ; 39 : 170-1.
14. Papoutsidakis A, Drosos GI, Koukou OI, et al. Peroneal nerve damage by bicortical tibial screw in ACL reconstruction. Knee Surg Sports Traumatol Arthrosc 2010 ; 18 : 794-6.

Section 3 下肢 症例 12

足関節骨折

健肢の筋力を保持したまま，患肢の持続疼痛管理を行う

本症例で行うブロック ▶▶ 持続坐骨神経ブロック膝窩アプローチ

症例

45歳の男性。身長167cm，体重72kg。足を捻って転倒した際に受傷。足関節脱臼を伴う内顆，外顆の骨折と診断され，観血的整復固定術が予定された。既往に軽度の高血圧と糖尿病があり，いずれも内服なしでコントロールは良好とのことであった。23歳時に虫垂切除術の手術歴があった。

足関節骨折は外力や捻りによって起こる頻度が高い骨折で，比較的活動性の高い人に多い。ずれがない場合には保存的に経過観察で治癒する場合もあるが，多くは手術が必要となる。骨折手術は，固定がなされてしまえば一般的に疼痛は少ないとされているが，一方で，痛みのために眠れぬ夜を過ごす患者も少なくない。単回の坐骨神経ブロック sciatic nerve block（SNB）では，数時間後にリバウンド痛[*1]が出現することも報告されているため，持続投与を主に行っている。

■術前評価

患者の全身状態は良好で，血圧と血糖のコントロールに問題はなかった。20代の虫垂切除時には，尿道カテーテルが非常に辛かったので，できることなら入れたくないとのことであった。

■ブロック範囲と麻酔計画

足関節は，脛骨，腓骨，距骨から構成されており，その大部分を脛骨神経が支配している（図1）。したがって，脛骨神経を主としたSNBがよい適応となる[1)]。

本症例では硬膜外麻酔も検討されたが，健側の運動神経遮断が起きてしまうこと，坐骨神経領域への広がりが悪い可能性，尿閉の可能性から[2)]，今回はSNBを選択する。SNB単独では下腿内側部皮膚の感覚神経がブロックできないことと，ターニケットペインに対応できないことから，全身麻酔も併用する[*2]。SNBは作用持続時間が長いブロックの一つであるが，効果消失後にリバウンド痛が生じることもあるので[3)]，持続SNBを選択する。

■ブロックの実際

患者入室後，末梢静脈路を確保したのちに仰臥位で膝立，または側臥位としてSNB

[*1] リバウンド痛：ブロックの効果が消失したあとにブロックをしていないときよりも強い疼痛を感じることをいう。

[*2] 全身麻酔を避けたい症例や，内顆にプレートを当てる際に腹臥位になる症例には脊髄くも膜下麻酔とSNBで行うこともある。

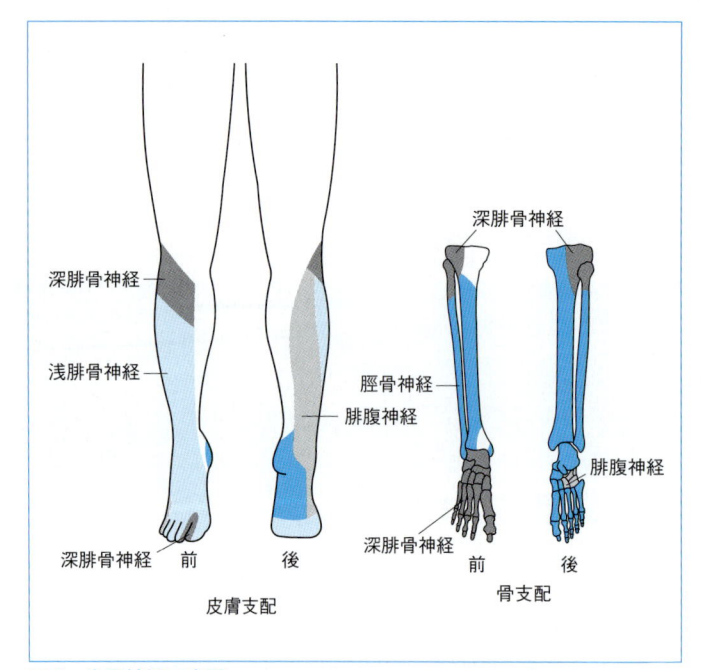

図1　坐骨神経の支配

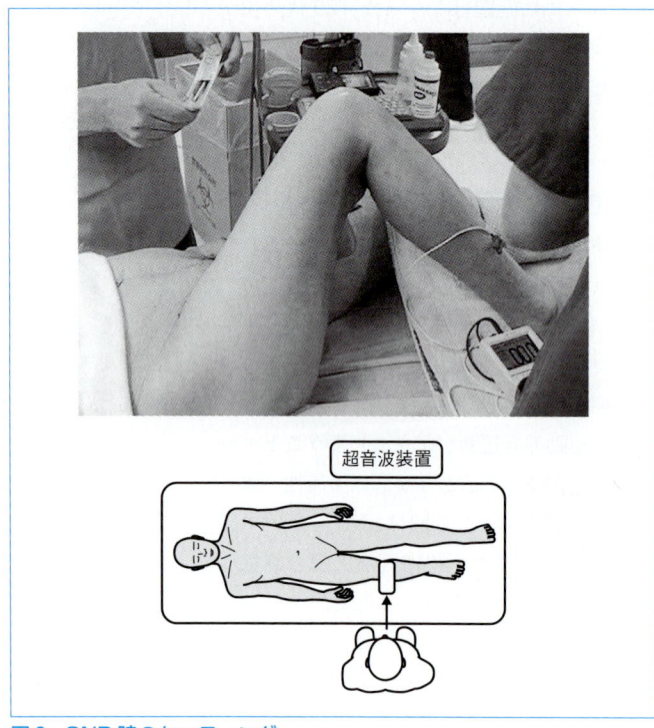

図2　SNB 時のセッティング
仰臥位での膝立位。

コラム 1

膝立位の取り方

覚醒している患者には，膝を立ててもらって体位をとる（図2）。ブロック時から腰枕を入れておくと膝立が安定し，術中も半側臥位となる場合にはちょうどよい。

術前からギプス固定されているので，ギプスが膝窩ぎりぎりまである場合には，膝を曲げるとギプスと干渉してプローブをうまく当てられないこともある（図A）が，ギプスを外してしまうと疼痛のため足をつけないので，その際には助手に下腿を持ってもらう。

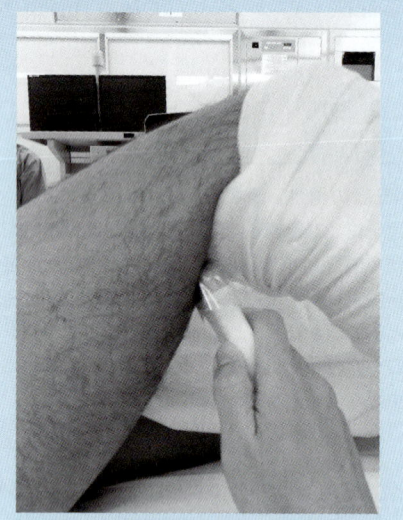

図A　シーネ固定中にプローブを当てている様子
シーネのために，このままではプローブ操作が困難である。

を行う（コラム1）。外顆骨折骨接合術は側臥位で行うこともあるので，手術の体位によってブロックの体位を決めてもよい。鎮静のためにフェンタニル100μgとミダゾラム1mgを投与する。SNBは膝窩アプローチで施行する。

患者の健側に超音波装置を置き，患側からアプローチする（図2）。仰臥位で行う場合は超音波画面の天地を反転させたほうが，画像と針の動きがリンクするのでやりやすい（筆者はそのままの場合も多いが）。

患肢の膝を立て，膝窩部にリニアプローブを当てる。膝窩溝付近では脛骨神経が膝窩動脈に近接しているので，そこから頭側にプローブをスライドさせて脛骨神経と総腓骨神経が合流する部分を狙う。体格にもよるが，2cm程度の深さに坐骨神経を視

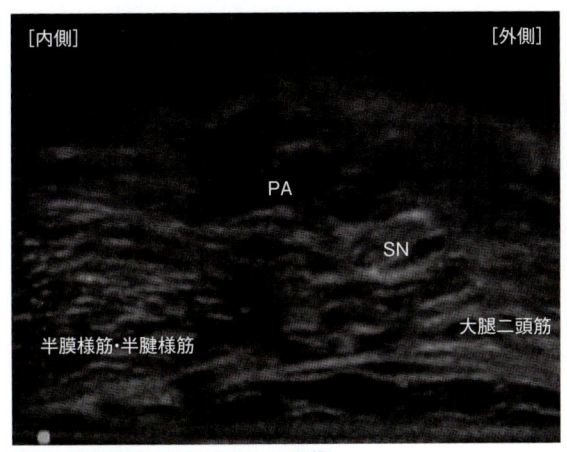

図3 坐骨神経のプレスキャン画像
SN：坐骨神経，PA：膝窩動脈

認できることが多い（図3）。

　平行法で外側からTuohy針（18 G，80〜100 mm）を刺入する。坐骨神経の脛骨神経（内側）を中心に0.5％レボブピバカイン20 mLを投与したのちにカテーテルを挿入する。カテーテルは針の先端から2〜3 cm進め，針抜去後にカテーテルから局所麻酔薬または生理食塩液（2〜3 mL）と少量の空気（0.5 mL程度）を投与して先端位置の確認を行う。薬液と空気が神経周囲に広がることが確認できるところで固定する（図4）。

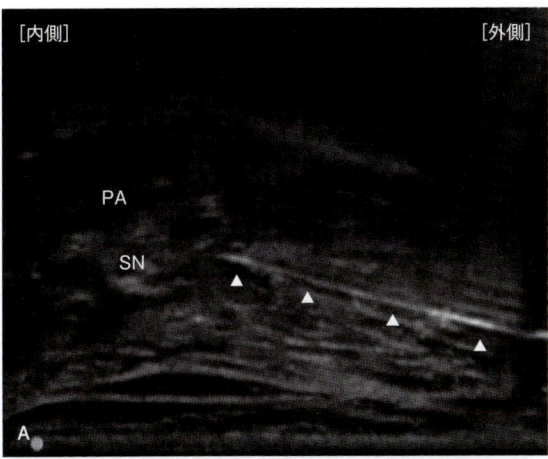

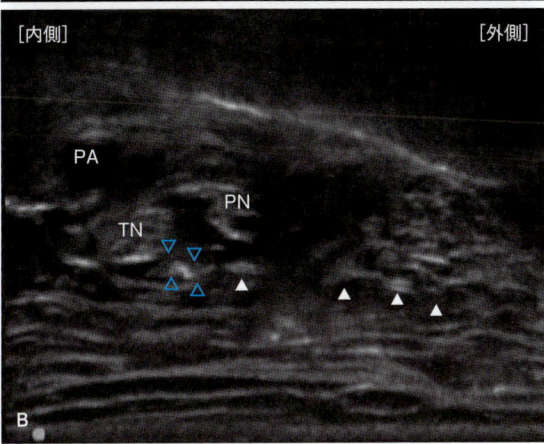

図4 SNBへの平行法でのカテーテル留置
A：刺入時，B：カテーテル挿入後。
薬液注入後に，脛骨神経（TN）と総腓骨神経（PN）が分かれている様子が確認される。
PA：膝窩動脈，▲：カテーテル，△：空気入り局所麻酔薬の広がり。

コラム2

ターニケットとカテーテル

　下腿骨折の手術では，無血野を得るために，しばしば大腿部でターニケットが使用される[4]。SNB膝窩アプローチでカテーテル挿入をする際には，ターニケットと干渉する可能性がある。
　SNBの単回投与と持続投与での術後神経症状の発生頻度に差はないとされる[5]が，ターニケットとカテーテルの干渉による神経症状がないとも言えないので，カテーテル挿入部にターニケットがかからないようにするほうが無難である（図B）。本当はターニケットを使わないことで入院期間短縮や深部静脈血栓症の発生率が低くなるとするメタ解析[6]もあり，できることなら使用は控えてほしいものである。

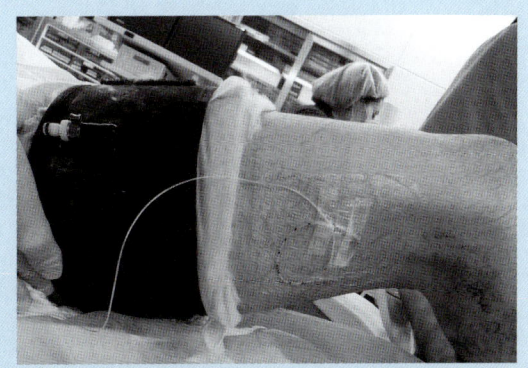

図B カテーテル固定とターニケットの例
消毒によってテープがはがれないように，しっかり固定する。

■麻酔の実際

麻酔はプロポフォールとフェンタニルで導入し，声門上器具を挿入して，術中はセボフルラン 1.5〜2％で調節呼吸，または自発呼吸で管理する．無血野を得る目的でターニケットを使用する場合は，SNB に全身麻酔を併用していても，駆血から 60 分前後で血圧が上昇してくることが多い．フェンタニルの追加やレミフェンタニルを使用しても，コントロールできないこともしばしばある．その際には，適宜，降圧薬（ニカルジピンなど）を投与するが，ターニケットを解除するまでは治まらないことが多い（コラム 2）．

経　過

加刀直後はバイタルサインも安定しており，SNB の効果は十分と考えられた．駆血開始後 60 分ほどして血圧，心拍数，呼吸数の上昇がみられた．

呼吸数をモニタリングしながらフェンタニルを 25μg ずつ投与したが，血圧が 160 mmHg 台となったためにセボフルランを一時的に 3％に上昇させ，さらにニカルジピンを投与した．血圧は上昇傾向であったが，駆血解除とともに正常化した．手術の中程から 0.125％レボブピバカインを 4 mL/hr（ボーラス投与 3 mL，ロックアウト時間 30 分）で投与を開始した．

手術時間は 2 時間で，覚醒は良好，疼痛の訴えはなく帰室した．趾運動は背屈，底屈ともにできなかったが，約 20 時間後に趾運動が確認できるようになった．それとほぼ同時に軽度の疼痛が出現したが，フルルビプロフェンアキセチル投与により軽快した．持続 SNB は 48 時間おこなった．

■本症例のポイント

足関節の手術では膝窩部での SNB がよい適応となる[1]．内顆骨折も伴う場合には，下腿内側部の皮膚感覚は大腿神経由来なため，SNB だけでは鎮痛されない部位ができてしまう．しかし，下腿内側皮膚のブロックとターニケットペインを抑える目的での大腿神経ブロック（FNB）は，ターニケットペインを完全には抑制できず，大腿四頭筋筋力低下もあるので適切ではない．そこで，術野での創部浸潤麻酔，または必要に応じて伏在神経ブロックを行う．高齢者や血管内容量の少ない患者では，ターニケット解除後の低血圧に注意が必要である．

下肢の骨折手術に対しては硬膜外麻酔や脊髄くも膜下麻酔がよく用いられてきた．脊髄くも膜下麻酔は単回投与が主で，硬膜外麻酔で坐骨神経領域までカバーするためには，しばしば多量の局所麻酔薬が必要である[7]．さらに尿閉（コラム 3）やその他の重大な合併症の可能性もあり[8]，持続硬膜外麻酔に比べて持続 SNB のほうが鎮痛効果は良好であった[9]．持続 SNB により健側の運動を保持したままの疼痛管理，リバウンド痛の抑制，さらに長時間の鎮痛が可能となる．

（逢坂 佳宗）

コラム 3

麻酔と尿閉

尿閉の危険因子として，手術時間，輸液量，交感神経刺激薬，オピオイドの使用が挙げられる．脊柱管ブロックでは排尿反射を抑制することで尿閉が生じ得るが，麻薬を使用せず局所麻酔薬だけを使う場合には，輸液量が多くならなければ頻度は全身麻酔と変わらないとされる[10]．膀胱内部の α 受容体と膀胱頸部の β 受容体を介して尿閉を誘発するので，昇圧薬として頻用されるエフェドリンが原因となり得ることは興味深い．

文　献

1. Hegewald K, McCann K, Elizaga A, et al. Popliteal blocks for foot and ankle surgery : success rate and contributing factors. J Foot Ankle Surg 2014 ; 53 : 176-8.
2. Dadure C, Bringuier S, Nicolas F, et al. Continuous epidural block versus continuous popliteal nerve block for postoperative pain relief after major podiatric surgery in children : a prospective, comparative randomized study. Anesth Analg 2006 ; 102 : 744-9.
3. Williams BA, Bottegal MT, Kentor ML, et al. Rebound pain scores as a function of femoral nerve

block duration after anterior cruciate ligament reconstruction : retrospective analysis of a prospective, randomized clinical trial. Reg Anesth Pain Med 2007 ; 32 : 186-92.
4. Gruetter F, Rudkin G, Stavrou P, et al. Use of peripheral blocks and tourniquets in foot surgery : A survey of Australian orthopaedic foot and ankle surgeons. Foot Ankle Surg 2015 ; 21 : 282-5.
5. Gartke K, Portner O, Taljaard M. Neuropathic symptoms following continuous popliteal block after foot and ankle surgery. Foot Ankle Int 2012 ; 33 : 267-74.
6. Smith TO, Hing CB. The efficacy of the tourniquet in foot and ankle surgery? A systematic review and meta-analysis. Foot Ankle Surg 2010 ; 16 : 3-8.
7. Curatolo M, Orlando A, Zbinden A, et al. Failure rate of epidural anaesthesia for foot and ankle surgery. A comparison with other surgical procedures. Eur J Anaesthesiol 1995 ; 12 : 363-7.
8. Darrah DM, Griebling TL, Silverstein JH. Postoperative urinary retention. Anesthesiol Clin 2009 ; 27 : 465-84.
9. 逢坂佳宗, 島田奈穂, 齋藤理絵ほか. 足関節または踵骨手術に対する持続坐骨神経ブロックと持続硬膜外麻酔の術後鎮痛効果. 麻酔 2015 ; 64 : 388-91.
10. Patel N, Solovyova O, Matthews G, et al. Safety and efficacy of continuous femoral nerve catheter with single shot sciatic nerve block vs epidural catheter anesthesia for same-day bilateral total knee arthroplasty. J Arthroplasty 2015 ; 30 : 330-4.

症例検討

Section 4　体幹部

　腹部手術に対しては腹横筋膜面（TAP）ブロックがよく行われるようになってきた（症例19）。TAPブロックについては，その概念が変化してきている（ミニ解説5）。そのなかで，より脊髄に近い部位で局所麻酔薬を注入する腰方形筋ブロック（QLB）が注目されている（症例20）。QLBは，腹部の側方で行う側方TAPブロックと比べて，より広範囲，長時間の鎮痛が期待できるほか，TAPブロックでは効果のない内臓痛を抑制できる可能性がある。QLBはまだ手技が確立したわけではなく，有用性についても，必ずしも明らかとはなっていない。今後の検討が望まれる。

　体幹部の神経ブロックは，ここ数年でバリエーションが増えてきた。

　乳癌手術など前胸壁の手術に対して胸筋神経（PECS）ブロックが注目されている（ミニ解説6）。乳癌手術の術後痛はそれほど強くはないが，区域麻酔の使用は，術中使用するオピオイドの副作用である悪心・嘔吐の軽減や，慢性痛の予防，さらには癌の再発を抑制する可能性がある。PECSブロックは全身麻酔後に施行可能であり，合併症が少ないことから乳癌手術の管理を容易にする。本セクションでは乳癌の手術を胸部傍脊椎ブロック（TPVB）（症例14），あるいはPECSブロック（症例15）を併用した症例を紹介した。

　TPVBは，胸部の手術に対して硬膜外麻酔に代わって広く行われるようになってきた（症例18）。さらに，広範な肺切除術（症例13）や，経カテーテル的大動脈弁留置術（TAVI）（症例16）など，TPVBの新しい適応についても紹介する。また，より末梢で同様の効果を期待できる肋間神経ブロック（症例17）も使い分けたい。

　完全に超音波ガイド下での穿刺はまだ一般的ではないが，腰部の脊髄くも膜下麻酔の穿刺前に，超音波によるプレスキャンが行われるようになっている。特に肥満患者や症例21で紹介している妊婦に対しては有用性が高い。総論5の「脊柱管の超音波解剖と臨床への応用」と併せてお読みいただきたい。

Section 4 体幹部 ミニ解説 5

腹横筋膜面ブロック

広範囲の鎮痛を確実に得るためには

腹横筋膜面 transversus abdominis plane（TAP）ブロックは，腹横筋膜面に局所麻酔薬を注入する手技である[1]。腹横筋は側腹筋群のなかで最も腹腔側に存在し，腹壁の側方〜前面を裏打ちしている（図1）。

腹横筋の浅層には部位によって腹直筋，半月線外側に連続する腱膜，内腹斜筋が存在している（図1, 2）。

腹横筋膜面とは，腹横筋とこれらの構造物とのあいだに存在する神経や血管が走行している面を意味する。腹横筋膜面には図1のような順序で第7胸神経（T_7）〜第12胸神経（T_{12}），および第1腰神経（L_1）由来の脊髄神経前枝が走行しているため，腹横筋膜面のどの位置に局所麻酔薬を注入するかによって，遮断される範囲が異なる[2,3]。

超音波ガイドTAPブロックには，上肋間アプローチ[4]，肋骨弓下アプローチ[5]，側方アプローチ[6]，肋骨弓下斜角アプローチ[2]，後方アプローチ[7]（コメント）などが報告されている。さらに，腸骨鼠径・腸骨下腹神経ブロックもTAPブロックの一種と考えることができる。

本章では，TAPブロックを行うためのアプローチ法と薬液の広がりについて解説する。

■アプローチ法とブロック範囲

上肋間アプローチは，半月線よりも内側の肋骨弓下で肋骨弓と平行に超音波プローブを置き（図1のaの位置），腹直筋鞘後葉と腹横筋のあいだの腹横筋膜面に局所麻酔薬を注入する。本法ではT_7〜T_8由来の脊髄神経前枝がブロックされやすい。

肋骨弓下アプローチの定義は揺れている[1,5,9]が，本章では半月線の外側の肋骨弓下で肋骨弓と平行にプローブを置き（図1のcの位置），内腹斜筋と腹横筋のあいだの腹横筋膜面に局所麻酔薬を注入する方法とする。本法ではT_9〜T_{11}由来の脊髄神経前枝がブロックされやすい。

側方アプローチでは，中腋窩線上で肋骨弓と腸骨稜のあいだに体と水平にプローブを置き（図1のeの位置），内腹斜筋と腹横筋のあいだの腹横筋膜面に局所麻酔薬を注入する。本法ではT_{11}〜L_1由来の脊髄神経前枝がブロックされやすい。

超音波ガイド下腸骨鼠径・腸骨下腹神経ブロックでは，上前腸骨棘近くの前腹壁にプローブを置き（図1のdの位置），同神経が走行する内腹斜筋と腹横筋のあいだの腹横筋膜面に局所麻酔薬を注入する。本法ではT_{12}〜L_1由来の脊髄神経前枝から成る腸骨鼠径神経および腸骨下腹神経がブロックされる。

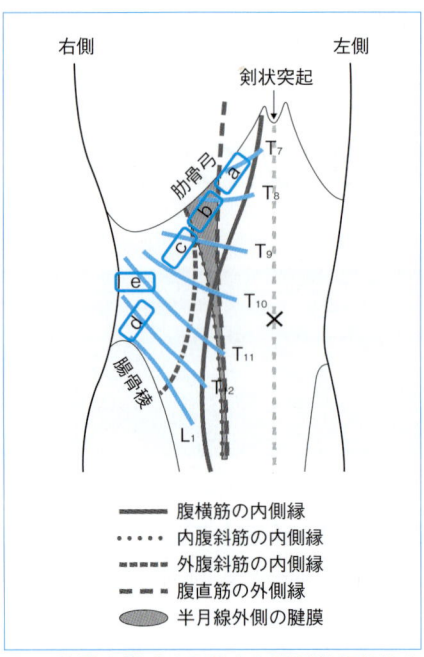

図1 腹壁を構成する筋肉と脊髄神経前枝走行との位置関係
(Hebbard PD, et al. Ultrasound-guided continuous oblique subcostal transversus abdominis plane blockade: description of anatomy and clinical technique. Reg Anesth Pain Med 2010；35：436-41 より作成)
腹横筋の表層に，第7胸神経（T_7）〜第12胸神経（T_{12}），および第1腰神経（L_1）由来の脊髄神経前枝が走行している。a は上肋間アプローチ，c は肋骨弓下アプローチ，d は腸骨鼠径・腸骨下腹神経ブロック，e は側方アプローチのプローブ位置を示す。

■確実な鎮痛を得るには？

腹横筋膜面に注入した局所麻酔薬は，腹横筋膜面を際限なく広がるわけではない。Børglum ら[10]は，上肋間アプローチおよび側方アプローチの局所麻酔薬の広がりを，MRIで確認した。その結果，腹横筋膜面に注入した局所麻酔薬は，半月線外側の腱膜（図1の灰色で示した部位）を越えては広がり難いことがわかった。

肋骨弓直下の半月線外側腱膜部分の腹横筋膜面には，T_8 由来の脊髄神経前枝が走行していることが多いと考えられており（図1）[2,3]，半月線より内側で腹横筋膜面に局所麻酔薬を注入した場合（上肋間アプローチ）は，下腹部の鎮痛を得ることはできない。同様に，半月線より外側の腹横筋膜面に局所麻酔薬を注入するアプローチでは，上腹部の鎮痛が不十分となる。

したがって，上腹部から臍以下へ至る正中切開の鎮痛をTAPブロックで得るためには，半月線の内側および外側両方の腹横筋膜面に局所麻酔薬を注入する必要がある。

その具体的な方策として，Hebbardら[2]は，半月線内側の腹横筋膜面から局所麻酔薬を注入し始め，肋骨弓に沿ってプローブを外側下方に動かしながら，半月線外側腱

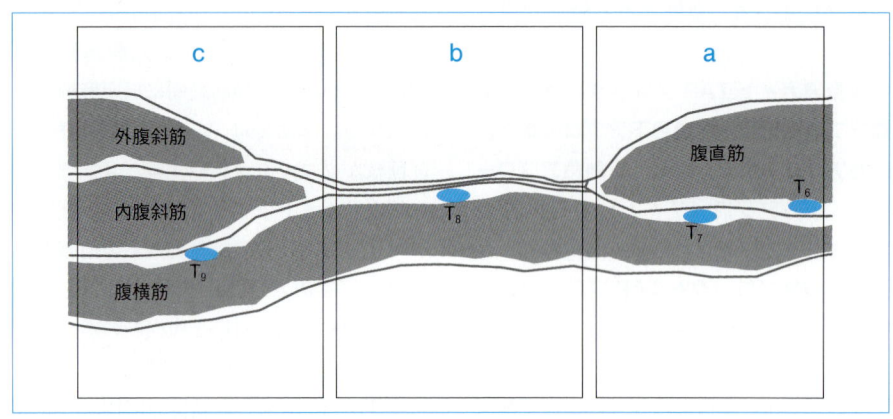

図2 肋骨弓下の超音波画像模式図と脊髄神経前枝の走行
肋骨弓下の超音波画像の模式図と脊髄神経前枝の走行との関係を示す。a〜c の記号は図1のプローブ位置と対応している。腹直筋の下に腹横筋が存在するレベル（a）では T_7，半月線外側腱膜レベル（b）では T_8，側腹筋群三層がそろうレベル（c）では T_9 の線維が，腹横筋膜面を走行する。ちなみに，T_6 の線維は腹直筋鞘コンパートメントを走行する。

膜レベルの腹横筋膜面を液性剝離し，腸骨稜近傍まで連続して局所麻酔薬を腹横筋膜面に注入する手法を報告した（肋骨弓下斜角アプローチ）。すなわち，図1のaからdまでプローブを動かしながら，腹横筋膜面に局所麻酔薬を注入する方法である。

他方，Børglum ら[4]は，半月線内側と外側で別々に穿刺を行い，両部位の腹横筋膜面に局所麻酔薬を注入する方法，すなわち，図1のaとcまたはeの位置でTAPブロックを行う方法を推奨している。

上下腹部正中をカバーする感覚遮断範囲をTAPブロックで得るにあたっては，どちらの方法を用いてもよいが，筆者の経験では，肋骨弓下斜角アプローチのほうが，使用する局所麻酔薬量が少なくてすむ。その反面，技術的にはやや難しい。

一方，Støving ら[11]によれば，側方アプローチによる感覚遮断範囲はデルマトームに従った分布を示さず，まだらで，上前腸骨棘より外側かつ臍より下方の腹壁に偏っていた。この結果について，Støvingらは，腹壁の脊髄神経前枝の走行に関する解剖学的検討[12]を引用して，以下の2点

> **コメント**
>
> ### TAPブロック後方アプローチの再定義
>
> 現在「側方アプローチ」とよばれているTAPブロック手法は，2000年代後半には「後方アプローチ」とよばれていた。
>
> しかし，2011年にCarneyら[7]が，後方アプローチを「側腹筋群と腰方形筋が交わる位置で，横筋筋膜の浅層に局所麻酔薬を注入する方法」と再定義した。この後方アプローチは，Petitの腰三角から刺入するランドマーク法のTAPブロック[8]を超音波ガイド下に行っているものと考えられているが，局所麻酔薬の注入部位は，いわゆる「腹横筋膜面」ではなく，腰方形筋周囲である。
>
> したがって，後方アプローチはTAPブロックではなく，TAPブロックの一種と考えるのが妥当である。腰方形筋ブロック（QLB）については，症例20「腹腔鏡下子宮全摘術」（209ページ）を参照されたい。

を原因に挙げている。

①脊髄神経前枝は，内腹斜筋（または腹直筋鞘後葉）と腹横筋との「あいだ」ではなく，同筋間の筋膜を貫いた先の腹横筋側を走行している。したがって，局所麻酔薬の注入部位が浅い場合には，脊髄神経前枝から分枝し筋膜を貫いた一部の皮枝しかブロックできない可能性がある（図3）。

②脊髄神経前枝は，腹横筋膜面や腹直筋

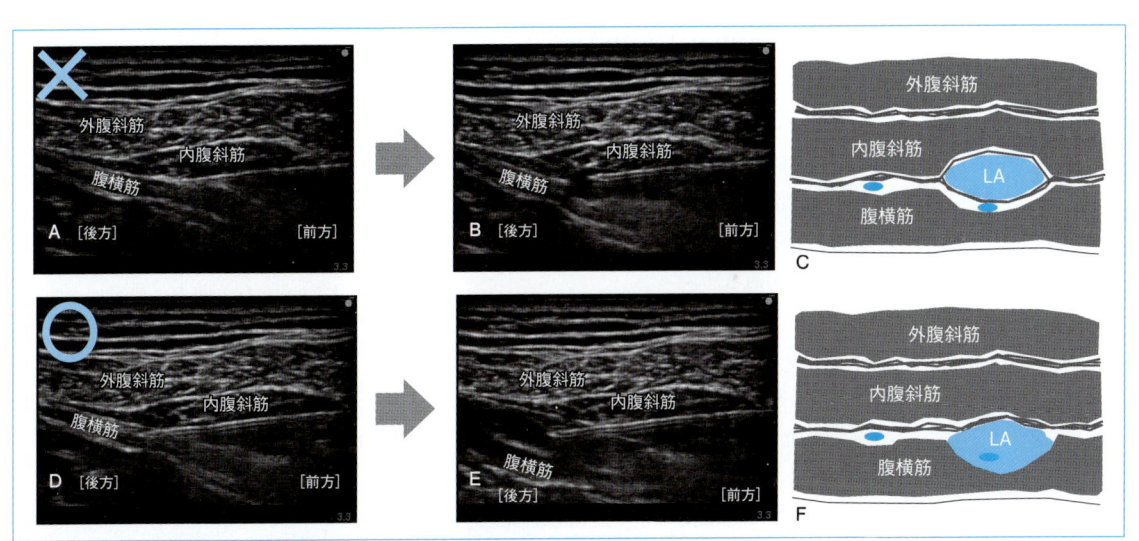

図3　適切な針先端位置と，適切な局所麻酔薬拡散パターン
内腹斜筋と腹横筋のあいだに針先を置いた状態（A）で局所麻酔薬を注入すると，同筋間に楕円状に局所麻酔薬が広がる（B）ことが多い。この状態では腹横筋表層を走行する神経に局所麻酔薬が到達しにくい可能性がある（C）。
　針先が完全に腹横筋の内部に確認できるところまで針を進めて（D）から局所麻酔薬を注入すると，腹横筋だけが腹腔側に偏位し，下向きに凸なレンズ状の広がりを確認できる（E）。このような拡散パターンのときは，局所麻酔薬が内腹斜筋～腹横筋間の筋膜を完全に貫いた位置に注入されていると考えられる（F）。CとFの青丸は神経。LA：局所麻酔薬

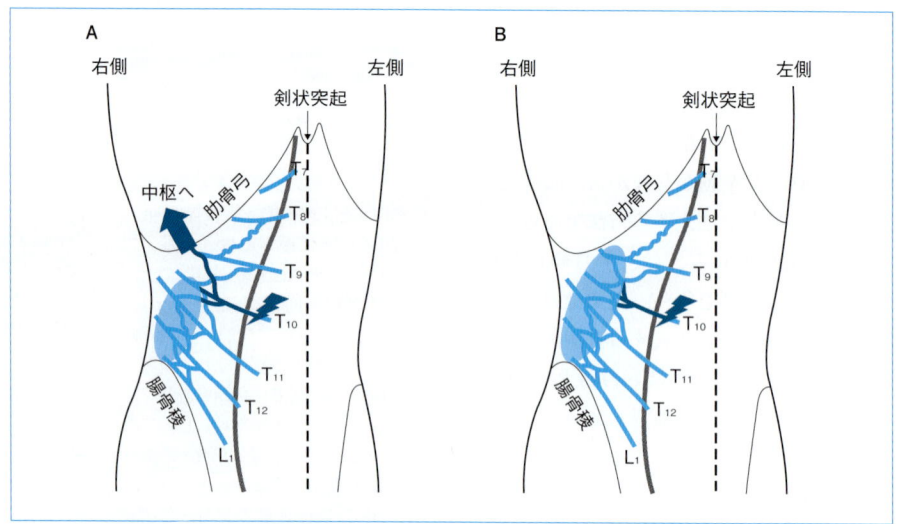

図4　腹横筋膜面における神経叢形成
脊髄神経前枝は腹横筋膜面で神経叢を形成している．Aは側方アプローチによる局所麻酔薬の広がりを模しているが，この局所麻酔薬の広がりでは，T_{10}由来の神経に入力する侵害刺激の遮断が不十分である可能性が高い．この侵害刺激を確実に遮断するためには，Bのように広範囲の腹横筋膜面に局所麻酔薬を注入する必要がある．

鞘で枝分かれしたり，異なる神経根由来の神経と交通したりして，神経叢を形成している．したがって，TAPブロックによる感覚遮断範囲はデルマトームと一致しづらいと思われる．臨床的には，TAPブロックで目的の感覚遮断範囲を確実に得るためには，図1から想起される神経走行よりも広範囲の腹横筋膜面に局所麻酔薬を注入することがすすめられる（図4）．

さらに，Støvingらの研究ではTAPブロックが片側でしか行われておらず，腹部正中に近い部分では非ブロック側の脊髄神経前枝が正中を越えて皮膚感覚に関与していた可能性がある[13]．

●●●

TAPブロックで確実に脊髄神経前枝をブロックするためには，腹横筋の筋膜を完全に貫いた位置で（図3），広範囲に局所麻酔薬を注入する（図4）必要がある．また，上腹部から臍下方に至る正中近傍の感覚遮断を得るためには，両側の半月線の内外側で腹横筋膜面に局所麻酔薬を注入しなければならない．

（吉田 敬之）

文献

1. Hebbard P. TAP block nomenclature. Anaesthesia 2015；70：112-3.
2. Hebbard PD, Barrington MJ, Vasey C. Ultrasound-guided continuous oblique subcostal transversus abdominis plane blockade：description of anatomy and clinical technique. Reg Anesth Pain Med 2010；35：436-41.
3. 柴田康之．腹横筋膜面ブロック．In：小松 徹，佐藤 裕，白神豪太郎ほか編．新超音波ガイド下区域麻酔法．東京：克誠堂出版，2012：153-8.
4. Børglum J, Maschmann C, Belhage B, et al. Ultrasound-guided bilateral dual transversus abdominis plane block：a new four-point approach. Acta Anaesthesiol Scand 2011；55：658-63.
5. Hebbard P. Subcostal transversus abdominis plane block under ultrasound guidance. Anesth Analg 2008；106：674-5.
6. Hebbard P, Fujiwara Y, Shibata Y, et al. Ultrasound-guided transversus abdominis plane (TAP) block. Anaesth Intensive Care 2007；35：616-7.
7. Carney J, Finnerty O, Rauf J, et al. Studies on the spread of local anaesthetic solution in transversus abdominis plane blocks. Anaesthesia 2011；66：1023-30.
8. O'Donnell BD, McDonnell JG, McShane AJ. The transversus abdominis plane (TAP) block in open retropubic prostatectomy. Reg Anesth Pain Med 2006；31：91.
9. Mokini Z, Vitale G. Yet more on TAP block nomenclature. Anaesthesia 2015；70：369-70.
10. Børglum J, Jensen K, Christensen AF, et al. Distribution patterns, dermatomal anesthesia, and ropivacaine serum concentrations after bilateral dual transversus abdominis plane block. Reg Anesth Pain Med 2012；37：294-301.
11. Støving K, Rothe C, Rosenstock CV, et al. Cutane-

ous sensory block area, muscle-relaxing effect, and block duration of the transversus abdominis plane block: a randomized, blinded, and placebo-controlled study in healthy volunteers. Reg Anesth Pain Med 2015 ; 40 : 355-62.
12. Rozen WM, Tran TM, Ashton MW, et al. Refining the course of the thoracolumbar nerves : a new understanding of the innervation of the anterior abdominal wall. Clin Anat 2008 ; 21 : 325-33.
13. Yamamoto H, Shido A, Sakura S, et al. Monitored anesthesia care based on ultrasound-guided subcostal transversus abdominis plane block for continuous ambulatory peritoneal dialysis catheter surgery : case series. J Anesth 2015 ; 30 : 150-60.

COLUMN 4

創部浸潤麻酔

術後鎮痛法の一つとして，今後，発展が期待される

これまで局所浸潤麻酔は，リドカインなどの短時間作用性の局所麻酔薬を用いて，体表の小手術に単独の麻酔法として用いられてきた。近年，日本でも全身麻酔に併用して，長時間作用性の局所麻酔薬を創部に浸潤し鎮痛を得た報告が散見される。

本コラムでは，術後鎮痛法の一つとして用いられる創部浸潤麻酔の位置づけ，問題点，今後期待される薬物について述べる。

■マルチモーダル鎮痛の一手段としての可能性

手術による組織損傷は，末梢の侵害受容性疼痛をひき起こす。痛みは侵害受容器から一次ニューロン，二次ニューロンを経て大脳皮質に至る。創部浸潤麻酔は創部に，直接，局所麻酔薬を浸潤させる方法で，投与された薬液は末梢の侵害受容器への刺激を遮断する。

薬液投与は術野で直接おこなうことができるため，脊髄くも膜下麻酔や硬膜外麻酔，深部の末梢神経ブロックと異なり，抗凝固療法中でも施行できる。

痛みの伝導路の各段階で，有効な鎮痛薬を組み合わせると質の高い鎮痛が行えることをマルチモーダル鎮痛という。White ら[1]によるマルチモーダル鎮痛を用いた術後鎮痛法のなかで，創部浸潤麻酔は腹腔鏡下胆囊摘出術や腹式単純子宮全摘除術などで第一選択とされている。しかし，薬液投与方法は組織に針で注射をしたり創部に薬液を直接散布したりと，施行者によりさまざまで，薬液の分布にむらが生じる場合がある。また，術後痛には内臓痛など創部以外に由来する痛みもあるため，オピオイド静注など他の鎮痛法も併用し，手術侵襲に応じた術後鎮痛を図ることが肝要である。

■持続創部浸潤麻酔により長時間の鎮痛が可能に

閉創時に単回投与で行う創部浸潤麻酔は，鎮痛効果が得られる時間が限られている。持続硬膜外鎮痛が施行できない創部長の長い症例は，単回投与の創部浸潤麻酔では鎮痛効果の継続時間が不十分となる。そのため術後数日間，持続的に創部浸潤麻酔を行うことが望ましい。閉創時に施行者が創部へカテーテルを留置し，術後にカテーテルから持続的に局所麻酔薬の投与を行うことで，長時間の鎮痛効果が得られる。

一般的な薬液投与用カテーテルは先端に孔が開いているタイプで，一部分にしか薬液が広がらない可能性がある。カテーテルに複数の側孔をもつ多孔式カテーテルを用いると，広い範囲に薬液を投与でき，創部全体に薬液を浸潤できる可能性がある。日本でも開腹術後の腹膜上に多孔式カテーテルを留置して持続創部浸潤麻酔を行い，良好な鎮痛が得られたという報告[2,3]がある。一方，カテーテル挿入時の位置異常や術後のカテーテルの移動，術後時間経過とともに側孔が閉塞した場合に，鎮痛効果が不十分となることがある。

■筆者らの経験

住友病院（当院）で 2014 年 5～12 月に行った婦人科開腹術後に，持続

創部浸潤麻酔を行った際の鎮痛効果を紹介する。

持続創部浸潤麻酔は，婦人科医師が閉創時に多孔式カテーテルを腹膜上に挿入し，手術終了時に0.15%レボブピバカイン10 mLを注入，病棟帰室1時間後から0.125%レボブピバカイン6 mL/hrで48時間投与した。フェンタニルの静脈内患者自己調節鎮痛（IV-PCA）を併用した。術後1～3日目に創部を5分割して用手的に押した場所ごとの痛みの程度を「強い」「弱い」「なし」の3段階で評価した。27例中，創部のすべてで「なし」もしくは「弱い」であったのは11例（41%），部分的もしくはすべてに「強い」があったのは16例（59%）だった。

部分的であれ，術後3日間とも強い痛みを認めたのは，縦切開ではカテーテルが創部から離れた位置に留置されていた症例で，横切開では皮膚切開断端の外側（筋膜縫合部）に痛みがある症例だった。どちらもカテーテルから投与された薬液が浸潤していない部分に，痛みが強く生じたと考えられた。また，痛みが時間や場所により変化した症例を複数認め，薬液注入途中でも多孔式カテーテルの側孔が閉塞している症例を7例中5例（71%）で認めた。カテーテル留置期間中を通じて，薬液を創部全体に広げることができなければ，十分な鎮痛効果が得られないことが示唆された[4]。

ほかに，持続創部浸潤麻酔の薬液投与中にカテーテル刺入部や創部から薬液漏れが多量にある場合は，投与を中止せざるを得ないことがある。カテーテルを用いて持続創部浸潤麻酔を行う際は，カテーテルの挿入位置や薬液投与中の管理に注意する必要がある。

■新しい薬物で，より簡便に

2011年，米国食品医薬品局（FDA）はブピバカインのリポソーム製剤（EXPAREL®）を認可した[5,6]。リポソームブピバカインはDepoFoam®という，水性の核をもつ2層のリン脂質膜でできた小胞体が集まったもので，リン脂質膜が溶けて内部の薬液が放出する徐放性の薬物である。そのため，リポソームブピバカインを創部に単回投与すると，72時間の効果持続が期待される。

リポソームブピバカインが日本でも使用できるようになれば，持続創部浸潤麻酔のためにカテーテルを用いる必要がなくなる可能性がある。今後，より簡便な方法で，長時間効果がある創部浸潤麻酔を行えるようになるかもしれない。

（中本 あい）

文献

1. White PF, Kehlet H. Improving postoperative pain management : what are the unresolved issues? Anesthesiology 2010 ; 112 : 220-5.
2. 堀田訓久，井上荘一郎，平 幸輝ほか．婦人科開腹手術における持続創部浸潤麻酔を用いた術後鎮痛．日臨麻会誌 2014 ; 34 : 198-202.
3. 紀之本将史，中川裕一，藤井 文ほか．持続創部浸潤麻酔で術後鎮痛を行った巨大腹部腫瘍の症例．日臨麻会誌 2015 ; 35 : 607-10.
4. 中本あい，清水雅子，吉川範子ほか．婦人科開腹術後鎮痛における多孔式カテーテルを用いた持続創部浸潤麻酔の効果．日本区域麻酔学会第2回学術集会プログラム・抄録集 2015 : 137.
5. EXPAREL® (bupivacaine liposome injectable suspension)〈http://www.exparel.com/index.shtml〉
6. Saraghi M, Hersh EV. Three newly approved analgesics : an update. Anesth Prog 2013 ; 60 : 178-87.

Section 4 体幹部　ミニ解説6

胸筋神経(PECS)ブロック

乳癌手術の術後鎮痛に広がりつつある

2011年Blanco[1]により紹介された胸筋神経 pectoral nerves(PECS)ブロックは，大胸筋と小胸筋の筋間に局所麻酔薬を注入し，乳癌手術後の術後鎮痛を図る神経ブロックである．その後，2012年にPECS Ⅱブロック[2]へ発展し，より広範囲の鎮痛が可能となった．

PECSブロックは，解決すべき課題も多いが，乳癌手術の術後鎮痛法として有効であるため，今後，需要が高まるブロックの一つである．

■PECSブロックに必要な解剖

PECSブロックに関与する筋肉として大胸筋，小胸筋，前鋸筋，広背筋がある（図1，2）．第2～6肋間神経の走行も必要な知識である．肋間神経は，椎間孔を出てから壁側胸膜と最内肋間筋のあいだを走行する．その後，内肋間筋と最内肋間筋のあいだを走行する．中腋窩線レベルで外側皮枝を分枝する．外側皮枝を分枝した肋間神経は，正中に至り前皮枝になる．外側皮枝は前鋸筋と外肋間筋の表層を走行する（図2）．

腕神経叢の枝で，主に外側神経束から分枝する外側胸筋神経と内側神経束から分枝する内側胸筋神経は，小胸筋内を通過して大胸筋と小胸筋の筋間に存在する運動神経である（図1）．腕神経叢の後神経束から分枝する胸背神経は，腋窩後壁を走行して広背筋に分布するが，広背筋の1/3しか支配してないため，胸背神経だけを遮断しても胸背筋皮弁の良好な鎮痛は得られない[3]．長胸神経は，主に第5～7頸神経(C_5～C_7)から分枝して，小胸筋と前鋸筋のあいだを走行し，前鋸筋を支配している運動神経である．

薬液の目標注入部位は**表1**の筋間になる．

■前鋸筋の表層？ 深層？

表1では，PECSⅡブロックを施行するときに，前鋸筋の表層「もしくは」深層の筋

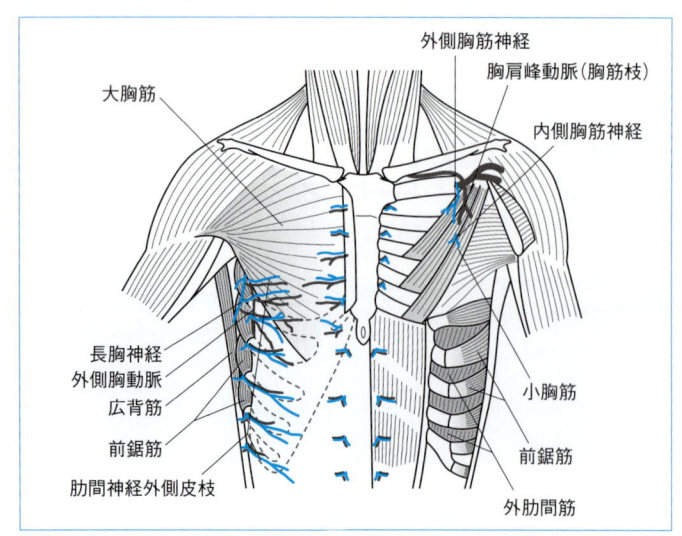

図1 体表の解剖
(Hadzic A, ed. Textbook of Regional Anesthesia and Acute Pain Management. New York: McGraw-Hill Medical, 2007 より作成)

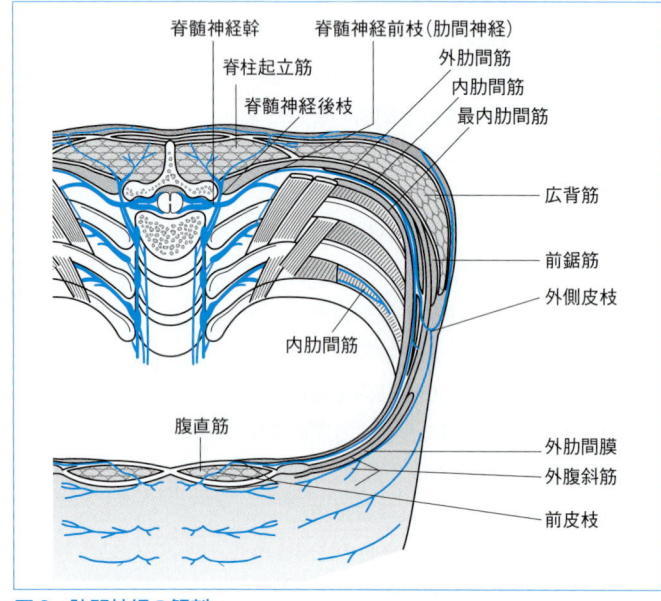

図2 肋間神経の解剖
(Hadzic A, ed. Textbook of Regional Anesthesia and Acute Pain Management. New York: McGraw-Hill Medical, 2007 より作成)

表1 PECSブロック，SPBの薬液注入部位

ブロックの種類	注入部位
PECSⅠブロック	第3肋骨レベルの大胸筋と小胸筋の筋間
PECSⅡブロック	第3肋骨レベルの大胸筋と小胸筋の筋間（PECSⅠブロック）と，第4肋骨レベルの前腋窩線レベル（小胸筋が描出できる）での前鋸筋の表層もしくは深層の筋間，の2か所
SPB	第4肋骨レベルの中腋窩線レベルでの前鋸筋の表層もしくは深層の筋間

SPB：serratus plane block。

に効果範囲を調べたところ，どちらも効果範囲は第2～6胸神経（T_2～T_6）の外側皮枝領域で，ほぼ同じであった。

前鋸筋の表層のほうが，注入点が浅いために安全性，簡便性を考えて推奨する。

■ PECSブロックの効果部位

PECSⅡブロックを行うことによりT_2～T_6の外側皮枝領域，つまり前胸壁の鎖骨中線上のラインから外側の鎮痛が得られる。ただし，胸神経の前皮枝領域，つまり前胸部内側は鎮痛できない。そのためにPECSブロック単独で手術はできない。

その他，PECSブロックの効果部位に関しては，議論の分かれることがある。

まずPECSⅠブロックの必要性である。大胸筋と小胸筋の筋間に走行する神経は外側胸筋神経と内側胸筋神経である。どちらの胸筋神経も運動神経である。運動神経を遮断しても鎮痛には関係ないという意見もあるが，前胸部の選択的な筋弛緩作用を利用して人工物（エキスパンダーやペースメーカなど）挿入の鎮痛法として有効である[4]。

また，PECSⅡブロックと serratus plane block（SPB）[4]（表1）では鎮痛効果範囲が異なる（SPBの鎮痛効果範囲が広い）と言われているが，両者の違いについてはまだ明らかに解明されていない。

間に注入すると記載しているが，表層と深層のどちらに注入すれば，より効果的に鎮痛範囲を得られるのであろうか？

かつて筆者が乳癌手術に全身麻酔導入後，PECSⅡブロックを行った症例で，前鋸筋の表層（16例）と深層（13例）に0.25%レボブピバカイン30mLを注入して術後

■適応症例

・乳癌手術
・腋窩リンパ節郭清
・肩関節手術
・ペースメーカ挿入術[4]

　一般的に，全身麻酔に併用する鎮痛方法である．

■使用薬物は？使用濃度と量は？

薬物は長時間作用性のロピバカインやレボブピバカインを使用する．局所麻酔薬注入後，10～20分で効果が発現し，8～12時間が持続する．原法は第3肋骨レベルの大胸筋と小胸筋の筋間に0.25％レボブピバカインを10 mL（PECS Ⅰ），前鋸筋の表層（もしくは深層）筋間に0.25％レボブピバカイン20 mL（PECS ⅡもしくSPB）を注入している[2]．

　しかし，最近の報告では使用濃度よりも使用量が重視されており，0.2％ロピバカインを45 mL使用してPECS Ⅱブロックを行っている報告もある[5]．筆者は第3肋骨レベルの大胸筋と小胸筋の筋間に0.15％レボブピバカインを10 mL（PECS Ⅰ），前鋸筋の表層もしくは深層の筋間に0.15％レボブピバカイン30 mL（PECS ⅡもしくSPB）を注入して，良好な鎮痛を得ることに成功している．

　持続投与を行うときは，創部の位置やカテーテルの可動性などを考慮して，前鋸筋の表層もしくは深層の筋間（PECS ⅡもしくはSPB）に挿入する．ただし，長胸神経麻痺によって発症する翼状肩甲の危険性を考慮すると，前鋸筋の深層に挿入するほうが神経麻痺は起こりにくい．腋窩に向けてカテーテルを尾側から頭側に挿入する．使用濃度はTAPブロックなどの面ブロックと同様に扱う．筆者は0.2％ロピバカインもしくは0.125％レボブピバカインを6 mL/hrで使用している．PECSブロックは

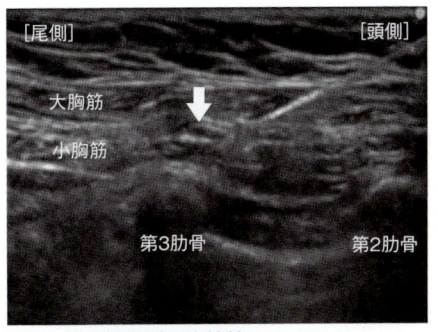

図3　胸肩峰動脈の胸筋枝
PECS Ⅰブロック時には，胸肩峰動脈の胸筋枝（矢印）を穿刺しないよう注意する．

TAPブロックなどと同様に面でとらえるブロックなので，ブロック後の疼痛評価もわかりにくい．術中のバイタルサインなど，あらゆるモニターを使って鎮痛の程度を評価する．

■合併症

浅部の神経ブロックであり，硬膜外麻酔や傍脊椎ブロックと比較しても重篤な合併症は少ない．また，腕神経叢ブロック鎖骨下アプローチ法と比較しても気胸などは起こりにくい．

　PECSブロックで注意すべき最大の問題点は，PECS Ⅰブロック時に胸肩峰動脈の胸筋枝を穿刺してしまうことである（図3）．

（上嶋 浩順）

文献

1. Blanco R. The 'pecs block' : a novel technique for providing analgesia after breast surgery. Anaesthesia 2011 ; 66 : 847-8.
2. Blanco R, Fajardo M, Parras Maldonado T. Ultrasound description of Pecs Ⅱ (modified Pecs Ⅰ) : a novel approach to breast surgery. Rev Esp Anestesiol Reanim 2012 ; 59 : 470-5.
3. Watanabe K, Kiyokawa K, Rikimaru H, et al. Anatomical study of latissimus dorsi musculocutaneous flap vascular distribution. J Plast Reconstr Aesthet Surg 2010 ; 63 : 1091-8.
4. Fujiwara A, Komasawa N, Minami T. Pectoral nerves (PECS) and intercostal nerve block for cardiac resynchronization therapy device implantation. Springerplus 2014 ; 3 : 409.
5. Murata H, Ichinomiya T, Hara T. Pecs block for anesthesia in breast surgery of the elderly. J Anesth 2015 ; 29 : 644.

Section 4 体幹部 症例 13

悪性胸膜中皮腫の胸膜切除/肺剥皮術

集学的治療とマルチモーダル鎮痛で管理する

本症例で行うブロック ▶▶ 持続胸部傍脊椎ブロック

症例

66歳の男性。身長170 cm，体重72 kg。1年前から呼吸苦を自覚。生検の結果，右側の悪性胸膜中皮腫と診断された。悪性胸膜中皮腫に対して化学療法施行後，外科治療として胸膜切除/肺剥皮術が予定された。

胸部傍脊椎ブロック thoracic paravertebral block（TPVB）は，胸椎レベルの脊髄前枝と交感神経を片側多分節に遮断することができ，体幹部片側の手術は，よい適応である。肺切除術は全身麻酔にTPVBを併用して管理できる。

これまで悪性胸膜中皮腫に対する胸膜切除/肺剥皮術 pleurectomy/decortication（P/D）（コラム）は，壁側胸膜が切除され，傍脊椎腔が存在しなくなるためにTPVBの適応外と考えられてきた。この手術は開胸創が2か所となり，手術侵襲は大きい。しかし近年，深部静脈血栓・肺血栓塞栓症予防目的の周術期抗凝固療法が普及し，硬膜外麻酔が実施できない状況が増えてきている。筆者らは胸膜切除/肺剥皮術に対してTPVBを応用している。

■術前評価

高血圧の既往があり，アムロジピン内服で血圧コントロールは良好であった。肺活量1.8 L，%肺活量47％と，拘束性換気障害を認めた。胸部X線写真およびCTで右肺に胸膜の肥厚，胸水を認めた。経胸壁心臓超音波検査では心機能に異常は認めなかった。

■ブロックの範囲と麻酔計画

本症例の胸膜切除/肺剥皮術では2か所の開胸創となる。第5肋間と第8肋間で後側方開胸を行うことが予定された（2の字型開胸）[1]（図1）。後側方開胸では，リニアプローブを使用すると刺入点が外側に位

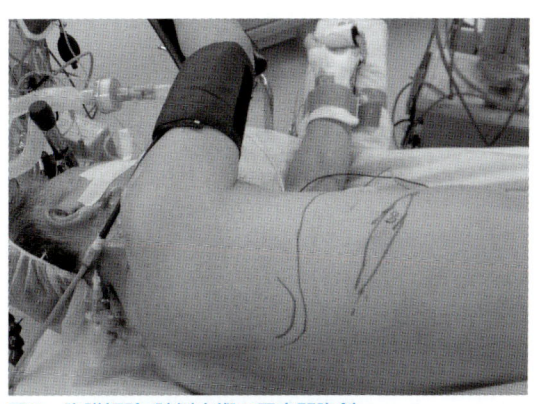

図1 胸膜切除/肺剥皮術の予定開胸創

コラム

悪性胸膜中皮腫

悪性胸膜中皮腫は非常に予後の不良な疾患であり，症状緩和治療だけを行った場合の生存期間中央値は1年に満たない。現在，中皮腫に対しては，外科治療に化学療法，放射線療法を組み合わせた集学的治療が行われる。外科治療として，胸膜肺全摘術 extrapleural pneumonectomy（EPP）および胸膜切除/肺剥皮術がある[2,3]（表A）。

胸膜肺全摘術は胸膜病巣を肺と一塊にして摘出する。根治性がより高い。しかし，手術侵襲は大きく，合併症の頻度が高い。一方，胸膜切除/肺剥皮術は，肺実質と臓側胸膜の剥離が加わるため，その手術手技は胸膜肺全摘術より煩雑であり，また，根治性が低下する可能性がある。しかし，胸膜肺全摘術と比べて周術期合併症，手術関連死亡の頻度は低く，生存成績としては，胸膜肺全摘術と同等かそれ以上の可能性があるといわれている。現時点ではどちらの術式がよいか答えは出ていない。

表A 悪性胸膜中皮腫の外科治療・術式

胸膜肺全摘術	壁側および臓側胸膜を肺と一塊にして摘出する。必要があれば横隔膜，心膜も合併切除する。
胸膜切除/肺剥皮術	壁側および臓側胸膜を摘出し，肺実質は温存する（図A）。必要であれば横隔膜，心膜を合併切除する（拡大胸膜切除/肺剥皮術）。

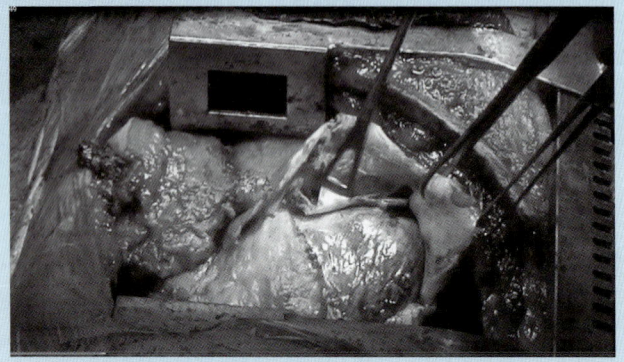

図A 胸膜切除/肺剥皮術
肺実質と臓側胸膜を剥離している。

置するため，カテーテルが術操作に干渉する。マイクロコンベックスプローブを使った矢状断面アプローチでは針を脊椎の近傍で穿刺できるので，後側方開胸ではリニアプローブより適している。

胸膜切除/肺剥皮術では，壁側胸膜が切除され傍脊椎腔が消失する。しかし，筆者らの現在進行中の臨床研究から，胸部傍脊椎腔に注入された局所麻酔薬は壁側胸膜を通過して胸腔にも広がっており，胸腔内ブロックと同等の作用機序も有するので，壁側胸膜の有無で適応を考慮する必要はないと考えている。上部胸椎レベルで実施されるTPVBの局所麻酔薬は尾側に広がる。

肋骨胸膜は肋間神経に支配されている。本術式では第1～12胸神経（T_1～T_{12}）まで，すべての肋間神経を遮断したほうがよいので，本症例では，TPVBは第3, 5, 8肋間の3か所で局所麻酔薬を注入し，第5肋間にカテーテルを留置することにした。また，横隔胸膜は周囲の肋間神経および横隔神経が，縦隔胸膜には横隔神経が分布する[4,5]。心膜は横隔神経によって支配されている[5,6]。肺，縦隔胸膜，心膜からの侵害刺激には迷走神経の関与もある[7]。

このような神経支配を考慮すると，TPVBは胸膜切除/肺剥皮術に関与する神経をすべて遮断しているわけではないため，オピオイド，ケタミン，非ステロイド性抗炎症薬（NSAIDs）を併用してマルチモーダル鎮痛が基本となる。

■ブロックの実際

全身麻酔を導入し（後述），患者を左側臥位とする。第3, 5, 8肋間を超音波画像で同定して，マーキングし，さらに棘突起を通る正中線と正中から外側2.5 cmを通る矢状線を描いた（図2）。

その後，皮膚消毒をして，多部位注入および傍脊椎腔へのカテーテル挿入はマキシマルバリアプレコーションで行った。棘突起から外側3.0 cmにマイクロコンベック

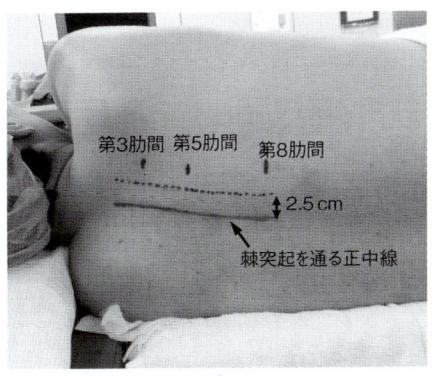

図2 背部のマーキング
棘突起を通る正中線と正中から外側2.5 cmを通る矢状線（破線）を描く。

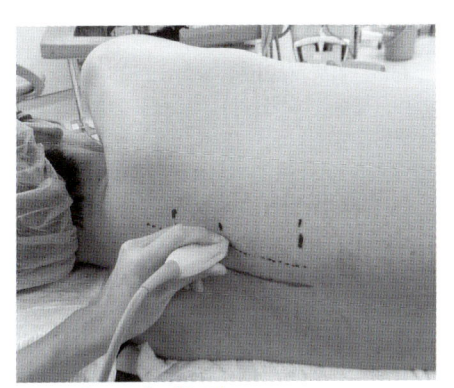

図3 プローブの当て方

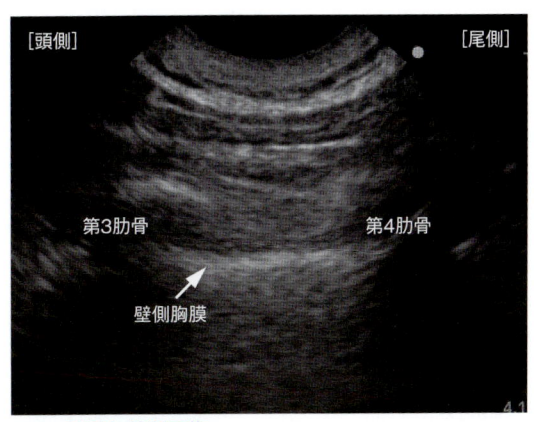

図4 肋骨矢状断面像
肋骨の表面は丸みを帯びている。

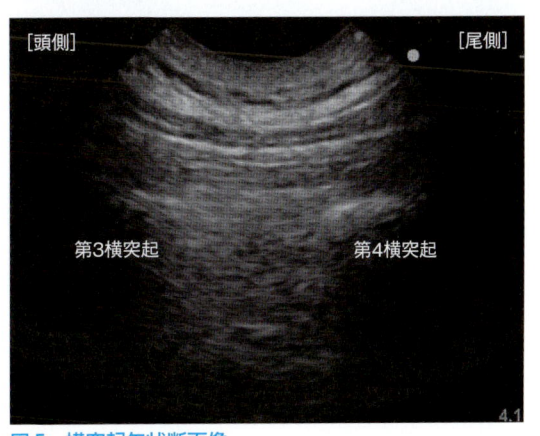

図5 横突起矢状断面像
肋骨の表面は丸みを帯びているが，横突起表面は平坦である。胸膜が腹側に向かうために異方性により胸膜は描出されない。

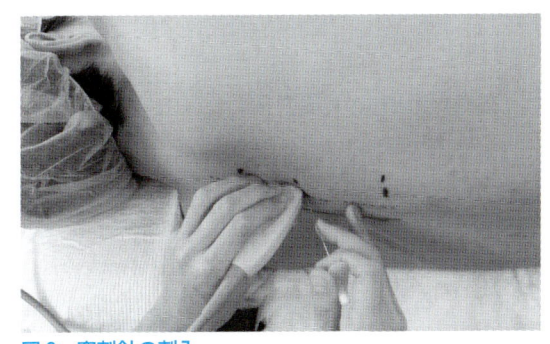

図6 穿刺針の刺入

スプローブを当て（図3），肋間隙の矢状断面像（図4）を描出した。次に，横突起が描出されるまで，プローブを内側にスライドさせた。横突起が描出される矢状断面像では，胸膜が腹側に向かうために異方性により胸膜は描出されない（図5）。

マイクロコンベックスプローブの尾側からTuohy針（17 G, 80 mm）を穿刺し（図6），第4胸椎横突起に針先を当てた（図7）。

第4胸椎横突起に針が当たったら，いったん針を引き抜き，針の角度を変えて，横突起を乗り越えて第3肋間隙に1.5 cm深く刺入した（図8）。

この時点で少量の生理食塩液を注入し，薬液が傍脊椎腔に広がることで針先が傍脊椎腔にあることを確認後，0.5％ロピバカイン8 mLをゆっくり注入した。第5肋間では0.5％ロピバカイン8 mLを注入し，硬膜外カテーテルを傍脊椎腔に4 cm留置

した。第8肋間は横断面アプローチで0.5％ロピバカイン8 mLを注入した。下位胸椎レベルでは，矢状断面アプローチより横断面アプローチのほうが穿刺しやすい。

カテーテル先端の位置確認のために，空気を混入した生理食塩液をカテーテルから

症例検討 ● Section 4 体幹部 **169**

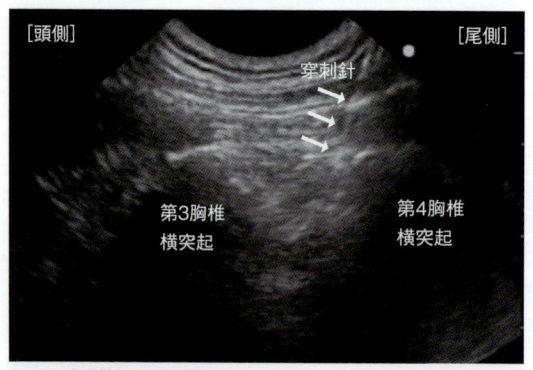

図7 穿刺針の進め方1
横突起上端に穿刺針を当てる。

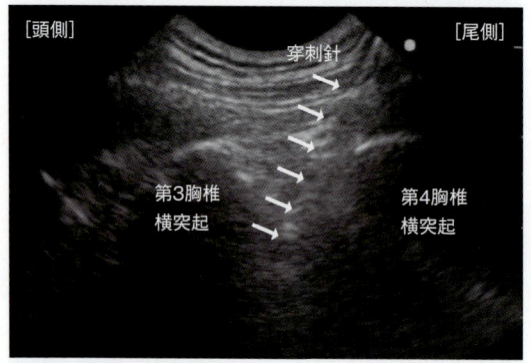

図8 穿刺針の進め方2
横突起上端に穿刺針を当てたのち，針を少し引き抜き，針の角度を変えて，横突起を乗り越えて第3肋間隙に1.5cm深く刺入する。

注入して，高エコー性の生理食塩液が傍脊椎腔で広がる（hyperechoic flash sign）のを確認し，手技を終了した。

■麻酔の実際

プロポフォール100mg，ケタミン50mg，レミフェンタニル100μgで導入後，ロクロニウム50mgで筋弛緩を得て，左用ダブルルーメンチューブ37Frを留置した。全身麻酔導入後，前述のようにTPVBを施行した。手術開始時にモルヒネ10mgを投与し，麻酔維持はデスフルラン，レミフェンタニルを使用した。レミフェンタニルは0.1μg/kg/min前後で投与し，必要に応じて増減した。

手術時間は10時間を超えるため，モルヒネの薬物動態をシミュレーションして，血中濃度が15μg/mLを維持するようにモルヒネ1mgを適宜追加投与した。ケタミンも薬物動態シミュレーションを実施して，血中濃度が100μg/mL以上になるように10mgを適宜追加投与した。

閉創時にはTPVBカテーテルから0.5％ロピバカイン20mLを投与し，続いて0.4％ロピバカインを6mL/hrで開始した。鎮痛補助は，モルヒネの静脈内患者自己調節鎮痛（IV-PCA）を持続投与なし，ボーラス投与量1mg，ロックアウト時間5分の設定で開始した。

経過

手術は，拡大胸膜切除/肺剥皮術となった。術中，壁側胸膜を切除した際に，カテーテルが術野に露出したが（図9），執刀医と協議し，露出したカテーテルの部分を少し切除した。

手術時間は10時間25分。出血量は2978mLで，術中に赤血球液6単位，新鮮凍結血漿8単位を輸血した。出血量が多く，長時間手術となったため，ダブルルーメンチューブからシングルルーメンチューブに入れ替え，気管挿管のままICUに帰室した。翌朝，抜管された。

ICUで鎮静されているあいだは，フェンタニルの持続静注（25～50μg/hr）を併用し，数値評価スケール（NRS）で0/10～2/10で経過した。術後1日目から経口摂取を開始し，NSAIDs内服を開始した。呼吸状態は落ち着いており，術後3日目にICUから病棟へ移った。病棟ではIV-PCAを併用し，NRSは2/10～3/10であった。術後4日目にTPVBカテーテルは抜去した。

■本症例のポイント

悪性胸膜中皮腫の手術は，創部が大きく，壁側胸膜切除から生じる痛みは強い。持続TPVBだけでなく多部位注入を施行することで，広範囲の肋間神経を遮断することができる。また，侵害刺激を伝達するすべての神経をTPVBだけで遮断することは難しいため，オピオイド，ケタミン，NSAIDsなどを併用し，積極的なマルチモーダル鎮痛を行わなければならない。

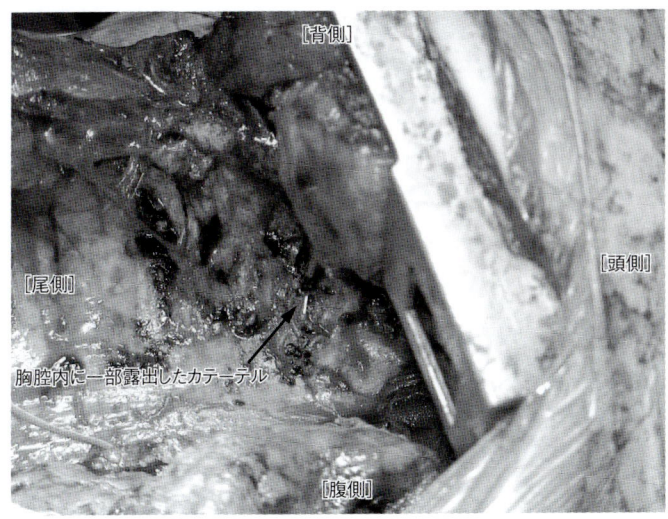

図9 胸腔内に露出したカテーテル

（図中ラベル：[背側]、[頭側]、[腹側]、[尾側]、胸腔内に一部露出したカテーテル）

　胸膜切除/肺剝皮術では壁側胸膜が切除され，傍脊椎腔が消失する．しかし，そのことをもってTPVBが作用しなくなるわけではない．TPVBは胸腔内ブロックという側面もあり，壁側胸膜切除後も作用する．ただし，カテーテルが壁側胸膜切除後に術野に露出することがある．傍脊椎腔の脂肪組織に埋まっている場合は問題にならないが，露出してしまった場合は，執刀医と協議して，余分な部分は術野で切ってもらうか，手術終了後に術野に飛び出した分だけカテーテルを引き抜くとよい．

　　　　　　　　　　（新屋 苑恵・柴田 康之）

文献

1. 淺村尚生．胸膜肺全摘術．In：淺村・呼吸器外科手術．第1版．東京：金原出版, 2011：391-402.
2. Hasegawa S. Extrapleural pneumonectomy or pleurectomy/decortication for malignant pleural mesothelioma. Gen Thorac Cardiovasc Surg 2014；62：516-21.
3. 多久和輝尚，長谷川誠紀．悪性胸膜中皮腫の外科治療の現状．胸部外科 2015；68：61-8.
4. Keith LM, Arthur FD. 佐藤達夫，坂井健雄 監訳．胸膜と肺．In：臨床のための解剖学．第1版．東京：メディカル・サイエンス・インターナショナル, 2008：112-33.
5. Dravid RM, Paul RE. Interpleural block - part 1. Anaesthesia 2007；62：1039-49.
6. Keith LM, Arthur FD. 佐藤達夫，坂井健雄 監訳．心膜．In：臨床のための解剖学．第1版．東京：メディカル・サイエンス・インターナショナル, 2008：135-9.
7. Daly DJ, Myles PS. Update on the role of paravertebral blocks for thoracic surgery：are they worth it? Curr Opin Anaesthesiol 2009；22：38-43.

Section 4 体幹部 症例 14

乳癌手術 1

局所麻酔薬を最大限利用して，患者の満足度向上を目指す

本症例で行うブロック ▶▶▶ 胸部傍脊椎ブロック

症例

68歳の女性。身長156cm，体重55kg。検診にて乳癌を指摘され，当院に紹介された。精査の結果，右乳腺内側上部領域（A領域）に直径2.5cmの腫瘍を認め，乳腺部分切除とセンチネルリンパ節郭清が予定された。高血圧と腎不全を指摘されていたが，放置しており，術前の検査にて推算糸球体濾過量（eGFR）が33mL/min/1.73m^{2}であった。手術に対する不安が強く，エチゾラム（デパス®）を常用している。ほかに喫煙歴がある以外は，特記すべき既往歴はない。

超音波ガイド下胸部傍脊椎ブロック thoracic paravertebral block（TPVB）は，普及の一途を辿っている。適応も胸壁手術，肺手術，胆嚢摘出術，腎臓摘出術にとどまらず，心臓手術や小児領域まで施行されてきている。しかし，TPVBは他のブロックとは異なり，プローブの操作により針を描出できず，超音波のビーム上に針を進めていかなければならないため，若干の技術を要する手技である。東京慈恵会医科大学葛飾医療センター（当院）では，乳癌手術に対し全身麻酔に加えて皮膚切開前にTPVBを行っている（コラム1）。

■術前評価

術前リスクはASA-PSでⅡ。高血圧と中等度腎不全（stage 3）で，不安が強い患者である。中等度の腎不全が指摘されているので，術後の非ステロイド性抗炎症薬（NSAIDs）の使用は避けたいところである。また，周術期の不安が強く，十分な鎮痛を図りたい。

■ブロックの範囲と麻酔計画

乳頭内側上部の腫瘤であり，皮膚切開は同部位に楔状に置かれるが，内部は広く摘出されることが予想できる。また，センチネルリンパ節郭清領域の痛みを考慮しなければならない。したがって，手術部位の神経支配は第2〜5胸神経（T_2〜T_5）外側皮枝

コラム 1

TPVB の導入

当院では，2013年12月からTPVBを新治療委員会の承認を得て導入してきた。当初，体位変換などにより麻酔導入時間が長くなることが予想されたが，当院のデータによると，全身麻酔単独群と全身麻酔＋TPVB群では，麻酔時間−手術時間に有意な差は認められなかった。適切な体位を保持することが重要であり，看護師の協力も必要である。身長（cm）−100≦体重（kg）を満たすような，やせている患者から始めてみてはどうだろう。

症例検討 ● Section 4 体幹部　**173**

の肋間神経前皮枝と後皮枝に加え，腕神経叢由来の内側・外側胸筋神経，胸背神経，長胸神経である。

神経支配領域を考慮すると区域麻酔単独で管理するには困難なため，全身麻酔を併用することとした。今回は全身麻酔（セボフルラン）とTPVB（第3肋間または第4肋間）で管理する計画とした。

患者のBMIは22.6と肥満ではないため，TPVBに支障はなさそうである。術前の麻酔科診察で十分な説明を行い，全身麻酔とTPVBでの麻酔に同意を得た。

ほかの選択肢としては，全身麻酔に硬膜外麻酔あるいは胸筋神経（PECS）ブロックを加える方法がある。乳癌の手術は片側であり，最近は縮小手術の傾向にあるので，上位胸部硬膜外麻酔は必要ないと考えた。また，後二者を行う場合は，局所麻酔薬の総投与量が増えてしまうため注意が必要である。

■麻酔の実際
当院では全身麻酔導入後にブロックを行っている。

*1 ProSeal®に14 Frの胃管を通しておく。

◎麻酔導入
基本的なモニターを装着して患者に十分な酸素化を促す。フェンタニル50μgを投与し，プロポフォールを3 mg/kgを投与して60秒後に声門上器具〔ラリンジアルマスク（LMA）*1〕を留置する（図1）。LMAを固定後，セボフルランを3％に設定し，患者の自発呼吸出現の確認後にブロックの準備にとりかかる。

◎ブロックの実際
用意するもの
当院では0.3％のロピバカイン25 mL（0.75％ロピバカイン10 mL＋生理食塩液15 mLを20 mLシリンジに用意）を使用している。

20 G，80 mmのTuohy針を使用し，延長チューブを付け助手が薬液を注入している（図2）。比較的深部のブロックなため，針先が描出しやすいTuohy針を選択している。最近は各社が，視認性を高める加工がされた針を販売しているので，それらを使用してもよい。また，針の太さについては，より太い針のほうが描出しやすく

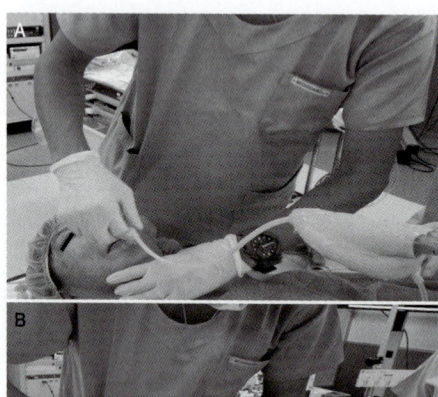

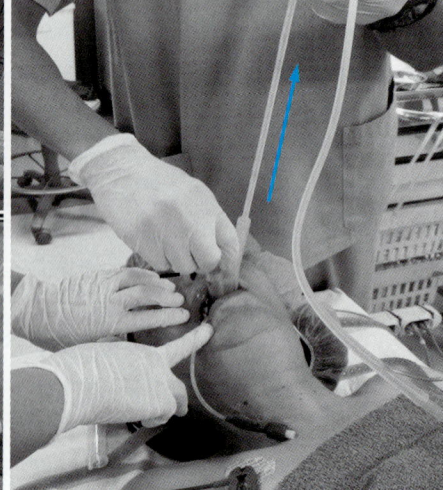

図1 LMAの挿入
14 Frの胃管を40 cmほど挿入し（A），これをガイドにLMAを口腔内に挿入し（B），胃管を引き抜きながらLMAを進める（C）。

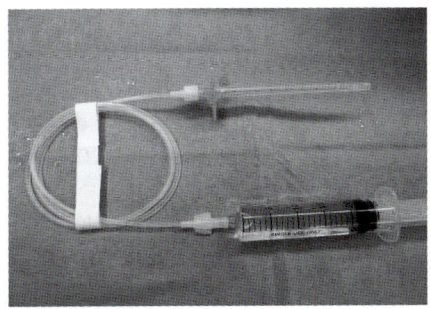

図2 延長チューブ
薬液をつめたシリンジに延長チューブを付け，その先に Tuohy 針を付ける。これは，施行者は針の描出に専念し，助手が薬液を注入する方法である。

POP 感も強いが，合併症のことを考え（コラム2），やや細めの 20G を使用している。

プローブは高周波リニアプローブを使用する。目標は約 4 cm の深さにあるため，超音波装置に合わせてセッティングを行う。神経ブロックに特化した機器なら煩雑なセッティングの必要はないが，診断用の大型の超音波装置の場合は，細かな設定をするとそれだけ鮮明な画像が得られるので，自ら超音波の特性を熟知するか，もしくは検査室技師などに設定をお願いし，登録しておくといいだろう（コラム3）。

コラム2

気胸に注意

手技には合併症は避けられない。Naja ら[1]は，TPVB の合併症として，胸膜穿刺が 0.8％，気胸が 0.5％と報告している。当院でも乳癌手術 160 例ほどに対し，1 例に気胸の発症がみられた。詳細は不明〔外科医が切除範囲をマーキングする ICG（インドシアニングリーン）注入も原因として考えられた〕だが，外科医との M & M カンファレンスで協議し，陽圧換気を避け可能なかぎり自発呼吸で管理するようにした。

研修医が管理する症例を除けば，乳癌手術の半数以上が自発呼吸を温存しながら麻酔管理をしている。また，翌日退院の患者も含め，全員が術後 1 日目に，気胸がないことを確かめる目的で胸部 X 線を撮影することとした。

体位，配置，刺入から薬液の注入まで

アプローチは Shibata 法（intercostal approach）を用いている[2]。

全身麻酔導入後に，患者を術側を上にした側臥位とする。ブロック針の刺入点に肩甲骨が邪魔なため，看護師に棘突起－肩甲骨間距離が広がるように体位の保持をしてもらう（図3）。

次に患者の肋骨の同定を行う。今回は上位肋間のため，まず鎖骨の下に指を潜り込

コラム3

深部ブロックに必要な超音波装置のセッティング

TPVB を行うに先立って，4～5 cm の深部の構造物である胸膜，内肋間膜を鮮明に描出できるように機器のセッティングを行うことも麻酔科医の力量である。

筆者はダイナミックレンジ（DR）が狭く，ややゲインが低め，S/N（ノイズ）比のよい画像が TPVB には適正と考えている。また，フォーカスは目標地点かやや深めに設定にする。ティッシュハーモニックイメージ（THI）がある機器の場合は，その機能により，コントラスト分解能の向上とアーチファクトの軽減が得られる。同じ機器でも見え方が違ってくるため実際の例を示す（図A）。

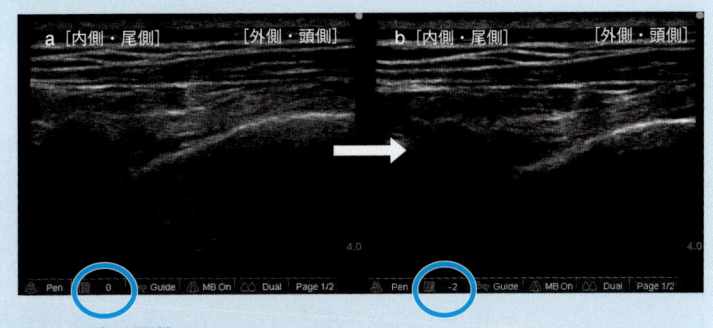

図A 画像の調整
目標物だけを強調して不要な信号を少なくするように設定するのが筆者の好みである。ダイナミックレンジを狭め，遠距離 STC（sensitivity time control）を下げると，より鮮明な画像が得られる。a に比べ b は組織の境界がシャープに描出されており，胸膜も明瞭に描出され，穿刺時には針先と胸膜の関係が理解しやすくなる。

ませ僧帽筋付近の画像で第1肋骨を同定し（図4），そこを基準として下位方向に肋骨を同定していく。第3または第4の目標とする肋間を同定したら（図5），そこに印をつけ，肋骨に平行方向にプローブを90°回転し，画像を描出する（図6）。

ポイントは肋骨の走行を熟知することである。体格によって肋骨の走行の角度は異なる。また，肋間腔に超音波のビームが届くようにプローブを肋骨に平行に，また微妙に頭側に傾けると内肋間膜と胸膜がより鮮明に描出できる。プローブを少しでも動かすと上下の肋骨などが描出されてしまう。そのため，プローブを持つ左手はしっかりと固定する。穿刺針のベベルを上に向けて，まず2cmほど穿刺し，針が描出可能か確認する。針が根元から描出可能であれば，一定の速度で目標地点まで穿刺していく。

画像上の内肋間膜を貫いたところで助手に血液の逆流を確認し薬液を注入してもらう（図7）。その後に肋間レベルではあるが，薬液の広がり方を確認している（図8）。

実際の施行者，患者，超音波装置の配置を図9に示す。

◉術中，術後の実際

ブロック終了後はセボフルランを1.3％ほどで維持する。TPVBの薬液が頭尾側方向

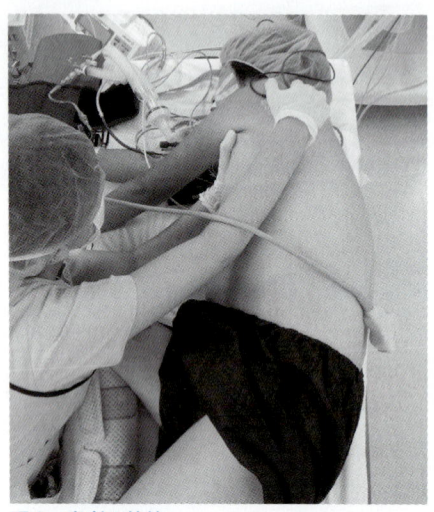

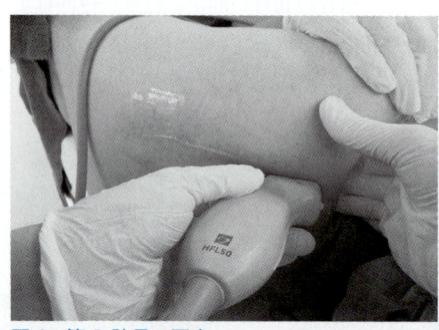

図3　患者の体位
患者は術側を上とした側臥位とし，看護師に胸骨を押して肩甲骨を引くように指示する。

図4　第1肋骨の同定
右手を鎖骨の下に潜らせて，鎖骨の下の第1肋骨を同定する。

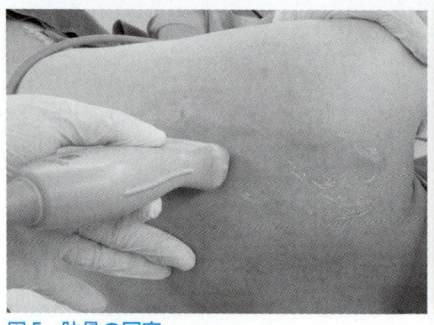

図5　肋骨の同定
肋骨レベルで頭側から順に同定していく。

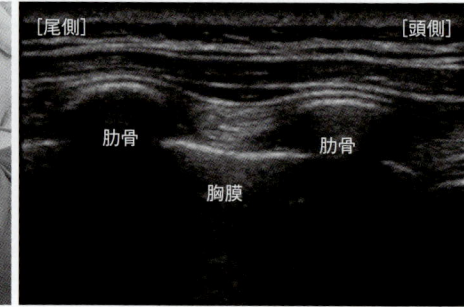

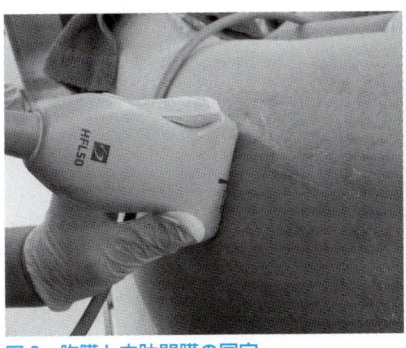

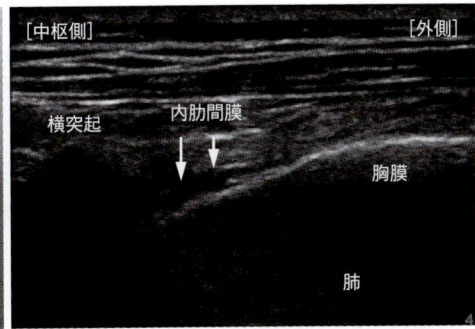

図6 胸膜と内肋間膜の同定
肋骨にビームが当たらないように微調整し，胸膜と内肋間膜を同定する。

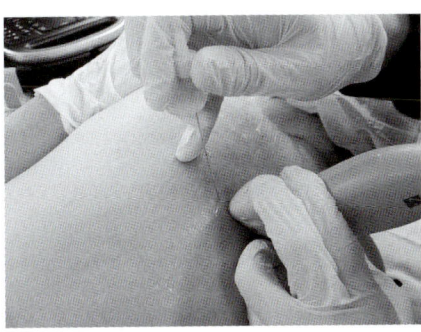

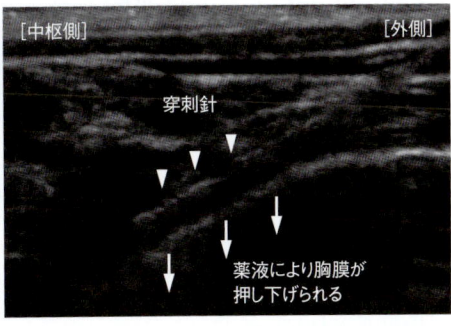

図7 薬液の注入
Tuohy 針のベベルを上に向けて，目標物の方向へ一定速度で刺入する。針の特性上，最初はやや角度をつけたほうが目標物に到達しやすい。薬液を注入すると胸膜が下がっていく。

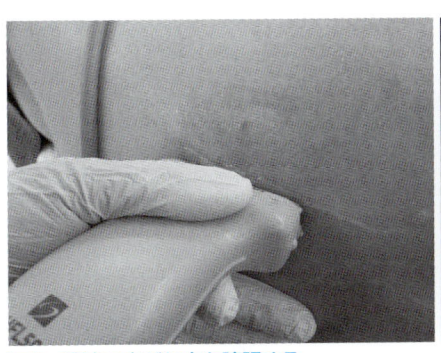

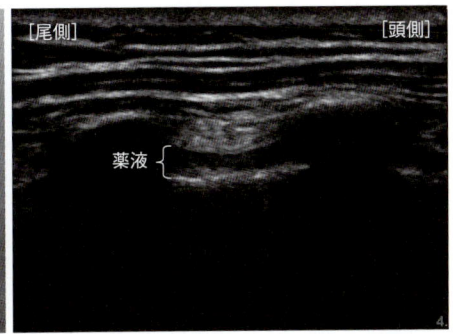

図8 薬液の広がり方を確認する
薬液は若干尾側方向に広がる傾向にある。

に流れていれば，理論上は乳房の部分切除に対しては鎮痛できていると考える（腕神経叢からの分枝は運動神経であるという説があるため）。しかし，薬液の広がりは一様でないため，十分な鎮痛が得られていない場合は麻酔をより深くすることが必要になってくる。自発呼吸を温存しているので，カプノメータの呼吸数を患者の鎮痛の指標にするとよい。

手術部位が，腋窩部に及ぶ（センチネルリンパ節郭清や腋窩郭清）前にフェンタニル 50μg を投与し，手術侵襲に備える[*2]。

経 過
手術開始から胸壁操作中は呼気セボフルラン濃度 1.3% で終始安定していた。腋窩操作に

*2 手術の終了と同時に麻酔を切り，LMA のパイロットバルーンを大気圧に解放すると LMA は経口エアウェイになるので，そのまま自然な覚醒を待つことができる。

症例検討 ● Section 4 体幹部 **177**

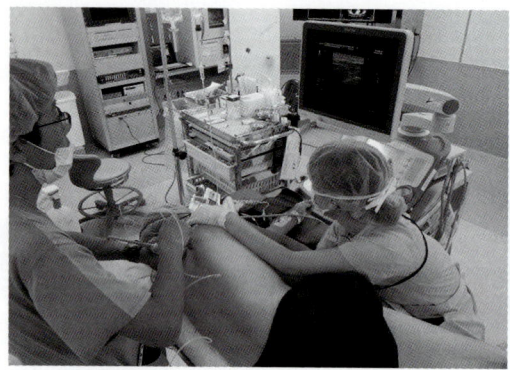

図9　実際の配置

入る前にフェンタニル 50 μg を投与したが，一度も自発呼吸を失うことなく術後に自然な覚醒が得られた。回復室や術翌日の回診でも，数値評価スケール（NRS）は 0/10 か 1/10 程度で，術直後からの良好な鎮痛が得られていた。術翌朝からの経口鎮痛薬を前倒しにて内服したことで，終始痛みを感じることなく退院に至った。

■本症例のポイント

以前は，乳癌の術後はさほど痛くないとされてきた。しかし，乳房切除後疼痛症候群 post mastectomy pain syndromes（PMPS）が指摘され，患者の約半数が慢性痛に悩み，生活の質（QOL）が低下していることが報告[3]されて以来，乳癌術後の急性痛と慢性痛の因果関係が研究されてきた。TPVB は硬膜外麻酔よりも神経遮断作用が強い[4]。乳腺手術後の慢性痛を予防する効果を示唆する報告[5,6]もされ始め，回復の質が向上したという報告[7,8]もある。さらに局所麻酔薬は癌の再発率低下に寄与するという報告[9,10]もある。したがって，今後はより区域麻酔が注目され，区域麻酔を併用する症例が増えていくだろう。

当院では TPVB を全身麻酔に加えてから，患者の回復室での鎮痛の質が上がり，高い満足度が得られている。今後，区域麻酔と乳房切除後疼痛症候群や癌の再発率の関連性を示していきたい。

（湯本 正寿）

文献

1. Naja Z, Lönnqvist PA. Somatic paravertebral nerve blockade. Incidence of failed block and complications. Anaesthesia 2001 ; 56 : 1184-8.
2. Shibata Y, Nishiwaki K. Ultrasound-guided intercostal approach to thoracic paravertebral block. Anesth Analg 2009 ; 109 : 996-7.
3. Gärtner R, Jensen MB, Nielsen J, et al. Prevalence of and factors associated with persistent pain following breast cancer surgery. JAMA 2009 ; 302 : 1985-92.
4. Richardson J, Jones J, Atkinson R. The effect of thoracic paravertebral blockade on intercostal somatosensory evoked potentials. Anesth Analg 1998 ; 87 : 373-6.
5. Kairaluoma PM, Bachmann MS, Rosenberg PH, et al. Preincisional paravertebral block reduces the prevalence of chronic pain after breast surgery. Anesth Analg 2006 ; 103 : 703-8.
6. Shimizu H, Kamiya Y, Nishimaki H, et al. Thoracic paravertebral block reduced the incidence of chronic postoperative pain for more than 1 year after breast cancer surgery. JA Clinical Reports 2015 ; 1:19.
7. Karmakar MK, Samy W, Li JW, et al. Thoracic paravertebral block and its effects on chronic pain and health-related quality of life after modified radical mastectomy. Reg Anesth Pain Med 2014 ; 39 : 289-98.
8. Abdallah FW, Morgan PJ, Cil T, et al. Ultrasound-guided multilevel paravertebral blocks and total intravenous anesthesia improve the quality of recovery after ambulatory breast tumor resection. Anesthesiology 2014 ; 120 : 703-13.
9. Jaura AI, Flood G, Gallagher HC, et al. Differential effects of serum from patients administered distinct anaesthetic techniques on apoptosis in breast cancer cells in vitro: a pilot study. Br J Anaesth 2014 ; 113 : i63-7.
10. Byrne K, Levins KJ, Buggy DJ. Can anesthetic-analgesic technique during primary cancer surgery affect recurrence or metastasis? Can J Anaesth 2015 ; 63 : 184-92.

Section 4 体幹部　症例 15

乳癌手術 2

術後鎮痛には，簡便な PECS ブロックを

本症例で行うブロック ▶▶ 胸筋神経ブロック（PECS II ブロック）

症例

60歳の女性。身長162 cm，体重62 kg。半年前の検診で乳癌を指摘され，当院を紹介された。右乳腺外上部領域に 2.2×1.8 cm の乳腺腫瘤を指摘され，今回，乳腺部分切除術とセンチネルリンパ節生検が予定された。術前診察時，患者は術後の疼痛に不安が強かった。

乳癌手術の術後鎮痛に区域麻酔は必要なのか？　その答えは「Yes」である。乳癌手術後の急性痛対策を怠ると慢性痛に移行し，生活の質（QOL）は低下する[1]。乳癌手術に区域麻酔を併用することにより，急性痛だけではなく慢性痛にも有効であることが示されている[2,3]。ただし，硬膜外麻酔や胸部傍脊椎ブロック thoracic paravertebral block（TPVB）を行うのは，適応や合併症を含めて敷居が高い。

　胸筋神経 pectoral nerves PECS ブロック[4] は体表の近い部位に，仰臥位で行うことができるため，TPVB よりも難易度は低い。

■術前評価

病変は右外上部領域，脊髄神経外側皮枝領域である。また，術後痛に対する不安が強いことから積極的に区域麻酔を用いて鎮痛を図りたい。そこで全身麻酔に PECS II ブロック[*1] を併用する予定とした。

■ブロックの範囲と麻酔計画

手術部位は右外上部領域，つまり第2～4胸神経（T_2～T_4）外側皮枝であるが，筋肉の引っ張りなどを考慮すると，第2～6胸神経（T_2～T_6）外側皮枝と T_2～T_6 前皮枝の範囲の神経を遮断すれば確実に周術期の鎮痛を図ることができる。

　PECS II ブロックは T_2～T_6 外側皮枝を遮断できる。ただし，T_2～T_4 前皮枝は遮断できない。そのため，前皮枝領域に手術侵襲が及ぶときは，オピオイドの併用などが必要である（コラム1）。

■麻酔の実際

◎麻酔導入

術後悪心・嘔吐（PONV）を考慮して，全静脈麻酔（TIVA）で行う。酸素マスク 6L/min で十分な酸素化を行い，その後，レミフェンタニル 0.5 μg/kg/min を開始する。5分後，プロポフォールの初期目標

*1　ミニ解説6「胸筋神経（PECS）ブロック」（163ページ）参照。

コラム 1

前皮枝領域の鎮痛法

PECS ブロックを乳癌手術の鎮痛として使用するときの最大の問題点は，前皮枝が遮断できない，つまり乳房内側部位の鎮痛方法として使用できないことである。そのため，全身麻酔の併用もしくは局所浸潤麻酔で対応してきた[5]。筆者は胸横筋膜面に局所麻酔薬を注入すること（胸横筋膜面ブロック，図A）でその問題を解決した[6,7]。

胸横筋膜面ブロックが確実に脊髄胸神経前皮枝を遮断できるなら，今後，乳房切除術が全身麻酔を併用することなく麻酔管理が可能になる。

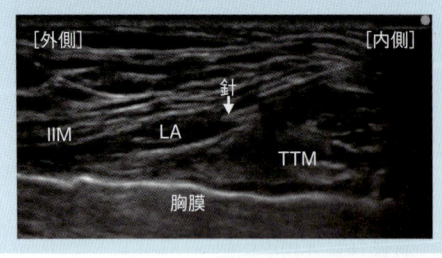

図A　胸横筋膜面ブロック
IIM：内肋間筋，
TTM：胸横筋，
LA：局所麻酔薬

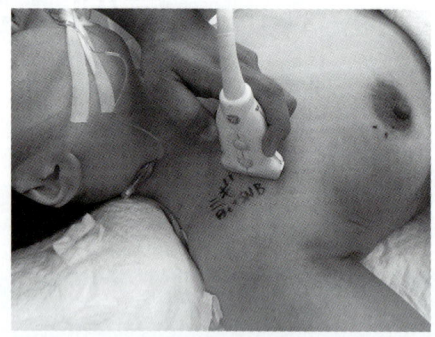

図2　プレスキャン
仰臥位で患部と反対側に頭部を向けて，上肢を外転。プローブを鎖骨中線からやや外側部に鎖骨に対して垂直に当てる。

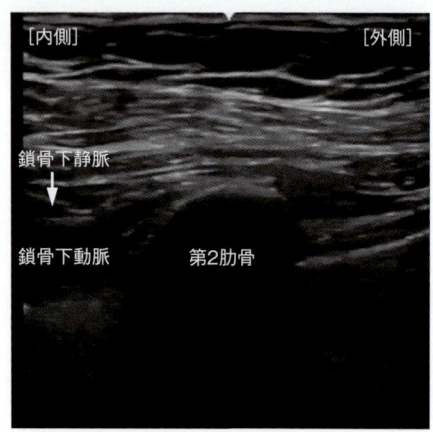

図3　鎖骨下動静脈と第2肋骨
鎖骨下動静脈を探して，近位に存在している肋骨が第2肋骨である。

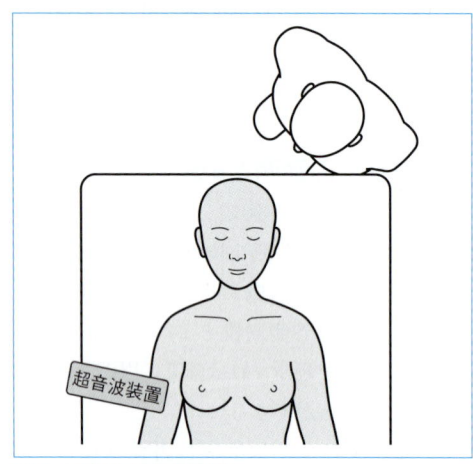

図1　手技中の立ち位置

◎ **PECS ブロック**

患者は仰臥位のまま，頭部を患側と反対側の左側に向ける。背中に肩枕を挿入し，患側の上肢を外転させる。施行者は，患者の頭側に立ち，超音波装置は患側上肢の脇元に置く（図1）。

血中濃度を 3.0 μg/mL で開始する。正確なプロポフォールの就眠濃度を確認して，就眠濃度+1.0 μg/mL まで血中濃度を上昇させて，声門上器具（SGA，サイズ3の i-gel®）を挿入する。SGA 挿入後は，レミフェンタニル 0.1 μg/kg/min とする。術中の人工呼吸は，従圧式強制換気とした。

プレスキャン

図2のように鎖骨中線からやや外側部に，高周波リニアプローブを鎖骨に垂直に当てる。ここで鎖骨下動静脈を確認し，すぐ尾側に近接する第2肋骨を探す（図3）。そのまま乳房をかわすように腋窩方向にプローブを動かす（図4）。

PECS Ⅰ ブロックの注入部位である第3肋骨レベルの大胸筋と小胸筋の筋間（図5）

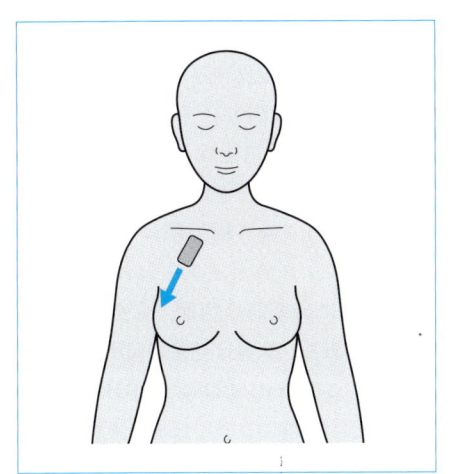

図4 PECSブロックのプローブの当て方と進行方法

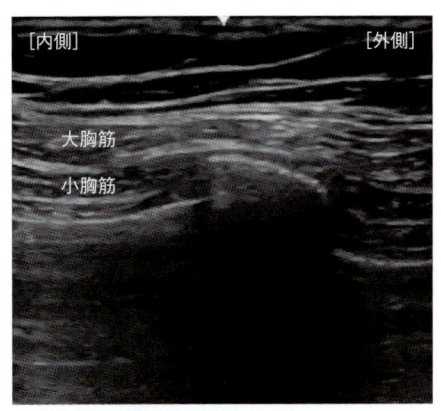

図5 第3肋骨レベル
第2肋骨から腋窩方面にプローブを動かし，第3肋骨を描出する。

と second injection の注入部位である小胸筋と前鋸筋の解剖を確認する（図6）。

　注入部位を超音波画面の下1/3〜1/2になるように深度を設定する。そのほか，大胸筋と小胸筋の筋間に存在する胸肩峰動脈の胸肩枝を確認する。胸肩枝は，第3肋骨上の大胸筋と小胸筋の筋間に存在している場合もあり，PECS Ⅰブロックの注入に難渋する場合もある。その場合は，胸肩枝動脈の位置が第3肋骨レベルからずれるように上肢の外転の程度を変更する。

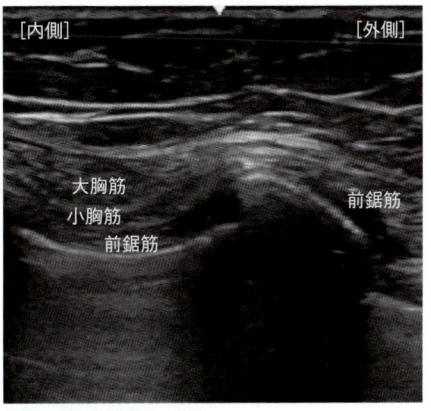

図6 第4肋骨レベル
小胸筋が確認できる場合とできない場合がある。

穿刺

患側の前胸部を広く消毒し，Tuohy針（20 G，80 mm）を使用して頭側から腋窩方向に穿刺する。筆者は0.15％レボブピバカインを使用して第3肋間レベルの大胸筋と小胸筋の筋間に10 mL（PECS Ⅰブロック），第4肋間レベルの小胸筋と前鋸筋のあいだに30 mL使用する。

◎術中，術後

乳癌手術に必要な鎮痛は体性痛に対するものである。つまり神経ブロック単独で，術中，術後を含めた鎮痛薬の追加投与はほとんど必要ない。

　ただし，T_2〜T_6前皮枝領域，つまり乳房内側部位の除痛ができないために，手術開始前に，レミフェンタニルを$0.2\mu g$/kg/minへ増加し前皮枝領域に及ぶ切開の鎮痛対処を行う。フェンタニルを$100\mu g$投与してもよい。

　その後は，バイタルサインをみながらレミフェンタニルの持続投与量を増減すればよいが，ほぼ$0.05\mu g$/kg/minまで減量して管理ができる。手術終了時にアセトアミノフェン静注液を投与すれば術後の鎮痛管理は問題ない。

　PECSブロックが，乳癌手術の鎮痛に効果的に働いているかどうかは，腋窩操作時にバイタルサインの変動があるかないかで判断している。腋窩操作時にバイタルサインが反応すれば，良好な鎮痛が図れていないと判断して，フェンタニルを追加投与す

症例検討 ● Section 4　体幹部　**181**

る．乳癌手術時の腋窩操作は術後慢性痛に移行しやすいために早々に対応する．

経過

手術開始時から大きなバイタルサインの変動もなく手術は終了した．術後の覚醒も良好で，手術翌日まで創部痛や咽頭痛など訴えもなく，PONV もなかった．翌日から離床が問題なく開始された．退院までの鎮痛薬は手術当日夜からロキソプロフェン 60 mg×3/日だけで対応できた．

■なぜ TPVB より PECS ブロックなのか？

乳癌手術の術後鎮痛方法は？と聞かれれば，筆者は TPVB でも持続静脈内投与でもなく，PECS ブロックを選択する．それは以下の理由による．

◎体位変換の必要性がない

TPVB の施行には，側臥位もしくは腹臥位への体位変換が必要である．一方，PECS ブロックは仰臥位で施行できるので体位変換が不要である．

◎TPVB は難易度が高く，合併症が重篤になりやすい

TPVB は手技の難易度が高い．Lönnqvist ら[8]は約 1 割は失敗するという．また，Naja ら[9]によると，気胸，胸膜穿刺や血腫の発生頻度は 1.0〜2.0％と報告されている．PECS ブロック後の合併症の頻度の報告はないが，筆者は 2013 年 4 月〜2015 年 3 月で PECS ブロックを 177 例に施行してきたが，合併症は血腫の 2 例（1.1％）だけであった．

PECS ブロックは，TPVB より安全性の高いブロックだといえる．

◎腋窩郭清の鎮痛に TPVB が有効でない

乳癌患者が最も術後痛を訴える領域は腋窩である．腋窩郭清を行う場合は，腋窩領域の鎮痛は必要である．

腋窩領域の疼痛は，主に第 2 肋間から分枝する肋間上腕皮神経であるが，郭清範囲によっては腋窩神経や第 1 肋間神経前皮枝も含まれる可能性があり[10]，TPVB では鎮痛できない可能性がある．

● ● ●

PECS ブロックのポイントは投与量である[11]．特に前鋸筋の腹側，背側に注入する部位である．筆者は従来の局所麻酔薬注入量である 20 mL ではなく 30 mL を注入している．場合によっては局所麻酔薬の濃度を減少させてでも注入量を重視することが大切である．

（上嶋 浩順）

文献

1. Gärtner R, Jensen MB, Nielsen J, et al. Prevalence of and factors associated with persistent pain following breast cancer surgery. JAMA 2009 ; 302 : 1985-92.
2. Bashandy GM, Abbas DN. Pectoral nerves I and II blocks in multimodal analgesia for breast cancer surgery : a randomized clinical trial. Reg Anesth Pain Med 2015 ; 40 : 68-74.
3. Alfaro-de la Torre P, Fajardo-Pérez M. Thoracic paravertebral block and its effects on chronic pain and health-related quality of life after modified radical mastectomy. Reg Anesth Pain Med 2015 ; 40 : 177-8.
4. Blanco R. The 'pecs block' : a novel technique for providing analgesia after breast surgery. Anaesthesia 2011 ; 66 : 847-8.
5. Blanco R, Fajardo M, Parras Maldonado T. Ultrasound description of Pecs II (modified Pecs I) : a novel approach to breast surgery. Rev Esp Anestesiol Reanim 2012 ; 59 : 470-5.
6. Ueshima H, Kitamura A. Blocking of multiple anterior branches of intercostal nerves (Th2-6) using a transversus thoracic muscle plane block. Reg Anesth Pain Med 2015 ; 40 : 388.
7. Ueshima H, Takeda Y, Ishikawa S, et al. Ultrasound-guided transversus thoracic muscle plane block : a cadaveric study of the spread of injectate. J Clin Anesth 2015 ; 27 : 696.
8. Lönnqvist PA, MacKenzie J, Soni AK, et al. Paravertebral blockade. Failure rate and complications. Anaesthesia 1995 ; 50 : 813-5.
9. Naja Z, Lönnqvist PA. Somatic paravertebral nerve blockade. Incidence of failed block and complications. Anaesthesia 2001 ; 56 : 1184-8.
10. 上嶋浩順，寺尾和久，北村 晶．腋窩リンパ節郭清術を PECS I, II ブロックと腕神経叢ブロックで管理できた 1 症例．臨麻 2015 ; 39: 927-8.
11. Murata H, Ichinomiya T, Hara T. Pecs block for anesthesia in breast surgery of the elderly. J Anesth 2015 ; 29 : 644.

Section 4 体幹部　症例 16

経カテーテル的大動脈弁留置術の心尖アプローチ

積極的な術後鎮痛で早期回復に貢献する

本症例で行うブロック ▶▶▶ 胸部傍脊椎ブロック

症例

87歳の女性。身長139cm，体重46kg。以前から大動脈弁狭窄症を指摘されていた。2か月前から心不全が進行したものの，高齢および糖尿病，冠動脈疾患も合併していたため，大動脈弁置換術は手術リスクが高いと判断され，経カテーテル的大動脈弁留置術が予定された。

重症大動脈弁狭窄症に対する低侵襲治療の経カテーテル的大動脈弁留置術 trans-catheter aortic valve implantation（TAVI）は，高齢の高リスク患者を対象としながらも，術後の早期回復が大きな利点の一つである。しかし，心尖アプローチ trans-apical（TA）の TAVI（TA-TAVI）は，肋間開胸に伴う強い術後痛が早期回復の妨げとなっていた。そこで，胸部傍脊椎ブロック thoracic paravertebral block（TPVB）を導入したところ，術後の疼痛管理が容易になり，早期離床が進み，大阪大学医学部附属病院（当院）の TA-TAVI の症例数は全国でも群を抜くに至っている。

■術前評価

経胸壁心臓超音波検査では，大動脈弁口面積 0.67 cm^2，平均大動脈圧較差 54 mmHg の重症大動脈弁狭窄症を認めた。左室駆出率は 74% と保たれていたが，左室収縮末期/拡張末期径は 39/23 mm であり，求心性心肥大に伴う左室内腔の狭小化を認めた。

高齢かつ糖尿病，末梢血管障害を合併しており，外科的大動脈弁置換術の手術リスクは高かったため，TAVI の適応と判断された。

CT 検査では，両側の大腿動脈および総腸骨動脈の径が細く蛇行しており，経大腿アプローチは困難と考え，TA-TAVI が選択された（コラム 1，2）。

コラム 1

TF-TAVI，TI-TAVI の鎮痛

TAVI はアプローチによって創の部位と大きさが異なる。

経大腿動脈アプローチ trans-femoral（TF）は鼠径部がアクセス部位となる。血管を露出する場合には数 cm の創が置かれるので，閉創時に創部浸潤麻酔（0.375%ロピバカイン 20 mL）を行っている。

経腸骨動脈アプローチ trans-iliac（TI）は，片側の腹部，腹直筋の外側に縦方向に創が置かれる。この場合は，単回腹横筋膜面（TAP）ブロック（0.375%ロピバカイン 20 mL）を行っている。

コラム 2

TAVI の手術手順

現在，日本で保険償還されているバルーン拡張型のサピエン XT（エドワーズライフサイエンス社）を使用した TAVI の手術手順を概説する（図 A）。

サピエン XT の生体へのアクセス部位として，大腿動脈，腸骨動脈，心尖，上行大動脈のいずれかが選択されるが，基本的な手術手順はアプローチによって大きく変わらない。

TAVI の手術手順は，①皮膚切開，アクセス部位の確保，②全身ヘパリン化，③ガイドワイヤーの大動脈弁口通過，④イントロデューサーシース挿入，⑤ balloon aortic valvuloplasty（BAV），⑥拡張前人工弁の位置合わせ，⑦弁留置，⑧プロタミン投与，⑨閉創，である。⑤ BAV と⑦弁留置の際には rapid pacing という 160〜220 bpm の一時的右室ペーシングを行う。

rapid pacing は，心拍出量を制限することによって手技を精確に遂行することを目的としているが，低血圧，頻脈，rapid pacing 解除後の循環不全など，循環動態を著明に不安定にする[1]。

①心尖部よりアクセス
↓
②全身ヘパリン化
↓
③大動脈弁口にガイドワイヤー通過
↓
④イントロデューサーシース挿入
↓
⑤大動脈弁バルーン拡張（BAV）
↓
⑥人工弁の位置合わせ（クロス）
↓
⑦弁留置
↓
⑧プロタミン投与
↓
⑨閉創

心尖部よりアクセス　　BAV
大動脈弁口にガイドワイヤー通過　　クロス
イントロデューサーシース挿入　　弁留置

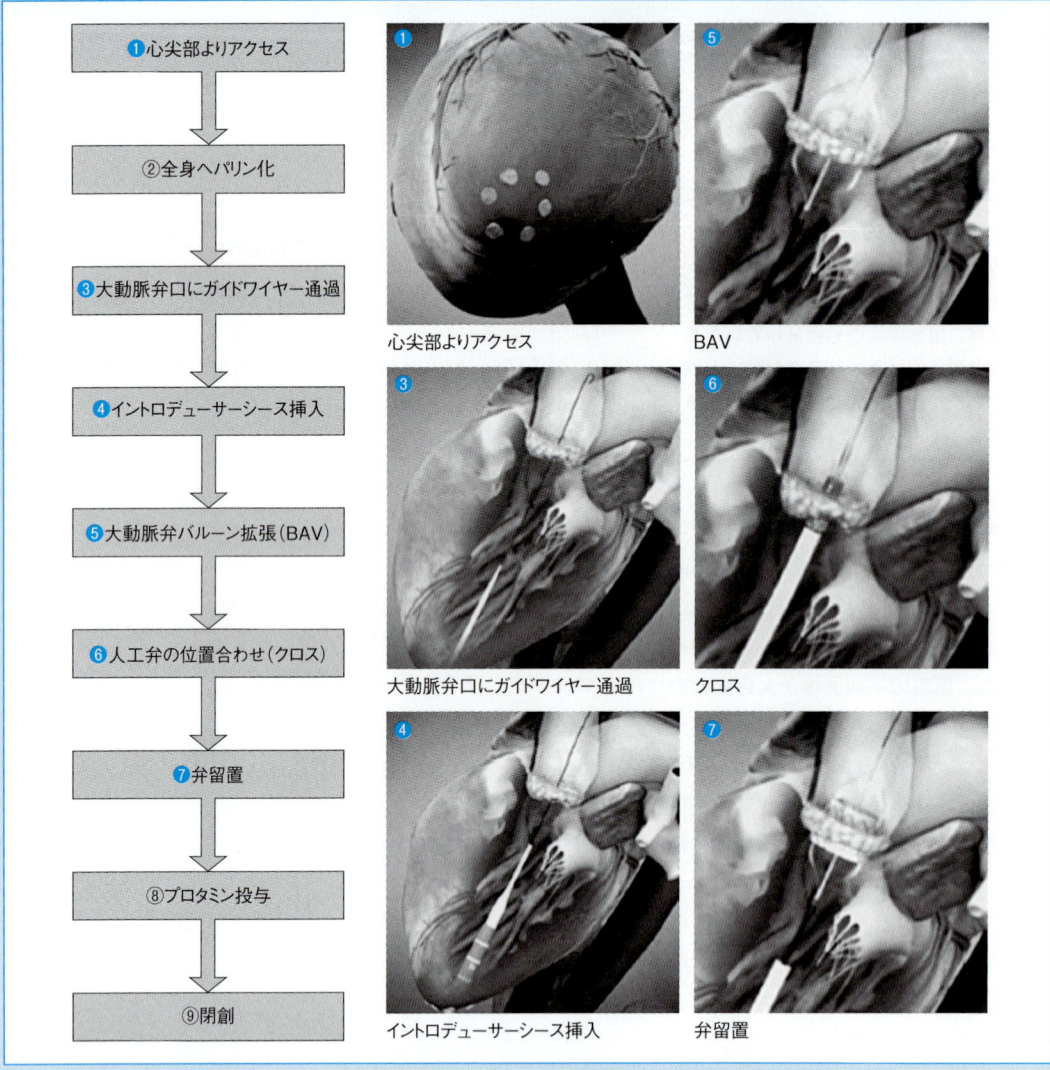

図 A　TA-TAVI の手術手順
（入嵩西 毅．TA-TAVI を成功させるための循環管理と術後疼痛管理．LiSA 2015；22：460-6 より）
画像はエドワーズライフサイエンス社の厚意による。

■ブロック範囲と麻酔計画

TA-TAVIは左肋間の小開胸によって行われる。どの肋間を開けるかは，アクセス部位である心尖の位置によるため，患者ごとに異なる。当院では，術前のCT検査で開創の肋間を想定しておき，手術室での経胸壁心臓超音波検査で心尖を描出したうえで最終決定している。

ブロック範囲はメインの手術創となる肋間のほかに，ドレーン挿入部位となる一つ下方の肋間までを加えたおよそ2〜3肋間となる。

区域麻酔の選択肢としては，硬膜外麻酔，TPVB，肋間神経ブロック，創部浸潤麻酔がある。ここで，複数の肋間をカバーできること，持続注入のためのカテーテルを留置できること，術中にヘパリンを使用することを考慮し，当院では左のTPVBを採用している。本症例では，全身麻酔と，術中術後の鎮痛目的にTPVBを併用する予定とした。

■ブロックの実際

全身麻酔を導入して中心静脈カテーテルを留置したあとにTPVBを行う。ブロックの手技中に循環動態が悪化することもあるので，中心静脈カテーテルが先に留置されていることが望ましい。外科医がアクセスする肋間を経胸壁心臓超音波検査で指定したあと，右側臥位に体位変換する。

超音波装置を手術台の右側（患者の腹側）に置き，施行者は手術台の左側（患者の背側）に立つ（図1）。プレスキャンを行って，肋骨の入らない最適な画像を描出する。このとき，術中のヘパリン使用を考慮して，針の刺入経路の血管の有無を確認することが，出血性合併症を回避するためにも非常に大切である。

プローブはリニアプローブを使用することが多いが，傍脊椎腔が深部にあって針の描出が難しいときには，コンベックスプローブを用いる。

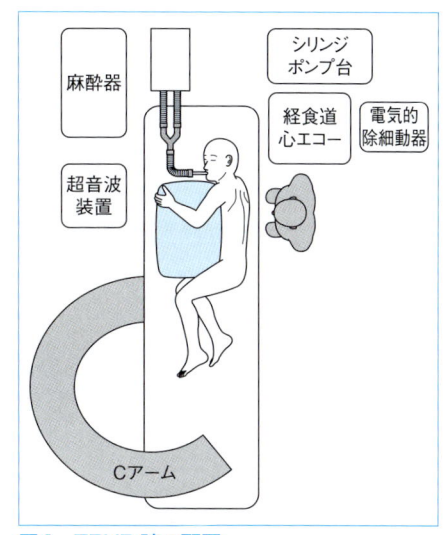

図1 TPVB時の配置

プローブの1cm外側を刺入点とするが，これは穿刺針が体表に対して水平に近いほど描出されやすくなるためである（図2）。

プローブを肋間に当てて最適な画像を得たら，プローブの外側からTuohy針（18G，80mm）を刺入する。このとき壁側胸膜穿刺のリスクを下げるために，針のベベルを上に向けて刺す（図3）。

針の先端が傍脊椎腔に達したところで0.25％レボブピバカイン20mLを注入し，薬液の広がりによる壁側胸膜の降下を確認する。シリンジを外し，Tuohy針を180°回転して，カテーテルを留置する。カテーテルは針の先端から3〜5cmにとどめる。プローブを矢状断方向に当てて傍脊椎腔を描出したあと，カテーテルから少量の空気を注入する。高エコー像（hyperechoic flash）によってカテーテル先端が傍脊椎腔にあることを確認後，固定する。

■麻酔の実際

TAVIは重症大動脈弁狭窄症に対する低侵襲治療でありながら，手術手順によって循環動態を大きく変動させるため[2]，循環管理には細心の注意を要する。TAVIの循環管理の要点は，次の3点である。

(1) 大動脈弁狭窄症の循環管理の基本を

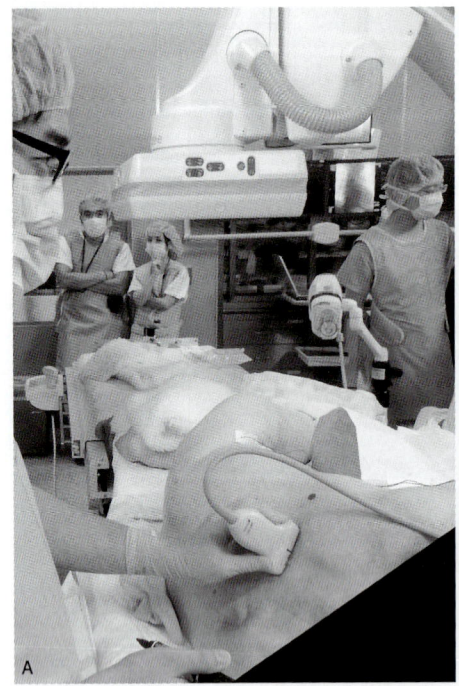

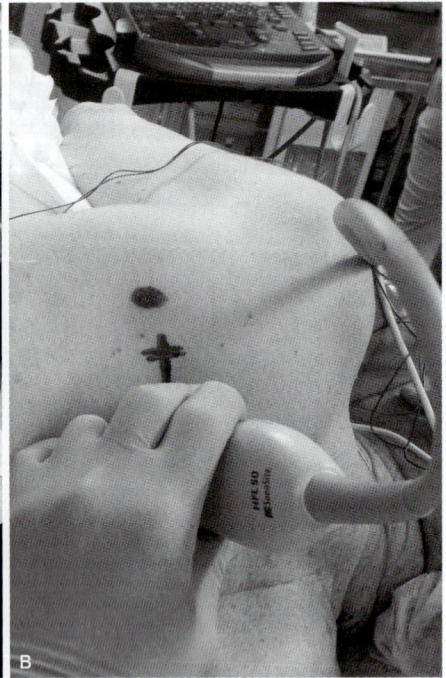

図2　プローブの当て方
A：プレスキャンの様子，B：刺入点のマーキング。

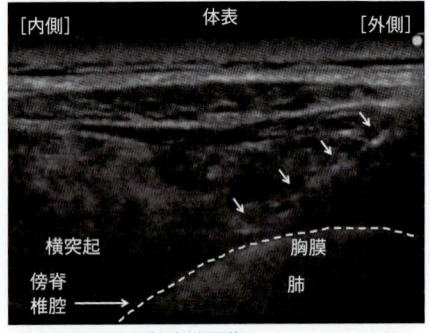

図3　TPVBの超音波画像
Tuohy針を矢印で示した。

守ること：①左室前負荷の維持，②頻脈の回避，③冠血流（血管抵抗）の維持，④洞調律の維持。
(2) 手術手順とこれに伴う循環動態変化を知ること。
(3) 循環の危機に先んじて常に循環動態を最適に維持すること。

　患者の入室後，末梢静脈路と動脈ラインを確保する。全身麻酔の導入に伴う循環破綻に備えて，導入前に大腿動静脈に経皮的心肺補助用のエラスター針を挿入する。

　全身麻酔はプロポフォール target controlled infusion（TCI）とレミフェンタニルによる全静脈麻酔（TIVA）で導入し，ロクロニウム 40 mg を投与して気管挿管する。気管挿管後は，レミフェンタニルを 0〜0.05 μg/kg/min に減量し，プロポフォールは BIS 値 50 台を目標に調節し，麻酔を維持する。

　導入時に急激な循環変動をひき起こさないように，プロポフォール，レミフェンタニルを低用量からゆっくり増量して入眠させ，血圧と BIS を指標に挿管の機会をうかがう。この間，ヒドロキシエチルデンプン（HES）製剤の急速投与とフェニレフリンのボーラスまたは持続投与によって循環を適正に保つよう心がける。

　右内頸静脈からプリセップ CV オキシメトリーカテーテル（エドワーズライフサイエンス社）と 6 Fr のシースカテーテルを挿入し，一時的ペーシングカテーテルを X 線透視下に右室心尖に留置する。これらのカテーテル留置後に TPVB を行う（前述）。

執刀時はブロックの効果を見きわめるために，レミフェンタニルを $0.05\mu\mathrm{g/kg/min}$ の低用量にとどめる。手術操作がブロックの範囲外に及んだと思われたときにフェンタニルを $50\sim100\mu\mathrm{g}$ ボーラス投与し，以後，薬物濃度シミュレーターを使用して，覚醒時のフェンタニル効果部位濃度が $1\mathrm{ng/mL}$ 程度になるようにする。フェンタニルの投与は胸腔内部など，ブロック範囲外の痛みをカバーすることを意図している。

繰り返すが，循環管理については，大動脈弁狭窄症の管理の基本を守り，手術手順に伴う循環変動に先んじて循環動態を常に最適な状態に維持するように努める。輸液，輸血を十分に行い，フェニレフリンやノルアドレナリンの持続投与で血圧を維持する。特に rapid pacing の直後は極端な低血圧や，大動脈弁狭窄症の突然の解除による循環不全に陥るおそれがあるので，当院ではrapid pacing までに $2\sim4$ 単位の赤血球液を投与している。弁留置後は心拍出量が増加し，血圧が上昇傾向になるので，持続投与の昇圧薬を減量，中止し，必要に応じてニカルジピンなどの血管拡張薬を持続投与する。

プロタミン投与後から，抜管に向けて血液ガスと体温の評価を行い，プロポフォールを減量する。TPVB のカテーテルから 0.125% レボブピバカイン $20\mathrm{mL}$ を投与後，0.125% レボブピバカインの持続投与を $6\mathrm{mL/hr}$ で開始する。手術終了と同時にプロポフォールを止め，術後胸部 X 線画像で極端な肺うっ血などの異常がないことを確認したあと，意識，循環，呼吸，鎮痛が適切であることを確認して抜管する。もし抜管の条件が不十分であれば，無理せず挿管，鎮静のまま術後回復室で観察を続け，条件を十分に整えてから抜管する。

回復室ではフェンタニルの持続投与を $10\mu\mathrm{g/hr}$ で開始する〔当院では静脈内患者自己調節鎮痛（IV-PCA）システムが採用されていない〕。疼痛の訴えがあれば，TPVB の PCA を 1 プッシュ（0.125% レボブピバカイン $3\mathrm{mL}$）するか，1% リドカイン $10\mathrm{mL}$ をボーラス投与する。これでも効果がなければフェンタニルを $10\mu\mathrm{g}$ ボーラス投与し，$5\sim10\mu\mathrm{g/hr}$ ずつ増量する。患者は高齢であるので，気道の開通や呼吸数を十分に観察するよう，回復室の医師と看護師に注意を促しておく必要がある。

経過

皮膚切開から開胸までは血圧と心拍数に変化はなかったが，開創器をかけたところで血圧が上昇したため，フェンタニル $100\mu\mathrm{g}$ を投与した。弁留置後，さらにフェンタニルを $50\mu\mathrm{g}$ 追加した。プロタミン投与後，0.125% レボブピバカイン $20\mathrm{mL}$ を投与し，0.125% レボブピバカイン $6\mathrm{mL/hr}$ の持続投与を開始した。

出血量は $330\mathrm{mL}$，手術時間は 1 時間 40 分であった。循環動態は安定しており，胸部 X 線画像，呼吸様式，経皮的末梢動脈血酸素飽和度（SpO_2），体温にも異常はなく，覚醒も良好であったため，抜管し，病棟の重症回復室へ移送した。

回復室入室 1 時間後にドレーン挿入部の疼痛を訴えたため，フェンタニルを $10\mu\mathrm{g}$ ボーラス投与後，$10\mu\mathrm{g/hr}$ で持続投与を開始した。夜間に疼痛の訴えがあり持続 TPVB の PCA を 1 プッシュ使用したが効果が薄かったため，フェンタニルを $10\mu\mathrm{g}$ ボーラス投与後，$20\mu\mathrm{g/hr}$ に増量した。

術翌日の朝から食事，午後から歩行器を使用しての歩行が開始された。フェンタニルの持続投与は食事開始の際に終了した。持続 TPVB は 2 日間おこない，カテーテル抜去後は，アセトアミノフェン $300\mathrm{mg}$ を頓用で 2 回内服した。以後リハビリテーションを進め，術後 9 日目に自宅へ退院した。

■本症例のポイント

肋間開胸後の術後痛が強いものであることは，麻酔科医にとっては当たり前であろう。強い術後痛は交感神経を興奮させ，大動脈弁狭窄症のために求心性肥大を呈した心臓を（TAVI によって大動脈弁狭窄症が解除

されたとはいえ）心筋虚血や心不全の危機に曝す。疼痛はまた，深呼吸や喀痰排出を妨げ，呼吸促迫や血液ガスの悪化とともに酸素需給バランスの悪化を助長する。TA-TAVIは術後鎮痛が予後に大きく関連していることが明確に示されており[3]，積極的な術後鎮痛を施すことが，早期回復が利点であるTAVIを成功させるための重要なポイントとなる。

　TAVIは術中に全身ヘパリン化が必要であり，術前から抗血小板薬，抗凝固薬を内服している症例も少なくない。また，高齢患者では骨粗鬆症に伴う胸椎の圧迫骨折や亀背のために，硬膜外カテーテル留置が困難と考えられることもしばしばであろう。さらに重症大動脈弁狭窄症に伴うHeyde症候群を合併している症例では消化管出血が問題となるため，非ステロイド性抗炎症薬（NSAIDs）の投与は避けねばならない。

以上の観点から，TPVBによるTA-TAVIの術後疼痛管理は合理的で，採用しやすい方法である[4,5]。

（入嵩西 毅）

文 献

1. 入嵩西 毅．TA-TAVIを成功させるための循環管理と術後疼痛管理．LiSA 2015；22：460-6.
2. Iritakenishi T, Kamibayashi T, Torikai K, et al. Predictors of prolonged hemodynamic compromise after valve deployment during transcatheter aortic valve implantation. J Cardiothorac Vasc Anesth 2015；29：868-74.
3. Amat-Santos IJ, Dumont E, Villeneuve J, et al. Effect of thoracic epidural analgesia on clinical outcomes following transapical transcatheter aortic valve implantation. Heart 2012；98：1583-90.
4. Poltak JM, Cobey FC, Augoustides JG, et al. Paravertebral analgesia in transapical transcatheter aortic valve replacement. Heart Lung Vessel 2015；7：217-23.
5. Okitsu K, Iritakenishi T, Iwasaki M, et al. Paravertebral block decreases opioid administration without causing hypotension during transapical transcatheter aortic valve implantation. Heart Vessels 2015 Sep 18.［Epub ahead of Print］

Section 4 体幹部 症例 17

腹腔鏡補助下胃全摘術

肋骨弓の外側で手術創に妨げられずにブロックを実施

本症例で行うブロック ▶▶▶ 肋間神経ブロック

症例

60歳の男性。176 cm，65 kg。検診で胃体上部の腫瘍を指摘された。内視鏡的粘膜下層剥離術（ESD）を行ったが，深部への浸潤を認めたため腹腔鏡補助下胃全摘術（7時間）が予定された。

既往歴として，高血圧と高脂血症に対し内服治療が行われ，良好に管理されている。15年前に開腹虫垂切除術を受けている。

腹腔鏡下手術は低侵襲性を期待されている[1〜3]が，開腹手術と比較して皮膚切開創の数は多いため，必ずしも痛みが軽いとはいえない[4]。また，腹腔鏡下手術は開腹手術と比較して長時間に及ぶことがある。したがって，硬膜外カテーテル留置を行えない患者に対して単回投与の末梢神経ブロック peripheral nerve block（PNB）を行う場合，手術終了後に行うことが望ましい。

腹腔鏡補助下胃切除術の皮膚切開創は肋骨弓に接する部分にも存在し，肋骨弓下腹横筋膜面 transversus abdominis plane（TAP）ブロックを術後に行うことは困難である。このような場合に，仰臥位のまま肋骨弓の外側で皮膚切開創に妨げられず実施できる側胸部での肋間神経ブロックはよい選択肢の一つとなる。

両側の胸部傍脊椎ブロック thoracic paravertebal block（TPVB）でも同様の鎮痛を得ることができるが，肋骨弓下TAPブロックは手術終了後に仰臥位のまま簡便に行えるのが利点である。

■術前評価

全身状態に問題はなく，胃腫瘍による通過障害はない。やせ形であり，肋間の描出は容易であると予想された。

■麻酔計画

全身麻酔と硬膜外麻酔の併用を検討していたが，患者が硬膜外麻酔を拒否した。虫垂切除術を受けた際に行った硬膜外カテーテル留置が辛かった記憶があるとのこと。全身麻酔中の神経ブロックは許容できるというので，PNBによる術後鎮痛を計画した。

■神経ブロックの範囲

腹腔鏡補助下胃切除術に対する術後鎮痛法としては，持続硬膜外麻酔が一般的であるが，患者が希望しなかった。麻酔導入後に両側胸部傍脊椎カテーテル留置を行うことも考慮したが，本症例ではフェンタニルの静脈内患者自己調節鎮痛（フェンタニル

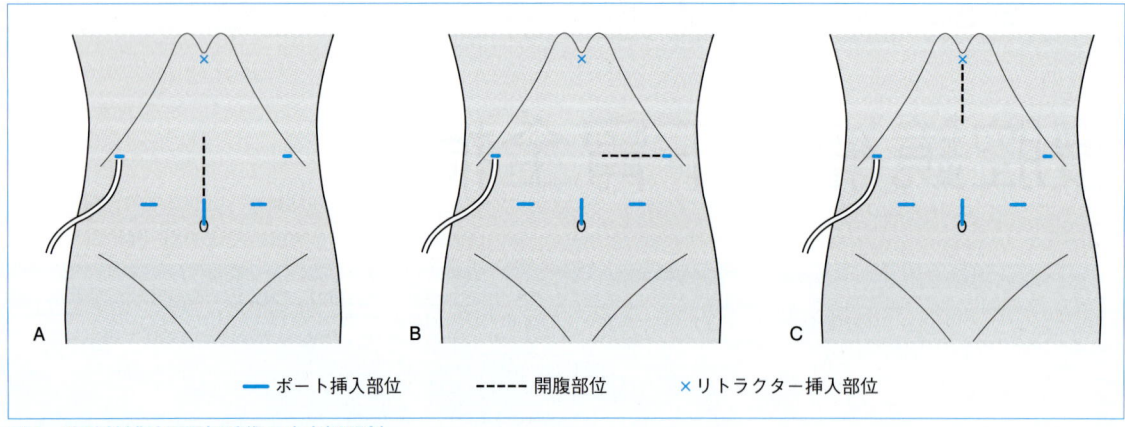

図1 腹腔鏡補助下胃切除術の皮膚切開創
臍部の縦切開はスコープポート，臍部より頭側の両側傍腹直筋部分には12 mmポート，両側肋骨弓下前腋窩線レベルには5 mmポートがある．心窩部には肝脱転用のリトラクター刺入部位がある．
A：臍部のスコープポートを心窩部方向に延長した開腹創．胃全摘術や病変部位の確認を必要としない幽門側胃切除術で行われることが多い．
B：左肋骨弓下のポートを横方向に延長して作製した開腹創．胃全摘術で食道空腸吻合のしやすさを考慮して選択される場合がある．
C：心窩部から臍部へ向けて作製した開腹創．幽門側胃切除術で病変部位の確認を必要とする場合に選択される．

IV-PCA）に加え，側胸部で行う肋間神経ブロックを行うことにした．

腹腔鏡補助下胃切除術では，臍部を通り，下に凸の弧を描くように五つの内視鏡用ポート挿入孔を作製することが一般的である（図1）．これに5 cm程度の開腹創を加え，切除標本の摘出や消化管再建を行う．施設により術式はさまざまであるが一つの例として，胃全摘術の場合は臍から心窩部に向かう正中縦切開（図1A），あるいは左肋骨弓下の内視鏡用ポートを延長して正中方向に5 cm程度の横切開を追加する（図1B）．一方，幽門側胃切除術では心窩部から臍に向かう5 cm程度の正中切開創を加える（図1C）．

また，右肋骨弓下のポート挿入部位には手術終了時にドレーンが留置される場合がある．皮膚切開創を考えると図1A，Bでは第8〜10胸神経（T_8〜T_{10}）の皮膚分節を，図1Cでは第6〜10胸神経（T_6〜T_{10}）の皮膚分節をブロックする必要がある．

このほか，肝臓を脱転するため心窩部にリトラクターが直接挿入されるが[5,6]，これは創自体が小さいためブロックによる鎮痛の対象とはしていない．

■麻酔の実際

全身麻酔はプロポフォールとレミフェンタニルにより導入し，ロクロニウム投与後に気管挿管し調節呼吸を行った．デスフルラン（呼気終末濃度は4％）とレミフェンタニル（0.2〜0.5 μg/kg/min）で麻酔を維持した．術中体位は開脚位の頭高位とした．必要に応じて換気条件を変更し，呼気終末二酸化炭素分圧および最高気道内圧を適切な範囲内に調節した．

手術は，まず臍部を約2 cm縦切開し，スコープポートを挿入し8〜10 mmHg程度で二酸化炭素による気腹を開始した．続いて臍部よりやや頭側に両側傍腹直筋の12 mmポート，両側肋骨弓下前腋窩線レベルに5 mmポートを挿入し，計5ポートを用いて手術操作を開始した．その後，剣状突起直下に肝脱転のためにリトラクターを追加挿入した[5]（図2）．

胃周囲の剝離操作を終え，臍部のポート挿入部を頭側に5 cmほど延長し，ここから胃を体外へ取り出し切離した．消化管再建はRoux-en-Y吻合とし，食道空腸吻合には経口アンビルを用いた[7,8]．閉創開始時から終刀にかけてフェンタニル300 μg

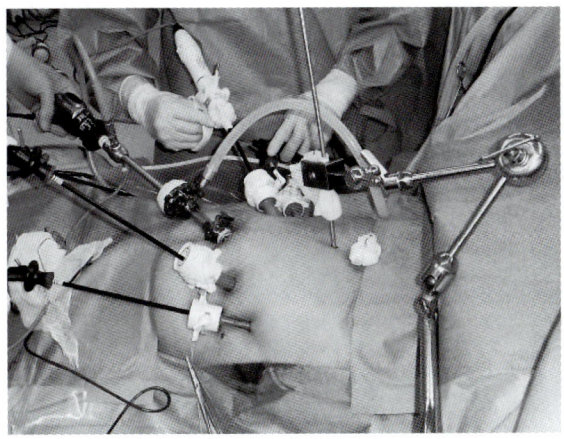

図2　腹腔鏡補助下胃切除術の術野写真
スコープを操作する術者が立つ位置を確保するために開脚位としている。

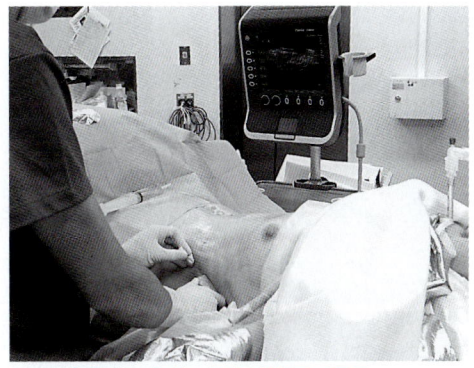

図3　施行者，患者，超音波装置の配置
患者の左側に施行者が立ち，右側に超音波装置を置いている。プローブは肋間に平行に当てている。このように左手でブロック針を保持する場合は左側に立つとスムーズに針を刺入できる（右の場合は逆）。ブロック針を腹側から背側に向けて平行法で刺入している。

を分割投与したあとにフェンタニルIV-PCAを開始した（持続投与量30μg/hr，ボーラス投与量15μg，ロックアウト時間5分）。また，手術終了時にアセトアミノフェン静注液1000 mgを15分かけて投与したあと，フルルビプロフェンアキセチル50 mgを緩徐に静注した。

手術終了後に後述の超音波ガイド下肋間神経ブロックを行った。手術時間は6時間11分，麻酔時間は神経ブロックに要する時間も含めて7時間24分，出血量は250 mLで輸血は行わなかった。

■ブロックの実際

図1Aと同様の皮膚切開創であったため，手術終了後に両側の第8～10肋間の計6か所で超音波ガイド下肋間神経ブロックを行った。デスフルランは4％で維持し，レミフェンタニルは0.1μg/kg/minで継続した。すみやかな覚醒を意識しすぎて麻酔を浅くすると，ブロック針穿刺の刺激により体動を生じる場合がある。血液ガス分配係数の小さいデスフルランでは漸減の必要はない。

吸入麻酔薬濃度の維持だけでなく，自発呼吸を出さないことが重要である。肋間筋が能動的に動く状態では，側胸部での超音波ガイド下肋間神経ブロックは非常に困難であるため，ブロックの手技が終わるまでは調節呼吸とする。調節呼吸による受動的な胸郭の動きはプローブの固定や針の刺入の妨げにならず，逆に呼吸を止めると胸膜や横隔膜の動きがなくなるため，超音波画像上でのそれらの同定が困難になる。

◎セッティング

患者の体位は仰臥位で両上肢を外転し，高周波リニアプローブを肋間に当て，腹側から背側へ向けて平行法でブロック針を刺入した（図3）。

施行者は，ブロック針（22 G，70 mm）を右手で保持するのであれば，患者の右側に立って左右両側のブロック手技を行うのがよい。これは肋骨が背側に向かい頭側へ斜めに走行していることによる。施行者の腕が最も安定するように手術台の高さを調節する。視線の移動が最小限となるように，可能な範囲で超音波装置の高さを調整することも手技を容易にするコツである。

◎プレスキャン

まず肋間の同定を行う。鎖骨直下を第1肋間として下位肋間に向けて数える方法がある。下位肋間から数える場合，仰臥位の患者の背中に指を潜らせて肋骨を触れる方法も可能ではある。仰臥位で患者側面から触

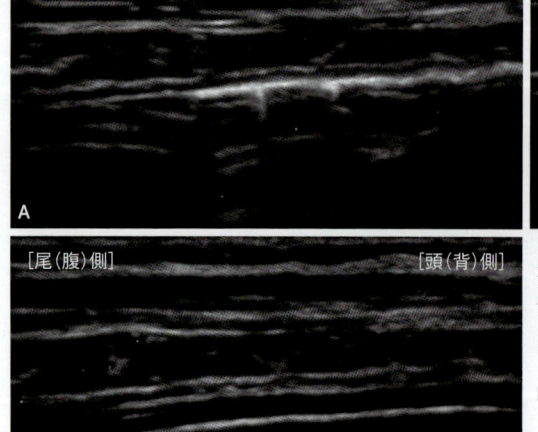

図4　プレスキャン超音波画像
右肋間神経のプレスキャン画像を示す。針先の標的は壁側胸膜のすぐ浅層である。壁側胸膜の同定には呼吸性に頭尾方向にスライドする臓側胸膜と横隔膜を基準にする。この症例では，第8肋間では臓側胸膜と横隔膜が常に描出されている（A）。第9肋間では，吸気時には胸膜と横隔膜が描出され，呼気では横隔膜だけが描出される（B）。第10肋間では，常に横隔膜だけが描出される（C）。この肋間と臓側胸膜／横隔膜の位置関係は症例により異なる。

れることのできる最も下位の肋間は第10肋間であることが多い。触知した肋間に上下の肋骨に平行になるようにプローブを当てる。プローブを肋骨上に当てた場合，肋骨表面が高エコー性に描出され，その深側は音響陰影のため低エコー性に描出される。

肋間にプローブを当てた際に，最初に識別しやすいのは臓側胸膜か横隔膜である（図4）。いずれも呼吸性に頭尾方向にスライドする様子が観察される[*1]。臓側胸膜は高エコー性の線状影として描出され，やや輝度の低い肺を伴う。肺の超音波画像で認められるcomet tail signも識別に有用である（図4A）。

一方，横隔膜は厚さ2〜3mm程度の，やや低エコー性の層として描出される。腹腔側と胸側にやや高エコー性の線状影を認める（図4B）。右側では横隔膜の直下は肝臓であり，均一な低エコー性の領域として描出される。左側では腹腔内の腸管などが描出される。多くの場合，第10肋間では吸気時，呼気時いずれでも横隔膜が描出されるが（図4C），第8肋間付近では吸気時に臓側胸膜が，呼気時に横隔膜が描出されることがある（図4A）。

横隔膜は肋間筋との識別はやや困難である。肺を加圧すると下位の肋間でも肺が描出され，壁側胸膜との境界が明瞭になる。

肋間筋は外肋間筋，内肋間筋，最内肋間筋の三つからなるが，最内肋間筋は非常に薄く，かつ側胸部では欠損している場合もあるため，超音波画像上で認識することは困難である。外肋間筋も肋骨弓近傍では膜状の組織となっているため，同定が困難な場合がある。

肋間神経は最内肋間筋と内肋間筋のあいだを走行するとされているが，末梢にいくほど分岐し，必ずしもその層にはなく，また，肋骨下縁だけに走行しているわけではない[9]。したがって，あえて肋骨下縁寄りの肋間を描出する必要はない。また，側胸部では外肋間筋および肋骨の表層に外腹斜筋が存在する。

◉穿刺

ブロック針を腹側から背側に向けて平行法で刺入し（図3），壁側胸膜のすぐ表層（内肋間筋の深層）に0.25%レボブピバカインを6mLずつ注入した（図5）。
壁側胸膜と肋間筋のあいだに凸状に局所

[*1] 頭尾方向と書いているが，肋間に平行なスキャンであるため，頭↔尾というより腹↔背という方向にプローブを置くイメージである。

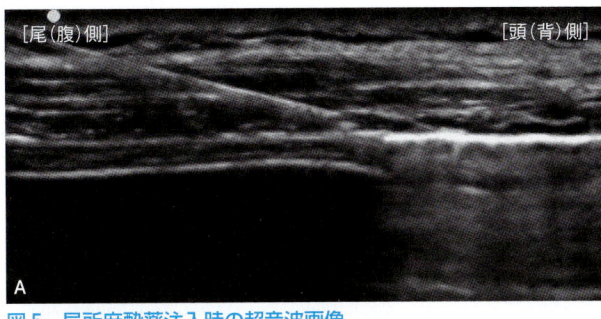

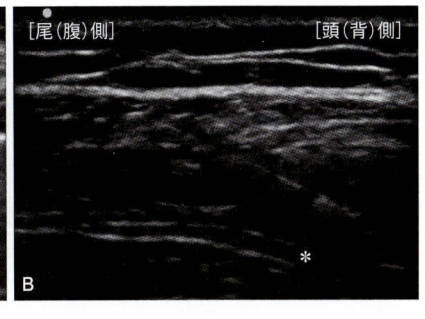

図5 局所麻酔薬注入時の超音波画像
A：内肋間筋と壁側胸膜のあいだに局所麻酔薬を注入し始めた直後の様子。針の直下には横隔膜と臓側胸膜の境界部分が描出されている。
B：局所麻酔薬を約3mL注入した状態。凸状に局所麻酔薬の広がりが観察される。横隔膜（＊）が押し下げられている。

麻酔薬が広がる場合もあるが，筋肉内注入のようになる場合もある。薬液を注入してもこのような広がりが確認できない場合は，血管内注入か胸腔内投与の可能性がある。気胸に加え，右側で行う場合には肝臓の誤穿刺に特に注意が必要である。標的となる部位は体表から1～2cm程度と非常に浅い。皮膚を穿刺する時点から針の穿刺角度と穿刺長を十分にイメージする。

局所麻酔薬は総量が極量を超えないように注意する。成人での標準的な投与量は1肋間あたり0.125～0.25％レボブピバカイン5～6mLあるいは0.2～0.375％ロピバカイン5～6mLとしている。

肋間神経ブロック後の血中濃度上昇はすみやかで，ブロック後10分程度でピークとなる（TAPブロックでは20分，TPVBでは15分程度）[10]。また，ロピバカインは使用量が100mgを超えると，特に血中濃度の上昇が大きいとされる[10]。ブロック直後は患者の観察が重要である。

術後経過

覚醒は良好で，手術室退室時は無痛であった。ストレッチャーへ移動する際の体動時痛も認めなかった。術後鎮痛にはフェンタニルIV-PCAとアセトアミノフェン静注液を使用した。翌朝まで痛みによる覚醒はなく就眠できた。術後1日目は深呼吸で腹部の突っ張る感じを訴えるものの，歩行訓練まで可能であった。術後2日目から静脈血栓予防にエ

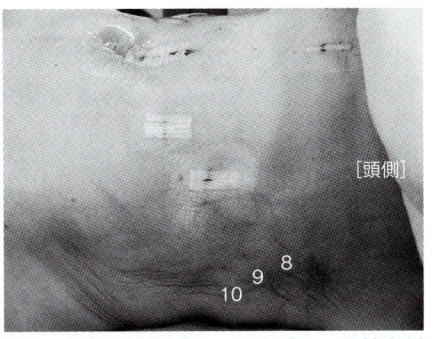

図6 左肋間神経ブロックのブロック針穿刺痕
右上から左下に向かって3か所穿刺している。

ノキサパリンの皮下注射が開始された。術後経過に問題はなく，術後10日目には退院となった。

■本症例のポイント

側胸部で行う肋間神経ブロックは硬膜外麻酔やTPVBと異なり，一般に局所麻酔薬を注入した肋間だけに薬液が広がり，鎮痛効果が得られると考えられる[11]。そのため，両側胸部で複数箇所の穿刺が必要となり（図6），周術期鎮痛法としてのカテーテル留置は現実的ではない。腹腔鏡補助下胃切除術は5～6時間以上に及ぶ場合もあるため，術後鎮痛効果をより長期に期待するならば，術後にブロックを行うことが望ましい。術前に肋骨弓下TAPブロックを行い，術後に肋間神経ブロックを行うなどのコンビネーションも有用であるが，局所麻酔薬

の総量に注意が必要である。

　術後にブロックを行う利点としては，手術創に応じたブロック範囲を適切に決定できることが挙げられる。胃の摘出などのために作製される小開腹創は，①臍から剣状突起方向への縦切開，②左肋骨弓下から腹部正中に向けた横切開，③剣状突起から臍方向への縦切開，の3パターンが一般的である（図1）。前二者は腹腔鏡用のポートも含めて皮膚分節でT_8〜T_{10}に限局するため，両側第8〜10肋間でブロックを行う（図6）。一方，剣状突起から臍へ向かう開腹創に対しては，ポートも含めてT_6〜T_{10}の範囲に及ぶため，肋間神経ブロックでは両側合計10か所でのブロックが必要となる。このような場合，創の位置に応じて，腹直筋鞘ブロック（RSB）などを併用することで，穿刺部位を減らしつつ鎮痛効果を得ることも可能である。

　穿刺部位や実施するブロックの手技に関する計画を立てたら，使用できる局所麻酔薬の総量から逆算して各ブロックに用いる局所麻酔薬の用量，濃度などを決定する。

（村田　寛明）

文献

1. Goh PM, Alponat A, Mak K, et al. Early international results of laparoscopic gastrectomies. Surg Endosc 1997 ; 11 : 650-2.
2. Kunisaki C, Makino H, Kosaka T, et al. Surgical outcomes of laparoscopy-assisted gastrectomy versus open gastrectomy for gastric cancer : a case-control study. Surg Endosc 2012 ; 26 : 804-10.
3. Sakuramoto S, Yamashita K, Kikuchi S, et al. Laparoscopy versus open distal gastrectomy by expert surgeons for early gastric cancer in Japanese patients: short-term clinical outcomes of a randomized clinical trial. Surg Endosc 2013 ; 27 : 1695-705.
4. Kawamura H, Homma S, Yokota R, et al. Assessment of pain by face scales after gastrectomy: comparison of laparoscopically assisted gastrectomy and open gastrectomy. Surg Endosc 2009 ; 23 : 991-5.
5. Bann S, Butler A, Shaul T, et al. A technique for insertion of the laparoscopic Nathanson liver retractor. Ann R Coll Surg Engl 2005 ; 87 : 472-3.
6. Shibao K, Higure A, Yamaguchi K. Disk suspension method : a novel and safe technique for the retraction of the liver during laparoscopic surgery (with video). Surg Endosc 2011 ; 25 : 2733-7.
7. Xie JW, Huang CM, Zheng CH, et al. A safe anastomotic technique of using the transorally inserted anvil (OrVil) in Roux-en-Y reconstruction after laparoscopy-assisted total gastrectomy for proximal malignant tumors of the stomach. World J Surg Oncol 2013 ; 11 : 256.
8. Jung YJ, Kim DJ, Lee JH, et al. Safety of intracorporeal circular stapling esophagojejunostomy using trans-orally inserted anvil (OrVil) following laparoscopic total or proximal gastrectomy - comparison with extracorporeal anastomosis. World J Surg Oncol 2013 ; 11 : 209.
9. Davies F, Gladstone RJ, Stibbe EP. The anatomy of the intercostal nerves. J Anat 1932 ; 66 (Pt 3) : 323-33.
10. Behnke H, Worthmann F, Cornelissen J, et al. Plasma concentration of ropivacaine after intercostal blocks for video-assisted thoracic surgery. Br J Anaesth 2002 ; 89 : 251-3.
11. Nunn JF, Slavin G. Posterior intercostal nerve block for pain relief after cholecystectomy. Anatomical basis and efficacy. Br J Anaesth 1980 ; 52 : 253-60.

Section 4 体幹部 症例 18

開腹胆嚢摘出術

腹腔鏡下手術から開腹術に変更になっても，臨機応変にブロックを追加する

本症例で行うブロック ▶▶ 肋骨弓下腹横筋膜面ブロック/持続胸部傍脊椎ブロック

症例

67歳の女性。身長160 cm，体重60 kg。胆嚢結石による繰り返す胆嚢炎で，多孔式の腹腔鏡下胆嚢摘出術が予定された。既往は高血圧で，内服によりコントロール良好である。

腹腔鏡下の胆嚢摘出術の場合，術前情報で開腹術への移行の可能性が低ければ，術後鎮痛は硬膜外麻酔ではなく，単回注入の肋骨弓下腹横筋膜面 transversus abdominis plane（TAP）ブロックを選択することは多い。ただし，術式が右季肋下開腹術へと移行することもあり，その場合は，術後鎮痛法の変更も必要となる。その際の選択肢としては，全身麻酔下での硬膜外麻酔，抜管後の硬膜外麻酔，全身麻酔下での持続胸部傍脊椎ブロック thoracic paravertebral block（TPVB）あるいは肋間神経ブロック[*1]などが考えられる。しかし，全身麻酔下の硬膜外麻酔は，合併症を考えると避けたほうがよく，抜管後に硬膜外麻酔を行おうとしても，疼痛のため手技が困難となる可能性がある。そこで，本章では，全身麻酔下でも比較的安全で片側に有効な右持続 TPVB を追加する方法について，術式の変更に伴う留意点とともに解説する。

■術前評価

既往に高血圧はあるが，内服によりコントロール良好であった。腹腔鏡下での胆嚢摘出術が，予期せぬ癒着や出血により開腹術へと移行することがある。しかし，術前の術者との協議では，本症例は開腹術へ移行する可能性は低いとのことだった。

■ブロック範囲と麻酔計画

腹腔鏡下胆嚢摘出術に硬膜外麻酔を行うことは，すすめられていない[1]。そのため，本症例でも硬膜外麻酔は行わず，全身麻酔導入後に両側肋骨弓下 TAP ブロックを行う予定とした。

　全身麻酔は，プロポフォールとレミフェンタニルで導入し，ロクロニウムで筋弛緩を得たあと気管挿管を行う。維持は酸素，空気，セボフルランで行い，レミフェンタニルの持続投与とフェンタニルを間欠的に投与し，ロクロニウムは筋弛緩モニターを使用して適宜投与する。全身麻酔導入後，肋骨弓下 TAP ブロックを行う。

■ブロックの実際： 肋骨弓下 TAP ブロック

入室後，全身麻酔導入後に仰臥位でブロックを行う。患者の両上肢は90°外転し，施

[*1] 症例17「腹腔鏡補助下胃全摘術」（189ページ）参照。

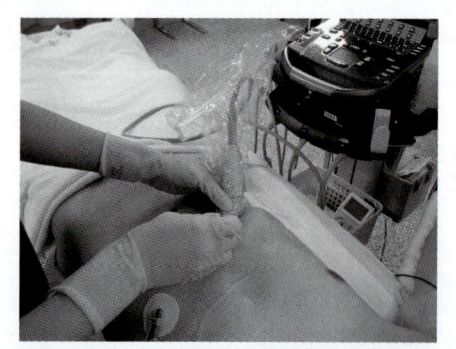

図1 プローブと超音波装置の配置（肋骨弓下TAPブロック）

行者は患者の左側に立ち，超音波装置を患者の右側に置いて，ブロックを行いやすいように調整する（図1）。

◉プレスキャン

本症例では，高周波リニアプローブを使用する。肋骨弓と平行にプローブを当て，腹直筋を同定する。肋骨弓に沿ってプローブを内側から外側へ動かし，腹直筋のレベル（図2A）から半月線のレベル（図3A），外腹斜筋・内腹斜筋・腹横筋のレベル（図4A）を確認する。

◉穿刺

単回注入なので，100 mmのブロック針（22 G）を選択する。針は体幹の内側から外側に向けて，平行法で穿刺する（図1）。

腹直筋の背側に腹横筋が存在する部位（図2B）を最初のターゲットとして，穿刺を行う。腹直筋鞘後葉と腹横筋のあいだに局所麻酔薬を1 mL投与し，腹横筋膜面に局所麻酔薬が広がるのを確認する。プローブを肋骨弓に沿って外側に動かし，半月線のレベル（図3B），外腹斜筋・内腹斜筋・腹横筋のレベル（図4B）の腹横筋膜面へ局所麻酔薬を2〜3 mLずつ投与しながらブロック針を進める[2]。局所麻酔薬は，0.25％レボブピバカインを片側20 mL，左右合計で40 mL使用する。

経過

胆嚢の癒着が激しく出血も続き，腹腔鏡下手術では困難なため右季肋下の開腹胆嚢摘出術に移行した。開腹術に変更されたことから，術後の鎮痛管理に難渋する可能性があったため，手術終了後，全身麻酔下に右の持続TPVBを追加した（コラム1）。

■ブロック範囲：持続TPVB

手術法が右季肋下の開腹術へと移行したので，手術終了後，術後の鎮痛目的として全身麻酔下に側臥位で右の持続TPVBを予定した。

全身麻酔下の硬膜外麻酔も考えられるが，

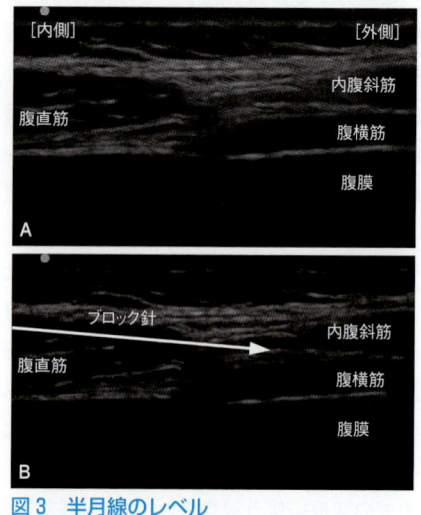

図2 腹直筋のレベル
A：プレスキャン，B：ブロック針の刺入イメージ。

図3 半月線のレベル
A：プレスキャン，B：ブロック針の刺入イメージ。

脊髄損傷などのリスクもあるため，全身麻酔下の硬膜外麻酔は避けたほうがよい。抜管後に硬膜外麻酔を行ってもいいが，右季肋下の開腹術後であり，痛みも強く，体位を取るのが難しい可能性がある。そのため，全身麻酔下でも比較的安全な，TPVBを選択する。

必要なブロック範囲は，デルマトームでは第6～10胸神経（T_6～T_{10}）である。そのため，穿刺部位を右第7/8肋間とし，カテーテルを挿入して，持続TPVBを行うこととした。

■ブロックの実際：持続TPVB

手術終了後，全身麻酔下に患者を左側臥位とする。患者の膝を軽度屈曲し，介助者の支えがなくても側臥位を維持できるように調整する。超音波装置は患者の腹側に置く（図5）。

◎プレスキャン

本症例では，高周波リニアプローブを使用する。体軸と平行にプローブを当て，第1肋骨（または第12肋骨）から順に数えて穿刺部位を決定する。本症例では，穿刺部位を右第7/8肋間とした。穿刺部位決定後，肋間に沿ってプローブを回転し，内肋間膜

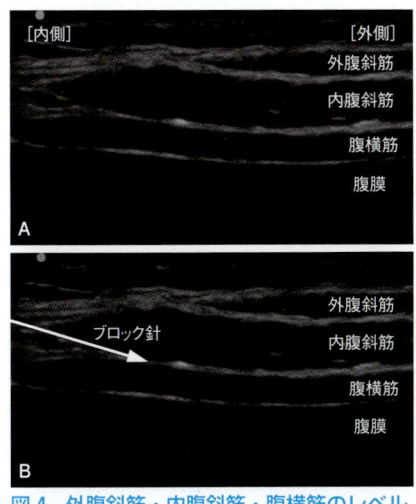

図4　外腹斜筋・内腹斜筋・腹横筋のレベル
A：プレスキャン，B：ブロック針の刺入イメージ。

> **コラム1**
>
> **麻酔法が変更になる場合は，家族に説明して，記録を残す**
>
> 本症例のように術式が変更（腹腔鏡下から開腹へ）される場合に，麻酔を追加（TPVBの追加）することがある。外科医から家族への術式変更の説明時に，麻酔を追加することも家族に説明して，記録を残しておきたい。このような手続きを経ずにTPVBを行い，万が一，合併症を生じてしまった場合，思わぬ事態に陥る可能性があり得る。

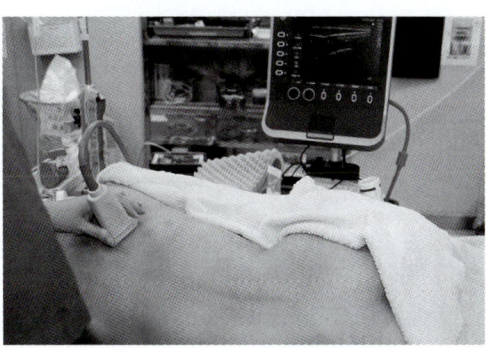

図5　プローブと超音波装置の配置（持続TPVB）

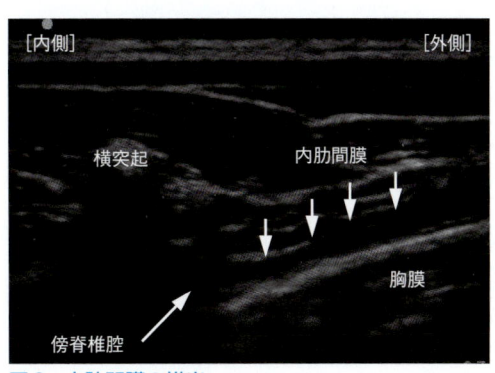

図6　内肋間膜の描出

が明瞭に見える画像を描出する（図6）。

◎穿刺

術後の鎮痛目的でカテーテルを留置するため，硬膜外麻酔用のTuohy針（18G，80mm）を使用する。内筒を抜き，延長チューブを接続した局所麻酔薬が入ったシリンジを接続しておく。超音波ガイド下のブロック時に空気が入ってしまうと画像の描出が悪くなるため，十分空気を抜いておく。針はプローブの外側から内側に向けて穿刺

する（図7）。

　針が内肋間膜を貫いたところで，血液の逆流がないことを確認し，0.25％レボブピバカインを1 mL投与する。針先端が傍脊椎腔にない場合，肋間筋への筋肉内注射になり，壁側胸膜は腹側へ下がらない。必ず壁側胸膜が腹側に下がるのを確認する。その後，適宜血液の逆流がないことを確認しながら，0.25％レボブピバカインを合計20 mL投与する。Tuohy針からカテーテルを挿入し，針先から3〜5 cm進めて留置する。

　カテーテルを挿入したあと，カテーテルから空気を混ぜた局所麻酔薬を投与し，高エコー像（hyperechoic flash）を確認する。壁側胸膜より腹側で，内肋間膜より背側（つまり傍脊椎腔）にhyperechoic flashを確認できれば，傍脊椎腔にカテーテルの先端があると判断する。

　患者自己調節鎮痛（PCA）の設定は，0.25％レボブピバカイン300 mLで5 mL/hr，ボーラス投与量を3 mL，ロックアウト時間は30分とした。

術後経過

手術時間は6時間50分であった。術後に

図7　TPVBの刺入イメージ

コラム2

TPVB後には，肺超音波検査をしよう！

　TPVBの合併症に気胸がある。せっかく，超音波を使用してブロックを行ったのだから，超音波で気胸の有無もチェックしておきたい[3]。

　仰臥位でTPVBを行った側の前胸部に体軸と平行に高周波リニアプローブを当てる。胸膜が呼吸運動で動くlung sliding，胸膜が心拍動に合わせて動くlung pulse，Mモードでseashore sign（図A）が確認できれば気胸は否定できる。

　一方，lung slidingもlung pulseもなく，Mモードでstratosphere sign（図B）があると，気胸が疑われる。正常肺と気胸肺の境目であるlung pointを探し，lung pointがあれば，気胸と診断できる。なお，超音波での気胸診断の感度は90.0％，特異度は98.2％，胸部X線撮影での気胸診断の感度は50.2％，特異度は99.4％である[4]。

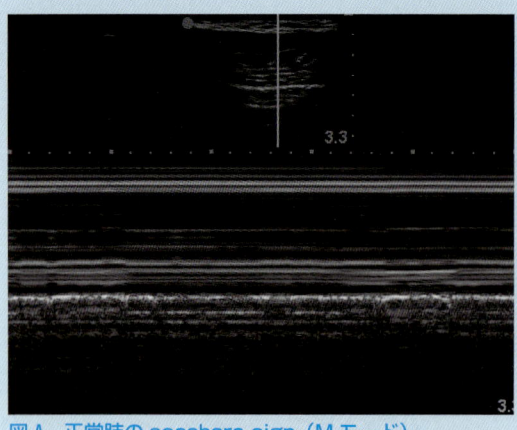

図A　正常肺のseashore sign（Mモード）

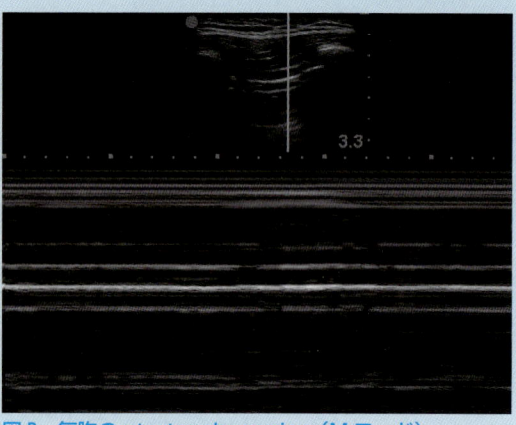

図B　気胸のstratosphere sign（Mモード）

TPVBを行ったあと，X線撮影までのあいだに肺超音波検査（コラム2）を行い，TPVBの合併症である気胸がないかを確認した．その後，全身麻酔薬の投与を終了し，抜管した．

回復室に移動後，痛みは視覚アナログスケール（VAS）で安静時，体動時ともに0 mmであった．病棟に帰室し，TPVB終了約12時間後に体動時の痛みがVASで70 mmとなり，ジクロフェナク坐薬50 mgを使用した．その後，体動時の痛みはVAS 10〜20 mmで経過した．ジクロフェナク坐薬が必要になったのはこの1回だけで，良好な鎮痛が得られた．

●●●

腹腔鏡下胆囊摘出術の術後鎮痛目的に肋骨弓下TAPブロックを行ったが，右季肋下の開腹術へと術式が変更されたため，術後，全身麻酔下に持続TPVBを追加した．予定していた術式が変更になった場合，麻酔法も柔軟に変更，追加を行い，術後のよりよい鎮痛が提供できるよう，積極的にブロックを行いたい．

（矢鳴 智明）

文献

1. Bisgaard T. Analgesic treatment after laparoscopic cholecystectomy : a critical assessment of the evidence. Anesthesiology 2006 ; 104 : 835-46.
2. Barrington MJ, Ivanusic JJ, Rozen WM, et al. Spread of injectate after ultrasound-guided subcostal transversus abdominis plane block : a cadaveric study. Anaesthesia 2009 ; 64 : 745-50.
3. 鈴木昭広編．こんなに役立つ肺エコー．東京：メジカルビュー社，2015．
4. Alrajhi K, Woo MY, Vaillancourt C. Test characteristics of ultrasonography for the detection of pneumothorax : a systematic review and meta-analysis. Chest 2012 ; 141 : 703-8.

Section 4 体幹部　症例 19

卵巣癌に対する開腹手術

持続腹横筋膜面ブロックは うまく使えば硬膜外麻酔に勝るとも劣らない

本症例で行うブロック ▶▶ 持続腹横筋膜面ブロック肋骨弓下斜角アプローチ

症例

52歳の女性。身長162 cm，体重60 kg。卵巣癌の診断で，腹式子宮全摘術＋両側付属器切除術＋大網部分切除術＋骨盤内リンパ節郭清＋傍大動脈リンパ節郭清が予定された。
　術前の下肢静脈超音波検査で両側ヒラメ静脈に血栓を認め，術後早期からヘパリンの持続静注およびワルファリンの内服を行う予定となった。

近年，周術期に抗凝固療法，抗血小板療法を行う患者が増加し，術後鎮痛法として硬膜外麻酔を選択し難い症例が増えている。硬膜外麻酔に代わる鎮痛法として，腹横筋膜面 transversus abdominis plane（TAP）ブロックはよい選択肢である。しかし，TAP ブロックは単回注入法で行った場合は，長時間の鎮痛効果を期待できない[1,2]。TAP ブロックで長時間の鎮痛効果を得る方法の一つとして，持続 TAP ブロックがある（コラム1）。

■ 術前評価

日常生活動作（ADL）に制限はなかった。術後に抗凝固療法が予定され，硬膜外麻酔は相対禁忌であった。

■ ブロックの範囲と麻酔計画

◎ブロックの選択

手術は恥骨結合から臍の頭側8 cmまでの腹部正中切開で行う予定となった。必要な皮膚分節遮断域は第7胸神経（T_7）〜第1腰神経（L_1）の領域に相当する。TAP ブロックではこの範囲の正中創をブロック可能である[5]*1。腹直筋鞘ブロック（RSB）

*1　ミニ解説5「腹横筋膜面ブロック」（155ページ）参照。

コラム 1

持続 TAP ブロックは持続硬膜外麻酔の代替法なのか？

近年，硬膜外麻酔の施行が禁忌な患者が増加してはいるものの，いまだ持続硬膜外麻酔は開腹術後鎮痛法の「ゴールドスタンダード」と考えられている。一方で，持続硬膜外麻酔と持続 TAP ブロックの効果を，腹腔鏡下結腸・直腸手術を受ける患者[3]や，開腹術を受ける患者[4]を対象として比較した報告では，術後鎮痛の点で持続 TAP ブロックが持続硬膜外麻酔に劣らないことが示されている。さらに，持続 TAP ブロックのほうが持続硬膜外麻酔に比べて，膀胱留置カテーテルの抜去が早く[3]，低血圧が少ない[4]。
　筆者は，開腹術の術後鎮痛法として持続硬膜外麻酔の適応がある患者に対しても，持続 TAP ブロックを行ってよいと考えている。

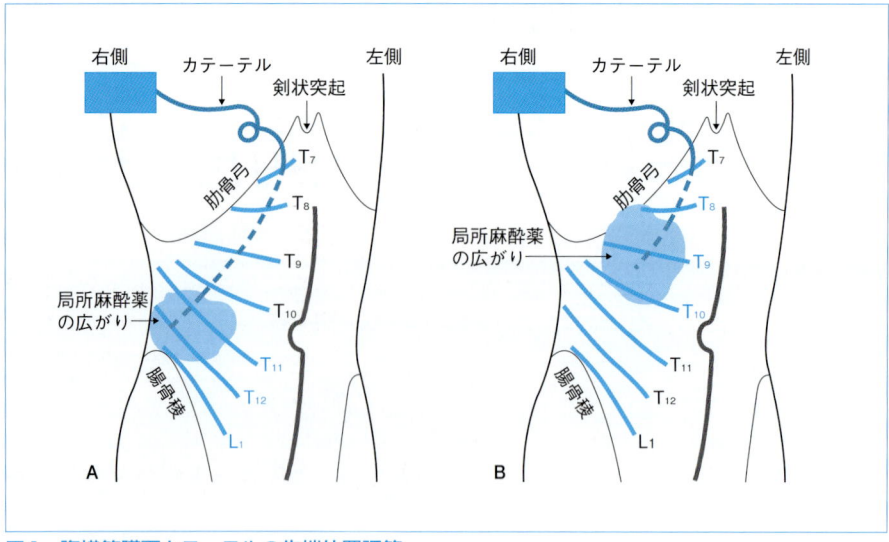

図1　腹横筋膜面カテーテルの先端位置調節
持続TAPブロックを最も効かせたい部位に応じて，カテーテル先端の位置を調節する．主に下腹部の鎮痛を図りたいときは，カテーテル先端を中腋窩線上かつ肋骨弓と腸骨稜のあいだの腹横筋膜面に配置する（A）．上腹部の鎮痛をメインにしたいときは，半月線付近の腹横筋膜面にカテーテル先端を置く（B）．

や創部浸潤麻酔も創の鎮痛には有効であるが，さらにドレーン刺入部の鎮痛や腹壁の筋弛緩を得る[1]ためTAPブロックを選択した．手術の前後に単回注入のTAPブロックを行うのに加え，術後にカテーテルを挿入して持続TAPブロックで術後鎮痛を行う方針とした．

◎持続TAPブロックを始める前に

持続は必要なのか？

TAPブロックは体性痛だけを遮断し，内臓痛は抑えられない．したがって，内臓痛に有効なオピオイドや非ステロイド性抗炎症薬（NSAIDs）の併用（マルチモーダル鎮痛）が不可欠である．では，単回TAPブロック（手術直前または直後に単回注入）とマルチモーダル鎮痛に，さらに持続TAPブロックを加える意義はあるのだろうか？

婦人科開腹術を受ける症例を対象として，持続TAPブロックと単回TAPブロックの術後鎮痛効果を比較した無作為化比較試験[6]によると，フェンタニル持続静注およびNSAIDsの併用下でも，持続TAPブロックは単回TAPブロックより体動時痛を有意に低減した．自験例では，持続TAPブロックは単回TAPブロックに比べて，婦人科悪性腫瘍開腹術後24時間の累積モルヒネ消費量を，約36％減少させることがわかった（投稿中）．したがって，持続TAPブロックはマルチモーダル鎮痛に併用する意義がある．

どのアプローチを用いるか？

超音波ガイド下TAPブロックにはいくつかのアプローチが報告されており，アプローチによって遮断可能な範囲が異なる．本症例で必要な皮膚分節遮断域はT7～L1に相当し，この範囲の感覚遮断を得るためには，上肋間アプローチと，側方（または肋骨弓下）アプローチを組み合わせて行うか，肋骨弓下斜角アプローチを行う必要がある．

一方で，持続TAPブロックで提供可能な遮断範囲は狭い．側方アプローチで持続TAPブロックを0.2％ロピバカイン5 mL/hrで行った研究[7]では，感覚遮断皮膚分節数の中央値は2分節にすぎなかった．

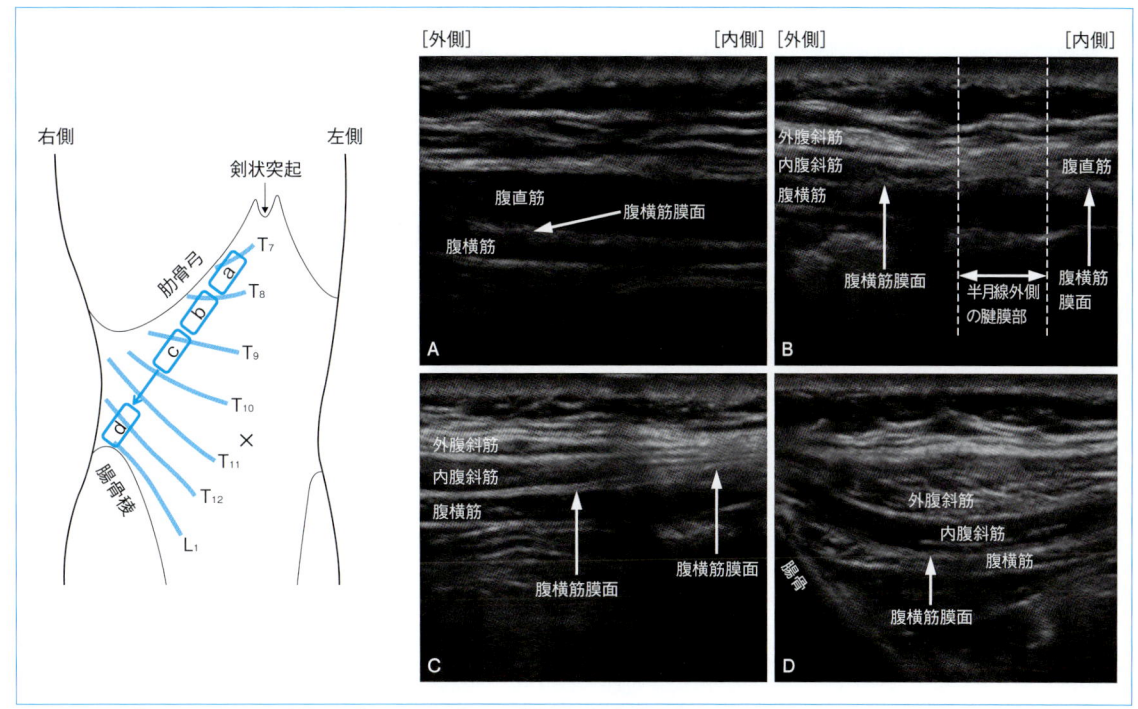

図2 TAPブロック肋骨弓下斜角アプローチのプローブ位置と超音波画像
腹横筋膜面の脊髄神経前枝の走行とプローブ位置の関係，およびa〜dのプローブ位置で得られる超音波画像を示す．
A：腹直筋の下に腹横筋があるレベル（プローブの位置はa），B：半月線外側腱膜レベル（プローブの位置はb），C：側腹筋群三層がそろうレベル（プローブの位置はc），D：腸骨稜レベル（プローブの位置はd）．

本症例も，左右1本ずつのカテーテルによる持続TAPブロックで創全体をカバーするのは困難である．より広範囲の持続遮断域を得るために左右2本ずつ，合計4本のカテーテルを腹横筋膜面に挿入して持続ブロックを行った報告[4]もあるが，カテーテル管理が煩雑である．

筆者は，カテーテル管理の利便性を優先して，持続TAPブロックのために挿入するカテーテルは左右1本ずつにとどめ，創全体の鎮痛を得ることは目標としていない．その代わり，カテーテル挿入前に行う単回TAPブロックでなるべく広範囲の体性痛を遮断しておくこと，ブロックを最も効かせたい皮膚分節域に対応する腹横筋膜面にカテーテル先端を配置すること（図1），マルチモーダル鎮痛を徹底することに留意している．

どのようなカテーテルを用いるか？

先端付近だけに薬液排出孔がある通常の硬膜外麻酔用カテーテルを用いると，前述のとおり持続的に得られる遮断範囲が狭い．そこで，カテーテル先端から十数cmの範囲に複数の薬液排出孔がある「多孔式カテーテル」を腹横筋膜面に配置することで，持続TAPブロックでより広い持続遮断範囲を得ようとするアイデアがある．多孔式カテーテルを用いて効果的な持続TAPブロックを行ったとする報告[8]もあるが，自験例では，硬膜外麻酔用カテーテルより，多孔式カテーテルのほうが術後鎮痛に難渋した（コラム2）．したがって，本症例でも硬膜外麻酔用カテーテルを使用する．

■術前ブロックと麻酔管理の実際

全身麻酔はプロポフォールとレミフェンタニルによる全静脈麻酔（TIVA）で導入・維持し，ロクロニウム50mg投与後，気

コラム2

多孔式カテーテルは持続TAPブロックの役に立つか？

多孔式カテーテルは，より広範囲に持続的に局所麻酔薬を注入できる可能性があるため，筆者は広範囲の持続ブロックを期待して，先端から15 cmの範囲に8個の孔があるカテーテル〔ペインクリニックセット17HR95-08h150（ハ光）〕（図A）を使用した肋骨弓下斜角アプローチ持続TAPブロックを行ってきた。

そして，2013年に新潟大学医歯学総合病院で婦人科悪性腫瘍根治開腹術を受け，肋骨弓下斜角アプローチによる持続TAPブロックで術後鎮痛管理された患者を，硬膜外麻酔用カテーテルを用いた群（10例20カテーテル）と多孔式カテーテルを用いた群（10例20カテーテル）とに分け，術後のモルヒネ消費量および感覚遮断範囲を後向きに比較した[9]。

結果は予想に反し，多孔式カテーテル群で術後のモルヒネ消費量が多かった。感覚遮断範囲は多孔式カテーテル群でやや広い傾向であったが，ばらつきが大きく，予想どおりに「広範囲の感覚遮断とそれによる高い鎮痛効果を得られる場合」もあったが，確実性に乏しかった。

この結果の原因としては，生体内ではカテーテルの各孔にかかる圧力が一定でなかったり，血栓や組織で孔がつまったりして，各孔から均一に局所麻酔薬が排出されず，遮断範囲にばらつきが生じたためと考えている。

今後，生体内であっても，確実に各孔から均一に局所麻酔薬が排出可能な多孔式カテーテルが現れれば，それを持続TAPブロックに用いる意味は十分にあるだろう。

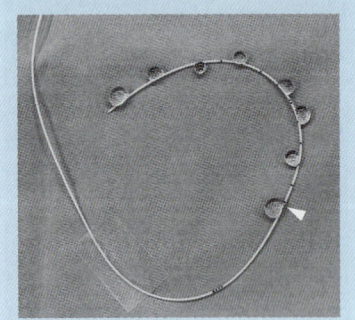

図A　多孔式カテーテル
先端から15 cmの位置（矢尻）から，2 cm間隔で計8個の孔が空いている。

管挿管した。続いてブロックを行った。

◉患者の体位と機器の配置

患者の両上肢を90°外転し，施行者は患者の左側に立ち，超音波装置は患者の右側に置いた。手術台は，施行者が肘を90°程度曲げた状態で操作を行える高さとした。

◉プレスキャン

プローブは高周波リニアプローブを使用した。上腹部の肋骨弓下で肋骨弓と平行にプローブを置いて，腹直筋の下にある腹横筋を同定した（図2A）。そこから剣状突起と腸骨稜を結ぶ線上で，肋骨弓に沿ってプローブを腸骨稜に向かってスライドさせ，腹横筋膜面の連続性を確認した（図2B～D）。画像深度は，腹横筋膜面が画面の中央よりやや上に描出されるように調節した。

◉使用する薬物

局所麻酔薬の総量と，腹横筋膜面を広げるために必要な局所麻酔薬の薬液量から濃度を設定する。全身麻酔下でTAPブロックを行う場合，ロピバカインの最大投与量は3 mg/kgとしている[10,11]。剣状突起近くから腸骨稜近くまで腹横筋膜面を広げるには，片側30～40 mLの薬液量が必要となる。本症例では180 mgのロピバカインを使用し，薬液量は両側で60 mLを要するため，ロピバカインの濃度は0.3％とした。

◉穿刺

針は超音波による先端描出とポップ感の検出に優れるTuohy針を用いる。単回注入では20 G，カテーテルを挿入するときは17～18 Gを選択する。本症例では術前単回注入には20 G，80 mmのTuohy針を使用した。

図2Aと同じ画像を描出し，平行法で内側から外側に向けて針を刺入した。腹直筋鞘後葉を貫いて，腹直筋鞘後葉と腹横筋のあいだにロピバカインを3 mL注入した（図3A）。適切な層に針先があれば，腹横筋が背側に下がっていく様子が観察できる（157ページ図3）。

次に，針先を描出したままプローブを肋

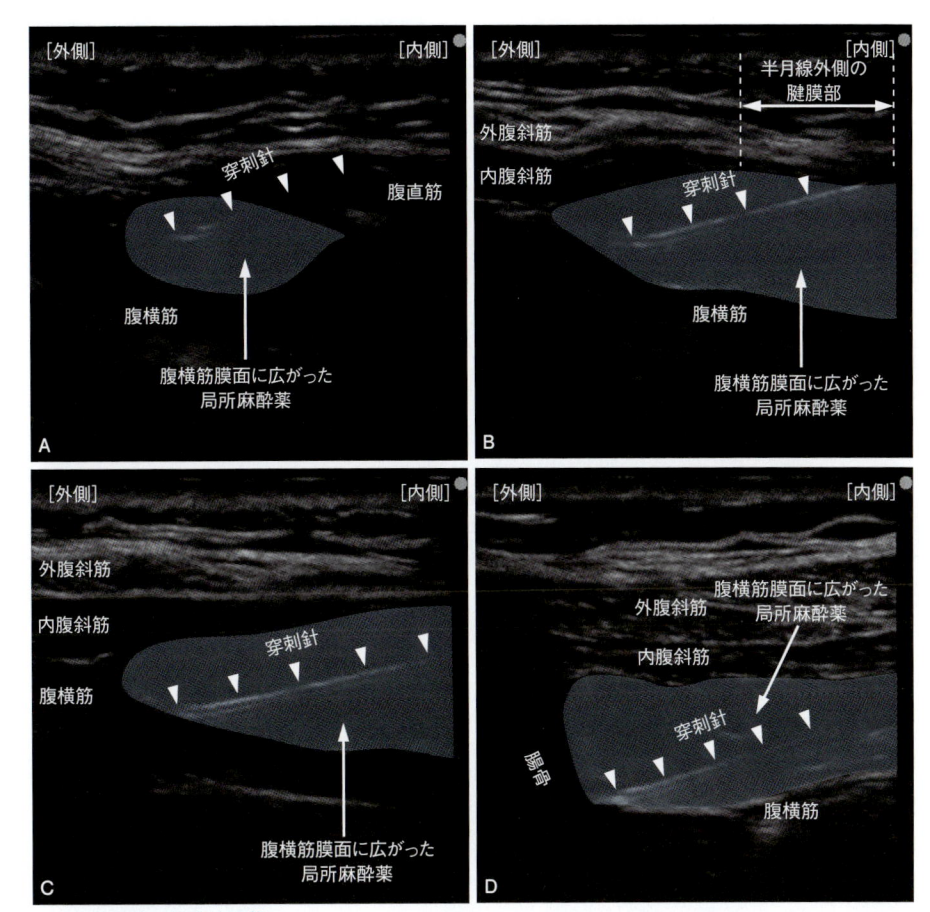

図3 穿刺時の超音波画像
A：腹直筋鞘後葉-腹横筋レベル。腹直筋鞘後葉-腹横筋間の腹横筋膜面に局所麻酔薬を注入。
B：半月線部腱膜レベル。Aから針を進め，半月線部腱膜レベルの腹横筋膜面に局所麻酔薬を注入。
C：側腹筋群三層レベル。Bから針を進め，内腹斜筋-腹横筋間の腹横筋膜面に局所麻酔薬を注入。
D：腸骨稜レベル。Cから局所麻酔薬を注入して腹横筋膜面を広げながら，腸骨が描出されるまで針を進めた。

骨弓に沿って外尾側方向にスライドし，針先を液性剥離した腹横筋膜面の外側端に進めた。そこで再びロピバカインを3mL注入すると，半月線外側に位置する腱膜部の腹横筋膜面が広がった（図3B）。同様に針先を進めて，さらにロピバカインを3mL注入すると，内腹斜筋-腹横筋間の腹横筋膜面が広がった（図3C）。この操作を繰り返し，腹横筋膜面を広げていった。Tuohy針の根元まで針を進めたら針を抜き，それまでに広げられた腹横筋膜面の外側を狙って針を刺し直し，ロピバカインを3mL注入する。そして，再びプローブと針を動かしながら腹横筋膜面を広げる。腸骨が描出される位置まで，この操作を繰り返した（図3D）。

経 過

手術開始時はレミフェンタニルを0.05μg/kg/minに減量し，TAPブロックの効果を確認した。腹腔内操作が始まると鎮痛が不十分となるので，効果確認後，すみやかにレミフェンタニルを0.15μg/kg/minに増量した。手術侵襲の変化に対してはレミフェンタニルを適宜増減して対処した。

手術終了の約1時間前にモルヒネ0.16mg/kgを静脈内投与し，同時に静脈内患者自己調節鎮痛（IV-PCA）を開始した。IV-PCAは，モルヒネ1mg/mL溶液（ドロペリドール75μg/mLを混和）と機械式ポンプを用いて行った。ポンプの設定は，持続投与なし，ボーラス投与量1mL，ロックアウ

ト時間5分とした．手術終了時にフルルビ　■**術後ブロックとカテーテル挿入**
プロフェンアキセチル50 mgの静脈内投与
も行った．手術時間は5時間30分であった．　手術終了後に両側の腹横筋膜面にカテーテ
ルを挿入した．術後の数時間に少しでも広

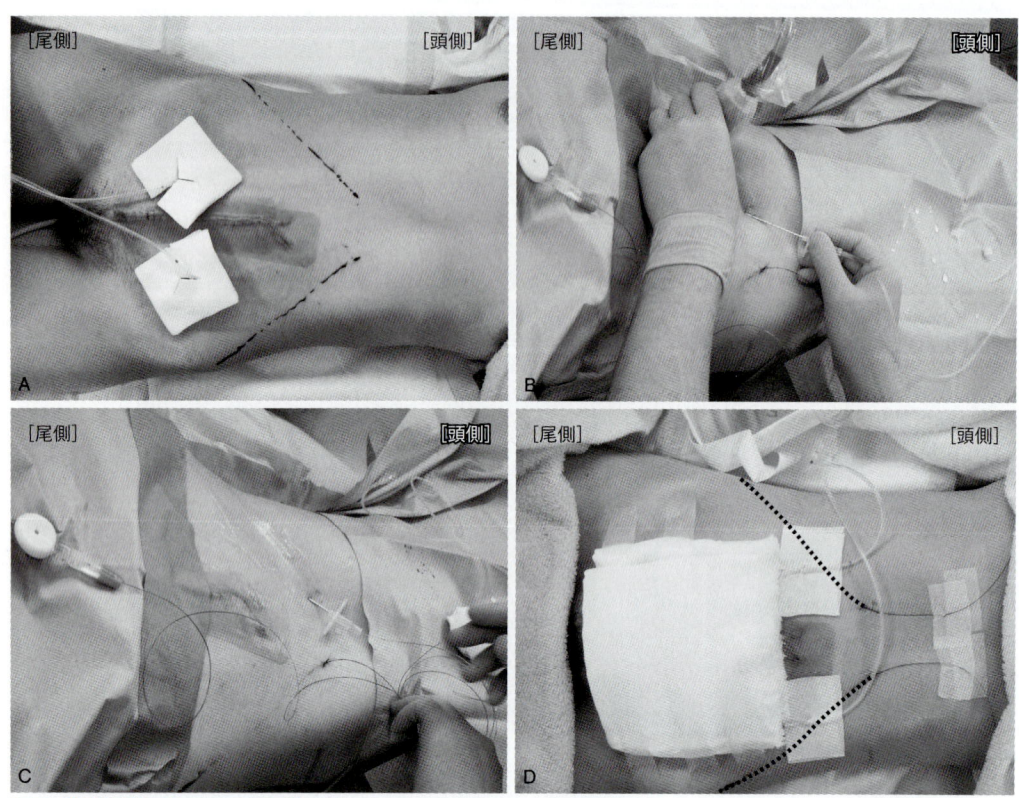

図4　腹横筋膜面カテーテル挿入の流れ
A：剣状突起近くから肋骨弓下縁に沿って腸骨稜に至るライン〔肋骨弓下斜角ライン（破線）〕を意識する．
B：右側の肋骨弓下斜角ラインに沿ってプローブを外側尾側方向に動かしながら，150 mmのTuohy針を用いて，腹直
　筋鞘後葉-腹横筋間レベル〜腸骨稜近傍レベルまでの腹横筋膜面に連続して局所麻酔薬を注入している．穿刺途中に
　Tuohy針の羽根が肋骨弓に干渉することを避けるため，Tuohy針の先端側1/3をベベル側にやや彎曲させた形状に
　してから穿刺している．
C：右側の腹横筋膜面に刺入したTuohy針を通じて，硬膜外麻酔用カテーテルを腹横筋膜面に挿入している．まず，カテー
　テル先端を配置すべき位置にTuohy針先端を置く．カテーテルを針先から挿入するのは1〜2 cmにとどめ，針の中
　のカテーテルをその場に置いてくるイメージでTuohy針を抜去する．そうすることで，十分な長さ（10〜15 cm）
　のカテーテルを，腹横筋膜面にまっすぐ入れられる．
D：両側の肋骨弓下斜角ラインに沿って，腹横筋膜面にカテーテルが留置されている（破線）．

**図5　腹横筋膜面カテーテル
の留置**
局所麻酔薬によって広げられた，
腹直筋鞘後葉-腹横筋間レベ
ル〜腸骨稜近傍レベルの腹横
筋膜面に，カテーテル（矢尻）
がまっすぐ留置されているこ
とがわかる．

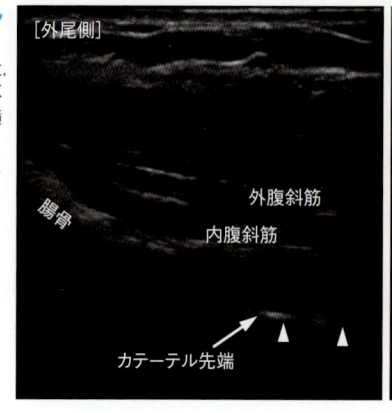

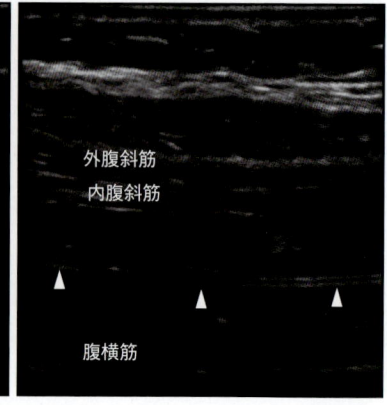

い感覚遮断範囲を提供するため，まずは17 G，150 mmのTuohy針を用いて，肋骨弓下斜角アプローチで腹直筋鞘後葉-腹横筋間レベルから腸骨稜近傍レベルまでの腹横筋膜面に，片側あたり50 mLの0.1%ロピバカインを注入した（図4A，B）．続いて，Tuohy針を通して硬膜外麻酔用カテーテルを挿入した（図4C）．持続TAPブロックのターゲットは下腹部創に絞り，カテーテル先端は中腋窩線上の肋骨弓と腸骨稜のあいだの腹横筋膜面に配置した（図1A）．カテーテルの挿入長は左右とも15 cmだった．カテーテルは皮膚に縫合固定した（図4D）．

持続TAPブロックでは局所麻酔薬を注入して腹横筋膜面を広げてからカテーテルを挿入する．このときに，腹横筋膜面に刺入した針の先端からカテーテルを長く送り出すと，腹横筋膜面の中でカテーテルがとぐろを巻いて結び目を形成し，カテーテル抜去困難をまねくおそれがある．これを防ぐために，まず針先をカテーテル先端を配置したい場所まで刺入する．そして，針先からカテーテルを送るのは1〜2 cmにとどめ，針の中のカテーテルをその場に置いてくるイメージで針を抜去する（図4C）．そうすると，カテーテルを腹横筋膜面にまっすぐ配置でき，結び目形成や腹横筋膜面からの脱出を防ぐことができる（図5）．

そのために筆者は150 mmのTuohy針〔ディスポーザブル硬膜外針17 G×150 mm（八光）〕を愛用している．この長さのTuohy針を用いることで，1回の穿刺で腹直筋鞘後葉-腹横筋間レベルから腸骨稜近傍レベルまでの腹横筋膜面に局所麻酔薬を注入し，引き続いて針先をカテーテル先端配置予定部位に置いて，カテーテルを挿入できる（メモ）．

さらに，長いTuohy針を用いて肋骨弓下斜角アプローチで両側の腹横筋膜面にカテーテルを挿入することで左右のカテーテル刺入部位が近くなる．それを利用して，左右のカテーテルを撚り合わせて何か所かをテープで固定し，あたかも1本のカテーテルのようにして管理している（図6）．持続TAPブロックでは複数のカテーテルと薬液ボトルの管理が煩雑となるため，このような管理の負担を軽減する工夫は重要である．

カテーテルを固定できたら，左右のカ

メモ

使いやすい長さの針を使う

多くの施設で採用されている17〜18 G，80 mm程度のTuohy針を使用してカテーテルを挿入しても構わない．その場合も，まずは術前ブロックの要領で単回ブロックを行う．そして，Tuohy針をなるべく長い距離にわたって腹横筋膜面に刺入したうえで，カテーテル先端を配置したい位置にTuohy針先端を置いてカテーテルを挿入する．

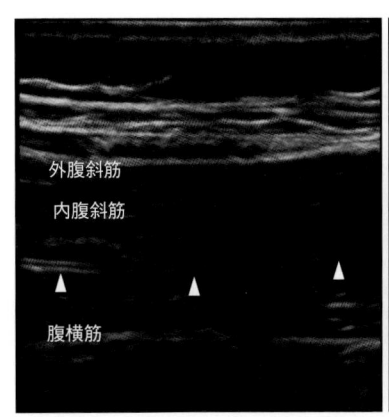

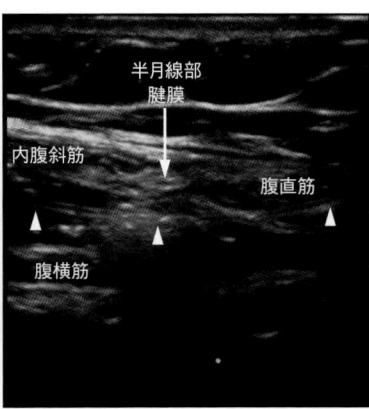

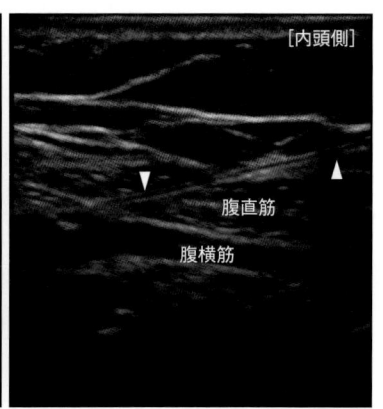

図6 カテーテル固定の工夫
左右のカテーテルを「撚り合わせる」ことで、1本のカテーテルのようにまとめられる。左右のカテーテルの刺入点が近いのでこのような取り扱いができる。

テーテルそれぞれに0.1%ロピバカイン500 mLを充填したディスポーザブルポンプ〔ベセルフューザー大容量タイプ500 mL（八光）〕を接続し，10 mL/hrで注入開始した。

その後，全身麻酔薬の投与を終了すると患者はすみやかに覚醒し，抜管された。

術後経過

手術室退室時の痛みの数値評価スケール（NRS）は，安静時，体動時ともに0/10であった。手術終了5時間後ごろから創部痛が出現し，IV-PCAを適宜使用した。術後24時間では，モルヒネの累積消費量は16 mgで，安静時NRSが1/10，体動時NRSが3/10であった。術後1日目の午後から歩行を開始した。また，同日夕方から水分の経口摂取を開始し，ワルファリンとロキソプロフェン（180 mg/日）の内服を始めた。術後50時間でTAPブロックカテーテルを抜去し，IV-PCAも終了した（モルヒネ累積消費量28 mg）。

● ● ●

持続TAPブロックは単回TAPブロックよりも術後鎮痛効果が高く，持続硬膜外麻酔にも劣らない方法である。一方で，感覚遮断範囲は広くないため，カテーテル先端位置，併用する単回TAPブロックの方法，マルチモーダル鎮痛の徹底に留意する。

（吉田 敬之）

文 献

1. Støving K, Rothe C, Rosenstock CV, et al. Cutaneous sensory block area, muscle-relaxing effect, and block duration of the transversus abdominis plane block: a randomized, blinded, and placebo-controlled study in healthy volunteers. Reg Anesth Pain Med 2015；40：355-62.
2. Corvetto MA, Echevarría GC, De La Fuente N, et al. Comparison of plasma concentrations of levobupivacaine with and without epinephrine for transversus abdominis plane block. Reg Anesth Pain Med 2012；37：633-7.
3. Niraj G, Kelkar A, Hart E, et al. Comparison of analgesic efficacy of four-quadrant transversus abdominis plane (TAP) block and continuous posterior TAP analgesia with epidural analgesia in patients undergoing laparoscopic colorectal surgery: an open-label, randomised, non-inferiority trial. Anaesthesia 2014；69：348-55.
4. Ganapathy S, Sondekoppam RV, Terlecki M, et al. Comparison of efficacy and safety of lateral-to-medial continuous transversus abdominis plane block with thoracic epidural analgesia in patients undergoing abdominal surgery: a randomised, open-label feasibility study. Eur J Anaesthesiol 2015；32：797-804.
5. Hebbard PD, Barrington MJ, Vasey C. Ultrasound-guided continuous oblique subcostal transversus abdominis plane blockade: description of anatomy and clinical technique. Reg Anesth Pain Med 2010；35：436-41.
6. Maeda A, Shibata SC, Kamibayashi T, et al. Continuous subcostal oblique transversus abdominis plane block provides more effective analgesia than single-shot block after gynaecological laparotomy: A randomised controlled trial. Eur J Anaesthesiol 2015；32：514-5.
7. Petersen PL, Hilsted KL, Dahl JB, et al. Bilateral transversus abdominis plane (TAP) block with 24 hours ropivacaine infusion via TAP catheters: a randomized trial in healthy volunteers. BMC Anesthesiol 2013；13：30.
8. Maeda A, Shibata SC, Wada H, et al. The efficacy of continuous subcostal transversus abdominis plane block for analgesia after living liver donation：a retrospective study. J Anesth 2016；30：36-46.
9. Yoshida T, Furutani K, Baba H. Effectiveness of a multi-hole catheter for continuous oblique subcostal transversus abdominis plane block: a retrospective comparative study. Reg Anesth Pain Med 2014；39（Suppl 1）：E165.
10. Griffiths JD, Barron FA, Grant S, et al. Plasma ropivacaine concentrations after ultrasound-guided transversus abdominis plane block. Br J Anaesth 2010；105：853-6.
11. Børglum J, Jensen K, Christensen AF, et al. Distribution patterns, dermatomal anesthesia, and ropivacaine serum concentrations after bilateral dual transversus abdominis plane block. Reg Anesth Pain Med 2012；37：294-301.

Section 4 体幹部 症例20

腹腔鏡下子宮全摘術

腹横筋起始部から中枢側へアプローチして，よりよい鎮痛効果をねらう

本症例で行うブロック ▶▶▶ 腰方形筋ブロック

症例

46歳の女性。身長160 cm，体重55 kg。月経困難症の精査で子宮筋腫と診断された。貧血が進行するため，腹腔鏡下子宮全摘術が予定された。術前検査でヘモグロビン濃度（Hb）9.8 g/dLと貧血を認めており，鉄剤が処方されている。ほかに特記すべき事項はない。

子宮筋腫や卵巣囊腫などの良性疾患に対する腹腔鏡下手術では，全身麻酔に腹横筋膜面 transversus abdominis plane（TAP）ブロックや創部浸潤麻酔などがしばしば併用されている。

近年，TAPブロックのブロック部位よりもさらに中枢側の腰方形筋周囲に薬液を投与する腰方形筋ブロック quadratus lumborum block（QLB）が腹部手術の術後鎮痛に対する新たな方法として注目されている[1,2]。愛媛県立中央病院（当院）でも，主に婦人科腹腔鏡下手術に対する末梢神経ブロックとして取り入れており，良好な鎮痛効果を得ている。

■術前評価

貧血以外に大きな問題点はなかった。

■ブロック範囲と麻酔計画

腹腔鏡下子宮全摘術では，臍部周囲正中部に1か所，下腹部外側の2〜3か所にポートを置くことが多い。一方，子宮の内臓神経支配は子宮体部が第10胸神経（T_{10}）〜第1腰神経（L_1），子宮頸部は第2〜4仙骨神経（S_2〜S_4）である（図1）。

体性痛に対応するにはT_{10}の前皮枝とT_{11}，T_{12}の外側皮枝の遮断が必要であり，腹膜および内臓痛に対応するにはT_{10}〜L_1およびS_2〜S_4の交感神経遮断が必要となるため，TAPブロックやQLB単独でこれらをすべてカバーすることは難しい。そこで術中は創部および子宮体部の内臓痛軽減を目的にQLBを施行し，レミフェンタニルおよびフェンタニルを用いた全身麻酔を併用することとし，術後は非ステロイド性抗炎症薬（NSAIDs）および静脈内患者自己調節鎮痛（IV-PCA）を併用したマルチモーダル鎮痛を行う計画とする。

ブロックを施行するタイミングは手術開始前，終了後のいずれでも可能だが，当院では術後のすみやかな覚醒，退室を考慮し，手術開始前に施行している。

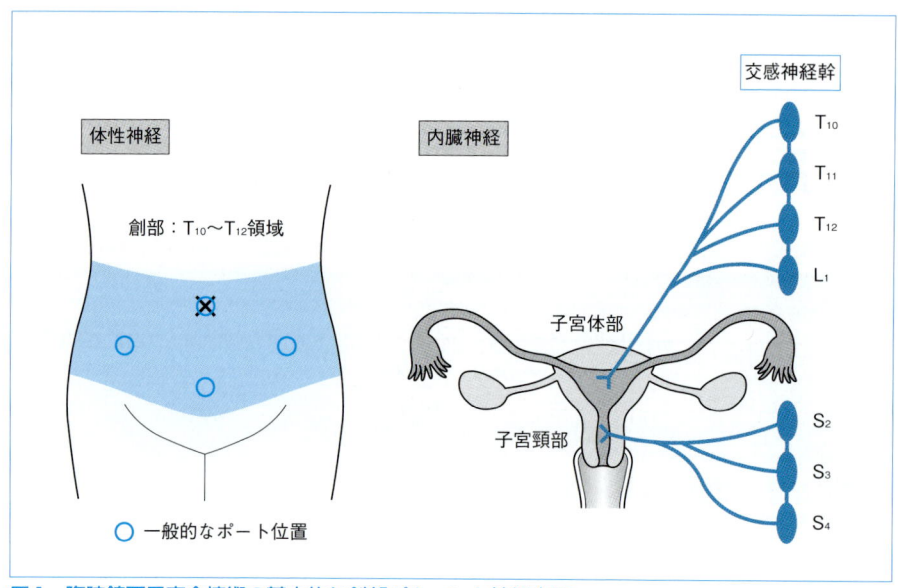

図1 腹腔鏡下子宮全摘術の基本的な創部パターンと神経支配

◎ QLB

腰方形筋は腸骨稜と第12肋骨のあいだを張る筋肉であり，内側は腰椎横突起（L_1～L_4）に停止している．横突起近傍では櫛状になっており，腹側には横筋筋膜と大腰筋が，背側浅層には脊柱起立筋や広背筋などの背筋群が存在する．腰方形筋は胸腰筋膜の前葉および中葉に挟まれた構造をとっており，腸骨稜にかけて裾広がりの構造を呈している．神経分布には個体差があり，第12胸神経（T_{12}）から第4腰神経（L_4）の分枝があるが，主な神経支配はL_1およびL_2である．腹横筋起始部は胸腰筋膜中葉に移行し，腰方形筋の背側を裏打ちして横突起先端に付着する．

QLBは中～後腋窩線上で行うTAPブロックよりも中枢側の腰方形筋近傍に薬液を注入するブロックの総称である．TAPブロックで遮断可能とされるT_{10}からL_1領域に加え，交感神経遮断作用による内臓痛軽減効果が期待されている[3]．

QLBの薬液注入ポイントについてはさまざまな提案があるが，腰方形筋の腹側へ投与する方法（特に図2のc）は，到達ポイントが深部かつ中枢側であり，仰臥位でのブロックは難易度が高い．本症例では，比較的施行しやすい腹横筋膜起始部の延長上かつ腰方形筋背側の胸腰筋膜部（図2のb）に注入する後方アプローチ法を用いることとする．

■麻酔の実際

プロポフォール target controlled infusion（TCI）とレミフェンタニルによる全静脈麻酔（TIVA）で導入する．プロポフォールの初期目標血中濃度を 3.0 μg/mL，レミフェンタニルを 0.5 μg/kg/min で投与

図2 腰方形筋の解剖学的位置関係と提唱されている主なアプローチ法

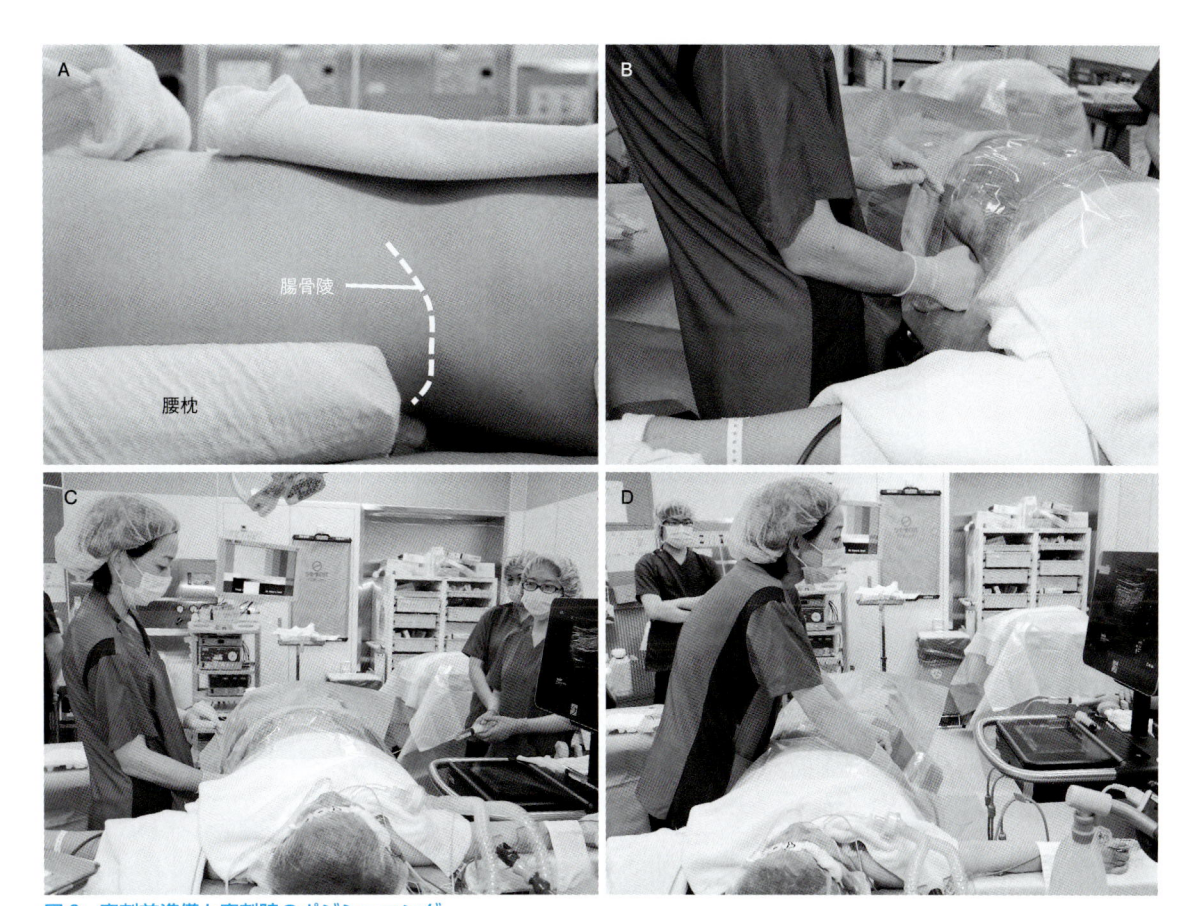

図3 穿刺前準備と穿刺時のポジショニング
穿刺前に骨盤部に腰枕を挿入し（A），プローブを持つ側の腕を直角に保持し（B）穿刺する（C）。立ち位置と反対側の穿刺時には手術台をやや下げ，体幹を抱えるようにすると穿刺しやすい（D）。

開始し，数分後に患者の入眠を確認し，ロクロニウム40 mgを投与する。約2分後に気管挿管を行い，レミフェンタニルを0.1 μg/kg/minに減速する。

続いてQLBを施行し，ブロック終了後，術中はBIS値が40〜60となるように目標血中濃度2.5 μg/mLで維持する。術操作による血圧上昇などが出現した際はフェンタニル50 μgのボーラス投与，もしくはレミフェンタニルの増量で対応し，気腹終了時にフェンタニル2 μg/kgを投与する。

術後悪心・嘔吐（PONV）対策として，手術終了時にメトクロプラミド10 mgを投与する。当院の婦人科腹腔鏡下予定手術症例では，一部症例を除き主治医からあらかじめ手術終了時投与用にジクロフェナク坐薬50 mgが処方されており，これも使用する。フェンタニルIV-PCAは持続投与なしで，必要時のボーラス投与量10 μg，ロックアウト時間10分，時間有効回数6回で設定し，手術終了後から開始する。

■ブロックの実際

全身麻酔導入後，手術開始前に施行する。基本的な施行スタイルはTAPブロックと同様である。ただし，QLBはTAPブロックよりも，より背側の腹横筋起始部にプローブを当てる必要があるため，ブロック施行前に腰枕を挿入し，手術台と体幹のあいだにプローブを置くスペースを作る（図3A）。

手術台と患者の両上肢を外転させ，施行

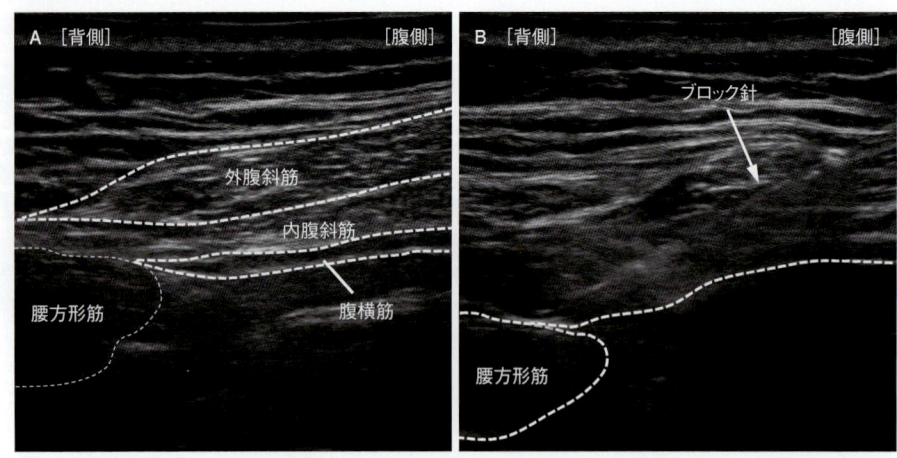

図4 腰方形筋の描出と薬液の注入
A：プレスキャン画像，B：薬液注入時。

者が上肢と体幹のあいだに立ち，反対側に超音波装置を置き，穿刺部位と施行者の目線が超音波画面と一直線となるようにする。よりよい画像を得るにはTAPブロックを施行する部位よりもやや背側にプローブを置く必要があるため，筆者は手術台の高さをTAPブロック施行時よりやや高めにし，プローブを保持する側の肘を直角に曲げ，腕の力が患者の体幹に垂直に伝わるように工夫している（図3B，C）。

高周波リニアプローブを患者の側腹部の中腋窩線上に当て，外腹斜筋-内腹斜筋-腹横筋の三層構造を描出する。次にプローブをそのまま背側にスライドし，腹横筋膜起始部付近で，胸腰筋膜直下にある腰方形筋を描出する（図4A）。Tuohy針（22 G，100 mm）を用いて腹側から平行法で穿刺し，腰方形筋背側の筋膜面に薬液を注入する（図4B）。患者が通常の体型であれば反対側施行時も立ち位置を変える必要はなく，患者の体幹を施行者とプローブで挟み込むように当て，同様に施行する。この際，手術台はやや低くしたほうがプローブを安定して保持でき，施行しやすい（図3D，コラム）。

術後経過

手術時間は2時間24分であった。終了後はすみやかに覚醒した。手術室退室時に痛みの訴えはなかった。帰室後6時間ほどで月経痛様の鈍痛の訴えがあり，初回のボーラス投与を行った。IV-PCAの使用状況は，術後12時間までに計3回，24時間までに計5回であった。術翌日朝から飲水，食事開始となり，ロキソプロフェン60 mg×3/日の定期服用が開始され，輸液ラインも同日抜針，終了となった。

■本症例のポイント

腹腔鏡下子宮全摘術は，創部の痛みよりも子宮摘出による内臓痛を感じる傾向がある[4]。硬膜外麻酔を併用するという選択もあるが，周術期に静脈血栓症予防目的に低分子ヘパリン投与を行うことがあり，血腫のリスクや，尿閉，下肢筋力低下などの合併症を考慮した場合，末梢神経ブロックはよい適応と考えられる。

筆者は婦人科腹腔鏡下手術で癒着のない卵巣腫瘍摘出術など，内臓痛がさほど強くないと予想される症例では，より簡便な側方TAPブロックを，子宮筋腫核出術や子宮全摘術など，内臓痛が強いと考えられる症例ではQLBを選択している。QLBの内臓痛軽減作用は盲目的TAPブロックと同様に胸部傍脊椎領域への薬液移行が関与している[5]と推測されるが，硬膜外麻酔ほど強力とは考えにくく，TAPブロックと

コラム

QLB のコツ

■**腰方形筋描出のコツ**

腰方形筋の形状は症例によってばらつきがあり，プローブの平行移動だけでは描出が難しいことがある．腰方形筋には垂直部と斜角部があり，腸骨に近づくにつれて裾広がりの形状をしているため，プローブを傾け，ビームを尾側方向へ向けることで描出しやすくなる（図A）．

■**肥満症例への対処**

肥満患者では，腰方形筋の描出は難しくなるため，コンベックスプローブを用いるのも一法である（図B）．また，実際の穿刺もプローブで圧迫を加えた際に腹部の脂肪が垂れ下がり，穿刺部の確保が困難となりやすい．筆者は対策として，介助者に皮膚消毒エリア外から腹部の皮膚を牽引してもらう（図C），消毒前にテープで簡易的に固定する，あるいは手術台を反対側に傾ける，といった工夫をしている．患者を側臥位に体位変換し，施行する方法がある[7]が，TAP ブロックなどの代替手段もあり，穿刺や描出が難しい場合は QLB にこだわる必要はない．

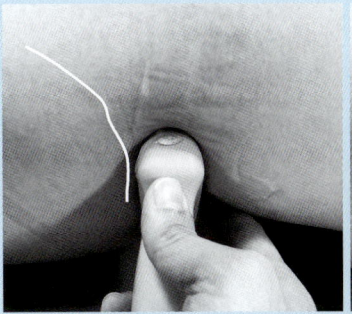

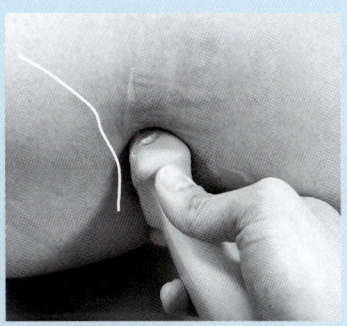

図A プローブの当て方
腰方形筋が見えにくいときには，ビームが腸骨陵方向に向くようにプローブを尾側に傾けるとよい．

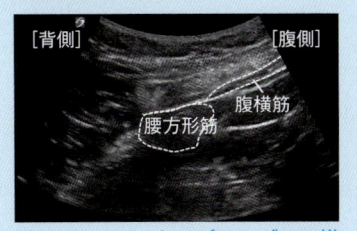

図B コンベックスプローブでの描出画像
全体像をとらえやすいが，リニアプローブによる画像と見え方がやや異なる．

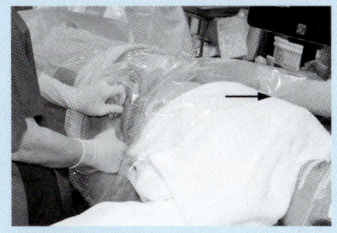

図C 穿刺時の工夫
肥満症例では，介助者に腹部の皮膚を牽引してもらうことにより，穿刺しやすくなる．

同様に周術期にはオピオイドやNSAIDsなどを用いたマルチモーダル鎮痛が望ましい．

開腹症例では，体性痛，内臓痛ともに強いため，本症例のようにボーラス投与だけの使用ではなく，持続投与を併用したフェンタニル IV-PCA を行っている．

● ● ●

今回施行した QLB は，腹横筋起始部より中枢側に薬液を注入する後方 TAP ブロックとほぼ同様のアプローチであり，筆者は，下腹部手術では，後方 TAP ブロックに比べ内臓痛軽減作用が期待できると考えている[6]．そもそも解剖学的な構造を考慮すると，QLB と側方 TAP ブロックでは薬液が広がるコンパートメントが異なっており，似て非なるブロックである可能性がある（表1）．

QLB は近年報告され始めたブロックであり，至適薬液注入部位や注入量，および効果持続時間などについてはいまだ一定の見解は得られておらず，今後の研究報告の蓄積が待たれる．

（武田 泰子）

文献

1. Blanco R, Ansari T, Girgis E. Quadratus lumborum block for postoperative pain after caesarean section : A randomised controlled trial. Eur J Anaesthesiol 2015 ; 32 : 812-8.
2. Chakraborty A, Goswami J, Patro V. Ultrasound-guided continuous quadratus lumborum block for postoperative analgesia in a pediatric patient. A A Case Rep 2015 ; 4 : 34-6.
3. Børglum J, Moriggl B, Jensen, K. et al. Ultrasound-Guided Transmuscular Quadratus Lumborum Blockade. BJA Out of the Blue E-letters 2013. 〈http://bja.oxfordjournals.org/forum/topic/brjana_el%3b9919〉
4. 川股知之，表 圭一．婦人科領域の術後鎮痛．ペイン

表1 側方TAPブロックとQLBの比較

	側方TAPブロック	QLB
プローブ位置	・前〜中腋窩線上 ・肋骨弓最下端から腸骨稜上部のあいだ	・中〜後腋窩線上 ・肋骨弓最下端から腸骨稜上端のあいだ ・腰三角（triangle of petit）付近
描出画像	・外腹斜筋 – 内腹斜筋 – 腹横筋の三層構造	・腹横筋起始部より中枢側で腰方形筋の外側縁
薬液注入部位	・半月線外側 – 腹横筋起始部の腹横筋膜面	・腰方形筋周囲（後面，前外側，大腰筋間など）
予測効果範囲	・T_{10}〜L_1の体性痛	・T_5〜L_1の体性痛＋内臓痛* ・T_{12}〜L_1の体性痛
効果部位	・肋間神経（T_{10}〜L_1）の前・外側皮枝	・肋間神経前枝（T_5〜L_1）＋胸部交感神経（傍脊椎腔）*
特徴	・主に腹部外側から前面にかけての体性痛をカバーする ・内臓痛対策には他の鎮痛薬併用が望ましい	・体性痛に加え，内臓痛軽減作用が期待できる* ・注入部位によっては腰神経叢へ作用し，下肢筋力低下が起こる可能性がある

＊：研究報告が少なく完全には明らかとなっていない。

クリニック 2003；24：169-76.
5. Carney J, Finnerty O, Rauf J, et al. Studies on the spread of local anaesthetic solution in transversus abdominis plane blocks. Anaesthesia 2011；66：1023-30.
6. 武田泰子，藤谷太郎，入澤友美ほか．腹横筋起始部より中枢側に薬液を注入する超音波ガイド下腹横筋膜面ブロックの有用性：婦人科腹腔鏡下手術における検討．麻酔 2015；64：1015-22.
7. Shaaban M, Esa WA, Maheshwari K, et al. Bilateral continuous quadratus lumborum block for acute postoperative abdominal pain as a rescue after opioid-induced respiratory depression. A A Case Rep 2015；5：107-11.

Section 4 体幹部　症例21

病的肥満妊婦の帝王切開術に対する脊髄くも膜下硬膜外併用麻酔

病的肥満患者であっても，確実に穿刺し，全身麻酔を回避する

本症例で行うブロック ▶▶▶ 脊髄くも膜下硬膜外併用麻酔（needle through needle 法）

症例

40 歳の女性，初産。身長 167 cm，体重 155 kg（BMI 56 kg/m²）。骨盤位にて選択的帝王切開術が予定された。Mallampati 分類クラスⅣで気道確保困難が予想される。背部の触診では腰椎の棘突起を触れることはできない。それ以外に特記すべき事項はない。

日本で帝王切開の麻酔に用いられる脊髄くも膜下硬膜外併用麻酔（CSEA）は，2 か所穿刺法が一般的であり，脊硬麻針を用いた 1 か所穿刺法（needle through needle 法）を用いる麻酔科医は少ない。病的肥満妊婦では，脊髄くも膜下穿刺や硬膜外穿刺に難渋する場合が多い。筆者は，①坐位，②超音波による脊柱管のプレスキャン，③needle through needle 法による CSEA，この三つの組み合わせにより穿刺の成功率を上げている。

なお，現在のところ，脊髄くも膜下穿刺や硬膜外穿刺をリアルタイムに超音波ガイド下で行う方法は一般的ではなく，穿刺前のプレスキャンに限定される。

■術前評価

一般に，病的肥満患者は，気道確保困難，呼吸機能の悪化，睡眠時無呼吸症候群，高血圧，糖尿病，肝・腎機能障害，胃食道逆流症，深部静脈血栓症などのリスクがあり，これらはすべて妊娠中に悪化する可能性がある。麻酔前には十分な精査をする。本症例は Mallampati 分類クラスⅣと気道確保困難が予想されたが，妊娠高血圧症候群や妊娠糖尿病などの発症はなく，妊娠経過は順調であった。また，背部の触診では腰椎の棘突起を触れることはできなかった（図1）。

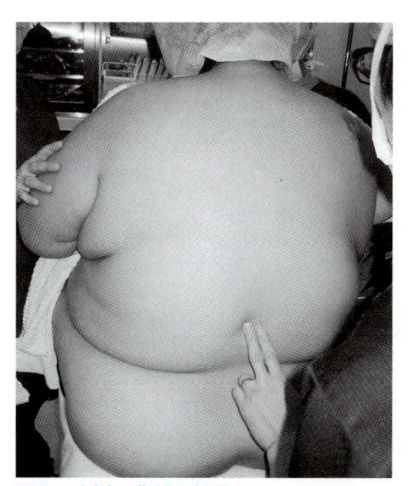

図1　症例の背部を触診
腰椎の棘突起を触れることはできなかった。

■ブロックの範囲と麻酔計画

帝王切開の麻酔は，挿管困難や誤嚥の可能性，胎児への全身麻酔薬の移行などを考慮して，全身麻酔を避けるのが原則である。しかし，緊急時（産科緊急事態，全脊麻，局所麻酔薬中毒，CSEA の不成功など）に備え，全身麻酔の準備もする。特に病的肥満妊婦における挿管困難対策は重要であり，声門上器具（SGA）やビデオ喉頭鏡も準備しておく。また，手術室の器材が病的肥満患者に対応可能か確認しておく[*1]（**表1**）。

本症例に対する筆者の麻酔計画は，①坐位，②超音波による脊柱管のプレスキャン，③ needle through needle 法による CSEA，である[2]。

坐位の利点として，①背部の正中を確認しやすい，②妊婦では，皮膚から硬膜外腔までの距離が側臥位より短くなる[3]，③側臥位よりも硬膜外穿刺時に右手と左手への力のかかり方が均等になるので針が正中に進みやすい，④（側臥位と異なり）患者の体位が前に倒れこまない，といった点が挙げられる。

CSEA には脊硬麻針（needle through needle 型）を用いる。硬膜穿刺後頭痛の危険因子として若い女性が知られているため，産科麻酔では細い脊麻針（25〜27 G）を用いる。しかし，細い脊麻針は穿刺中の針先コントロールが難しく，病的肥満妊婦には使いにくい。その点，脊硬麻針は太い硬膜外針がガイドとなるため，針先のコントロールが容易で，本症例に有用である。

ブロックの範囲は，冷覚試験で第4胸神経（T_4）以下，またはピンプリックテストで第6胸神経（T_6）以下を目標とする。麻酔域の頭側への広がりが不十分だと，術中の痛み，不快感，悪心・嘔吐を訴える頻度が高くなる。脊髄くも膜下麻酔の薬物にフェンタニルを 10〜20 μg 添加すると，これらの訴えを減らすことができる。

ブロック範囲が広いので，麻酔開始後は低血圧の頻度が高く，重篤化しやすい。低血圧は母体だけでなく胎児にも悪影響を与えるので，①子宮左方転位，②急速輸液〔ヒドロキシエチルデンプン（HES）製剤または細胞外液製剤を 1000 mL 程度〕，③昇圧薬使用（フェニレフリン，またはエフェドリン）により，積極的に予防と治療を行う。

■ブロックの実際

◎準備

プローブはコンベックス型を用いる。コンベックス型の低周波プローブは，画像分解能は劣るが減衰が少なく，深度の深い脊柱管領域のスキャンには適する。もしコンベックス型プローブがない場合は，手術室などにある腹部超音波装置などで代用もできる。

[*1] 病的肥満患者では，通常の手術室器材で対応できない場合があるので，事前に必要器材の有無を確認しておく。病的肥満患者の対応に慣れていない施設では，事前のシミュレーションも有用である。

表1　事前に確認しておくべき項目の例

手術台	・手術台の幅や荷重制限が患者の体格に対応しているか（荷重制限 130 kg 程度しかない手術台が存在する） ・術中体位である semi-Fowler 位をとれる手術台か ・とれない場合はバスタオルやクッションなどを重ねて，体位を工夫する（図2）
血圧計	・上腕のサイズに適合する血圧計カフはあるか ・ない場合は，前腕での血圧測定や観血的動脈圧測定を考慮する
麻酔針	・長めの脊麻針，硬膜外針，脊硬麻針，局麻用注射針の準備

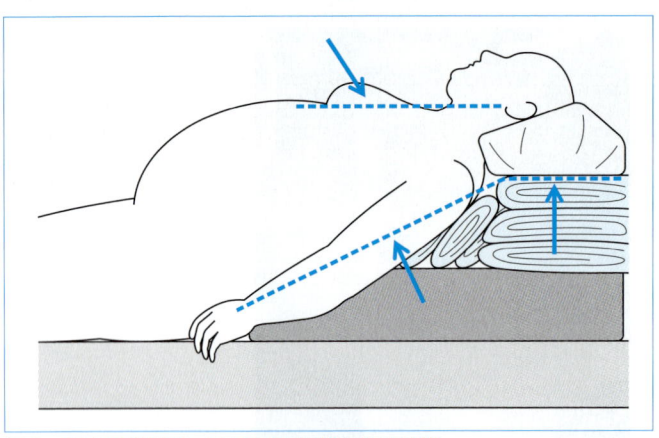

図2　病的肥満妊婦における帝王切開の術中体位
バスタオルやクッションなどを使った semi-Fowler 位（上体挙上位）。外耳道と胸骨を結ぶ線が水平となっていることに注目。この体位は，患者の自発呼吸および緊急時の気管挿管が容易。

◎体位

患者を坐位とし，プレスキャンを行う。過度に背中を丸める姿勢を強要しない。不自然な姿勢は，妊娠子宮が邪魔をして保持するのが難しい。肩を落としてリラックスしてもらい，顎を引いて下を向いてもらえば十分である。

◎脊柱管のプレスキャン

まず，仙骨部の正中と思われる位置にプローブを当て，矢状断を描出する。仙骨は連続性の高エコー性領域と観察され，そのままプローブを頭側に移動させると「ギザギザのノコギリ刃状」の高エコー性信号（saw sign）を認める（図3A，B）。仙骨の隣に観察できる最初の谷が第5腰神経/第1仙骨神経（L_5/S_1）の棘間であり，次の山がL_5の棘突起または椎弓板である。仙骨からL_5，L_4，L_3，…と，棘突起（または椎弓板）をカウントし，穿刺する棘間のレベルを同定する。

穿刺レベルの決定

一般に，硬膜外麻酔，脊髄くも膜下麻酔の穿刺のレベルを決定する方法として左右の腸骨上縁を結ぶライン（Jacoby's lineまたはTuffie's line）を用いる。このラインはL_4付近を通ることが多いとされているが，妊婦ではどうであろうか？ Margarido ら[4]は，超音波画像を用いて「妊娠満期の妊婦では，Jacoby's lineは90％以上の確率でL_3，L_4より高い位置を通る」と

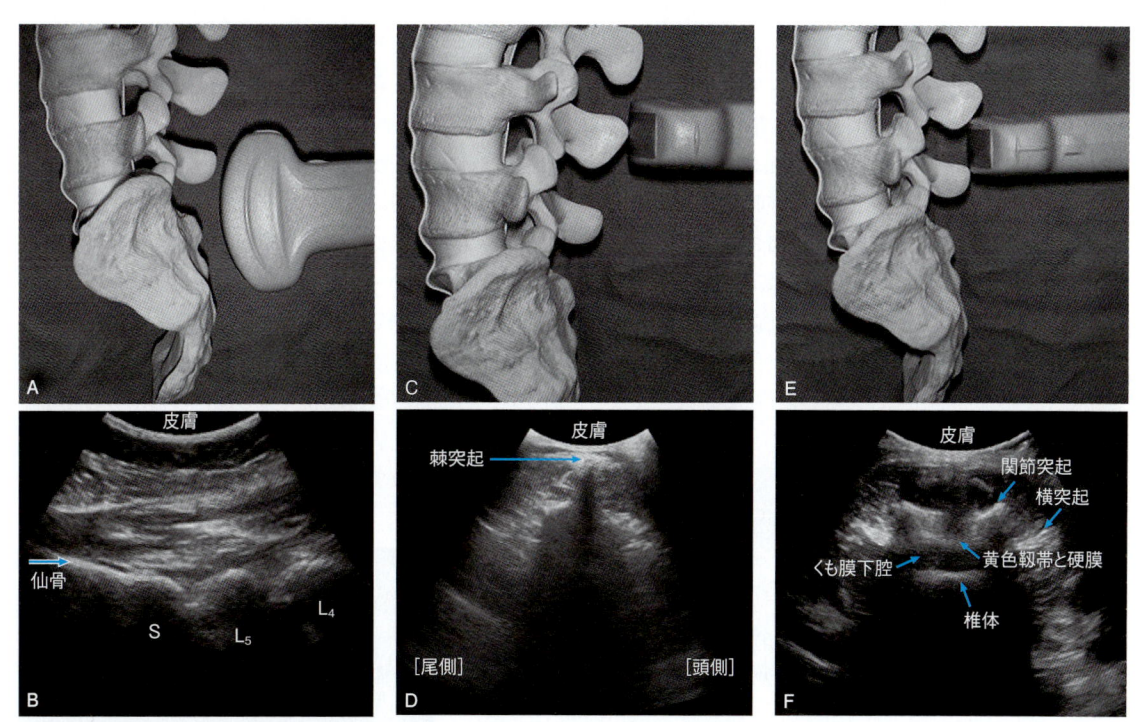

図3 腰椎のスキャン（矢状断，水平断）
（田中 基．帝王切開術における脊髄くも膜下麻酔・硬膜外麻酔の補助としての超音波．In: 森本康裕編．麻酔科医のための知っておきたいワザ22．東京：克誠堂出版，2014：151-64 より）
A：仙骨から下部腰椎のスキャン（矢状断）のプローブの当て方．
B：超音波画像．仙骨は連続した高エコー性領域として観察される．仙骨に続いて，腰椎の棘突起または椎弓板がノコギリの刃状（saw sign）に観察される．
C：棘突起レベルでの腰椎のスキャン（水平断）のプローブの当て方．
D：超音波画像．棘突起の奥には音響陰影が観察される．
E：棘間レベルでの腰椎のスキャン（水平断）のプローブの当て方．
F：超音波画像．皮膚から関節突起，横突起，黄色靱帯と硬膜，椎体が高エコー性領域として観察される（flying bat sign）．

報告している．つまり，麻酔科医は予想よりも高い棘間で穿刺している可能性があり，脊髄くも膜下麻酔では脊髄損傷の危険がある．

また，帝王切開予定の妊婦では，穿刺時の体位で丸くなった場合と丸くならない場合でJacoby's lineの高さは異なる[5]．特に病的肥満妊婦は，腸骨上縁を正確に触知することすら困難である．以上から，筆者は穿刺レベルは穿刺時に超音波画像で同定している．

棘間から構造物の描出

矢状断画面により穿刺する棘間の高さが決まれば，プローブを90°回転させて水平断画面にて，最適な穿刺点をマーキングし，硬膜までの深さを同定する．

超音波画面で構造物が左右対称となる場所が身体の正中である．プローブの位置が棘突起レベルであれば，棘突起が高エコー性信号として描出され，その奥に音響陰影を認める（図3C，D）．プローブを頭側または尾側に移動させると棘間の構造物が観察できる（図3E，F）．

棘間からは，関節突起，横突起，黄色靱帯と硬膜，椎体が高エコー性領域として観察される．黄色靱帯と硬膜は，一塊の高エコー性信号として観察されることが多い．硬膜と椎体のあいだの低エコー性領域がくも膜下腔である．トロント大学のCarvalho教授は，この水平断画像を「飛び立つコウモリ」に見立てて"flying bat sign"とよんでいる[6]．穿刺に最適な棘間が見つかればマーキングをする．

穿刺に最適な棘間とは？

穿刺に最適な棘間とは，プローブの角度を多少上下に動かしても棘間の構造物が明瞭に描出できて，左右の構造が対称的な棘間である．プローブの角度を上下に少し変化させただけで棘間の構造物が見えなくなるのは，狭い棘間であり，針が骨に当たりやすいので避ける．構造物が非対称な棘間は麻酔が片効きになったり，神経根を損傷しやすいので避ける．黄色靱帯，硬膜の高エコー性領域が明瞭に描出できない棘間は，硬膜外穿刺時に，硬膜を誤穿刺しやすいと考えられるので避ける[7]．

皮膚からの距離の測定

穿刺に最適な棘間を見つけたら，超音波画面上で皮膚から硬膜（黄色靱帯，硬膜の高エコー性の構造物の最も腹側）までの距離を測定する（図4）．非肥満の妊婦では，超音波で測定した皮膚から硬膜までの距離と実際の硬膜外針の深さはほぼ等しくなるが，病的肥満妊婦では超音波で測定した距離は実際の針の深さと比較して短くなる

コラム1

病的肥満妊婦には長い脊麻針，硬膜外針が必要か？

Sahotaら[1]の報告によると，平均BMI 39.6 kg/m² の満期妊婦（n=60）に腰部硬膜外麻酔を行ったところ，穿刺の深さは6.57±1.27 cm（mean±SD）であった．つまり，8 cm程度の長さの脊麻針，硬膜外針があれば，大部分の症例は穿刺可能である．ただ，この報告は，坐位かつプレスキャンにより最短距離で穿刺した結果である．側臥位の場合や，盲目的に遠位から穿刺した場合は，硬膜外腔までの距離が長くなってしまう．

結論として，全例が8 cm程度の針で穿刺可能というわけではないので，念のため長い脊麻針，硬膜外針を準備しておくほうが無難であろう．事前に脊柱管のプレスキャンを行っておけば，長い脊麻針，硬膜外針の必要性を判定しておくこともできる．

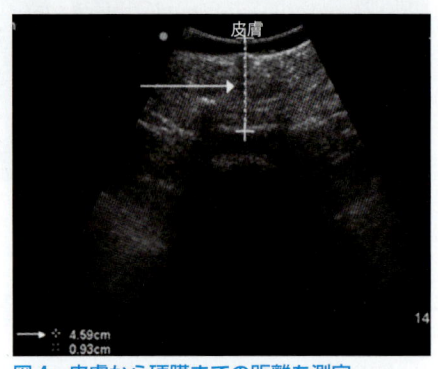

図4 皮膚から硬膜までの距離を測定
皮膚から硬膜までの距離（白破線）は本症例では4.59 cmと測定された．

(超音波で測定した長さより，やや長い硬膜外針が必要になる）。その理由として，病的肥満患者の柔らかい背中に超音波プローブを押しつけてスキャンすることが原因と考えられる[8]（コラム1）。

◎本穿刺（CSEA）

プレスキャン後，本穿刺（CSEA）を行う。本穿刺までは患者の身体をなるべく動かさない。患者の身体が動けば，背部のマーキングがズレてしまう場合がある。

皮下組織の深部まで十分に局所浸潤麻酔を行ってからCSEAを行う（コラム2）。

穿刺後，硬膜外カテーテルを背部にテープ固定する。病的肥満妊婦で注意すべきポイントは，皮下組織の可動性が大きいため硬膜外カテーテル先端の位置が移動しやすい[9]，背中を擦って移動する傾向にあるため硬膜外カテーテルが事故抜去しやすい，といった点である。筆者は，通常症例では硬膜外腔内にカテーテルを通常4cmほど留置しているが，肥満妊婦では，7〜8cm留置している。また，身体を丸めた状態よりも背中を伸ばした状態のほうが皮膚から硬膜外腔までの距離は長くなるので，身体を丸めた状態のままテープ固定をすると，背中を伸展した際に硬膜外カテーテルが抜ける可能性がある。テープ固定は，背中を伸ばした状態で行う。

◎硬膜外カテーテルの使い方

1か所穿刺法（needle through needle法）によるCSEAでは，硬膜外カテーテルの挿入部位が腰椎となる。腰部硬膜外カテーテルを術後鎮痛に使用すると，早期歩行や抗凝固療法の障害となる場合がある。帝王切開術における腰部硬膜外カテーテルの第一の有用性は，術中に麻酔薬を追加できることである。特に病的肥満妊婦の帝王切開では，手術時間が延長することが多いので[10]，麻酔効果が不十分となった場合には硬膜外カテーテルから麻酔薬を追加する。

コラム2

病的肥満患者は痛みに弱い？

病的肥満患者に局所浸潤麻酔を十分に行ったつもりでも，脊麻針，硬膜外針を穿刺した際に「穿刺痛」で身体を動かされてしまい，せっかくプレスキャンしたマークがズレてしまう場合がある。「肥満患者は痛みに弱いからね」という麻酔科医もいるが，局所浸潤麻酔の方法に問題はないだろうか？局所浸潤麻酔に用いる針は細く短い。病的肥満患者では，皮下組織の深部まで局所麻酔薬が届いていない場合がある。筆者は長い注射針（カテラン針など）を用いて，プレスキャンによって得られた皮膚から硬膜までの距離より数cm手前まで，十分に局所浸潤麻酔を行うことにより，穿刺時の疼痛を和らげるよう努めている。

術後は硬膜外カテーテルを早期に抜去し，その他の鎮痛方法〔くも膜下または硬膜外モルヒネ，腹横膜筋面（TAP）ブロック，アセトアミノフェン，非ステロイド性抗炎症薬（NSAIDs）など〕で対応する施設も多い。

■麻酔の実際

◎前投薬

誤嚥予防の麻酔前投薬として，手術室入室1時間前にラニチジン50mg，手術室入室時にメトクロプラミド10mgを静注した。

◎CSEA（needle through needle法）

手術室入室後，患者確認および末梢静脈路（18G）の滴下を確認し，モニターを装着した。

患者を坐位とし，プレスキャンを行った。矢状断画面により仙骨から棘突起あるいは椎弓板を数えてL_3，L_4を同定し，水平断画面にして穿刺点をマーキングした（図5）。皮膚から硬膜外腔までの距離は6.17cmと計測された（図6）。

穿刺部に局所浸潤麻酔を行い，引き続いて深さ5cm程度までカテラン針を用いて皮下組織の深部まで十分に局所浸潤麻酔を行った。CSEcure®インターロック付脊麻針（スミスメディカル・ジャパン社）（図

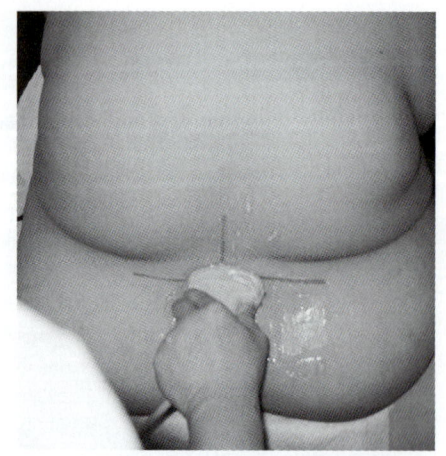

図5　水平断による穿刺点のマーキング

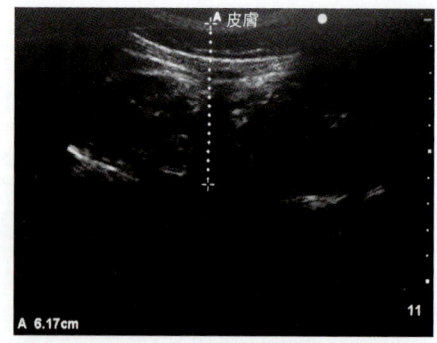

図6　水平断による超音波画像（L₃, L₄）
皮膚から硬膜までは6.17cmと測定された。

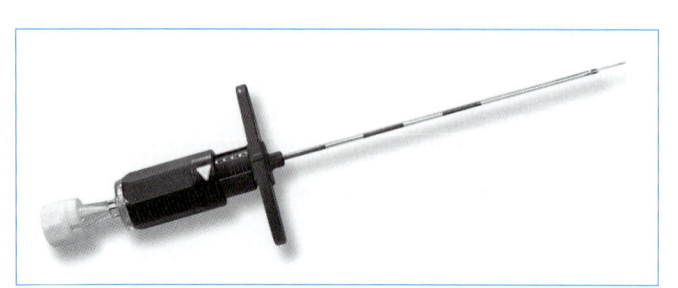

図7　CSEcure® インターロック付脊硬麻針（スミスメディカル・ジャパン社）
18G 硬膜外針（長さ80mm）の中に27G ペンシルポイント脊麻針を通す構造（needle through needle）。

コラム3

脊麻の局所麻酔薬液量は，そのまま？　減らす？

病的肥満妊婦の脊髄くも膜下麻酔は薬液が広がりやすいため，局所麻酔薬液量を減らすべきとの考えがある．その理由として，病的肥満妊婦は脊髄くも膜下腔や硬膜外腔が狭いことが考えられている．しかし，米国における近年の研究では，病的肥満妊婦の帝王切開に必要な高比重ブピバカインの薬液量は非肥満妊婦と比べて差はなかったとする報告[11]が多い．筆者も，薬液量は同量としているが，病的肥満妊婦の帝王切開術中は，呼吸トラブルを回避する目的でsemi-Fowler位（図1）を保っているため，脊髄くも膜下麻酔は広がり過ぎないのかもしれない．

7）を用いて穿刺を行い，皮膚から7cmで硬膜外腔に到達した．続いて硬膜外針に脊麻針を通し，くも膜下穿刺を行い，透明な脳脊髄液の流出を確認した．脊髄くも膜下麻酔として，0.5％高比重ブピバカイン1.8mL，フェンタニル15μgを投与し（コラム3），硬膜外カテーテルを留置し，15cmで固定した．硬膜外カテーテルの固定後，患者を直ちにsemi-Fowler位とし（図1），子宮左方転位を行った．

麻酔開始5分後には鎮痛域が冷覚試験にて，左右ともT₄まで達したため，手術を開始した．

経　過

手術開始7分後に児を娩出し，オキシトシンの持続静注を開始した．手術時間は76分，術中出血量は1920mL（羊水量を含む）で，硬膜外麻酔の追加は必要としなかった．

術後21時間は硬膜外鎮痛を行った．手術翌日の朝に硬膜外カテーテルを抜去し，初回歩行と抗凝固療法（エノキサパリン皮下注2000 IU，12時間ごと）を開始した．

■本症例のポイント

帝王切開では全身麻酔を避けることが原則であるが，病的肥満妊婦は硬膜外穿刺，くも膜下穿刺が難しい．筆者は，①坐位，②超音波による脊柱管のプレスキャン，③needle through needle 法の CSEA により，良好な成果を得ている．盲目的な長時間の背部穿刺は患者に苦痛を強いるので，脊柱管のプレスキャンが広まることを期待している．

（田中　基）

文献

1. Sahota JS, Carvalho JC, Balki M, et al. Ultrasound estimates for midline epidural punctures in the obese parturient: paramedian sagittal oblique is comparable to transverse median plane. Anesth Analg 2013 ; 116 : 829-35.
2. 田中 基, 帝王切開術における脊髄くも膜下麻酔・硬膜外麻酔の補助としての超音波. In: 森本康裕編, 麻酔科医のための知っておきたいワザ22. 東京：克誠堂出版, 2014 : 151-64.
3. Hamza J, Smida M, Benhamou D, et al. Parturient's posture during epidural puncture affects the distance from skin to epidural space. J Clin Anesth 1995 ; 7 : 1-4.
4. Margarido CB, Mikhael R, Arzola C, et al. The intercristal line determined by palpation is not a reliable anatomical landmark for neuraxial anesthesia. Can J Anaesth 2011 ; 58 : 262-6.
5. 安藤俊弘, 島田憲宏. 妊婦体位がヤコビー線を指標とした脊髄くも膜下麻酔の刺入部位に影響するか？ 麻酔 2013 ; 62（suppl）: 106.
6. Carvalho JC. Ultrasound-facilitated epidurals and spinals in obstetrics. Anesthesiol Clin 2008 ; 26 : 145-58, vii-viii.
7. Lee Y, Tanaka M, Carvalho JC. Sonoanatomy of the lumbar spine in patients with previous unintentional dural punctures during labor epidurals. Reg Anesth Pain Med 2008 ; 33 : 266-70.
8. Balki M, Lee Y, Halpern S, et al. Ultrasound imaging of the lumbar spine in the transverse plane: the correlation between estimated and actual depth to the epidural space in obese parturients. Anesth Analg 2009 ; 108 : 1876-81.
9. Bishton IM, Martin PH, Vernon JM, et al. Factors influencing epidural catheter migration. Anaesthesia 1992 ; 47 : 610-2.
10. Girsen AI, Osmundson SS, Naqvi M, et al. Body mass index and operative times at cesarean delivery. Obstet Gynecol 2014 ; 124 : 684-9.
11. Carvalho B, Collins J, Drover DR, et al. ED（50）and ED（95）of intrathecal bupivacaine in morbidly obese patients undergoing cesarean delivery. Anesthesiology 2011 ; 114 : 529-35.

症例検討

Section 5　小児

　小児においても，術後鎮痛の重要性が認識されるようになってきた。しかし，一般病院では小児に対して全身麻酔下に硬膜外麻酔を行うことには抵抗感が大きい。オピオイドの全身投与も新生児，乳児ともなると，適正な量で投与するのは困難である。そこで注目されているのが末梢神経ブロックである。

　本セクションでは，虫垂切除術（症例22），臍ヘルニア（症例23），鼠径ヘルニア（症例24）といった，どの施設でも行われている3症例を選んだ。同じ手術であっても，腹腔鏡下手術なのかどうか，腹腔鏡下であってもポートの位置によりアプローチは異なる。各執筆者がブロックの計画をどのように考えて実際の麻酔を実践しているのかを参考にしてもらいたい。最後にチャレンジングな症例として，新生児に対する胸部傍脊椎ブロック（TPVB）を紹介した（症例25）。

　共通しているのは，局所麻酔薬中毒を避けるために，投与量を厳密にしている点と，末梢神経ブロックをマルチモーダル鎮痛の一環とし，アセトアミノフェンなど，他の鎮痛法も可能な限り実践している点である。一方，ブロックに使用する針は鋭針と鈍針に分かれた。通常，成人では神経障害を避けるために先端の鈍な神経ブロック針を使用する。しかし，小児では皮膚や筋膜の抵抗が大きいことから，先端が鋭の通常の注射針やカテラン針が選択されることが多い。穿刺部位や施行者の経験により使い分けたい。近年，小児に対する全身麻酔薬の毒性が懸念されている。使用する全身麻酔薬の減量の意味でも，小児麻酔領域での区域麻酔の重要性は今後もますます高まるだろう。総論6の「小児の術後鎮痛法と末梢神経ブロック」と併せてお読みいただきたい。

Section 5 小児　症例 22

腹腔鏡下虫垂切除術

子どもの快適な術後のために

本症例で行うブロック ▶▶ 腹直筋鞘ブロック

症例

6歳の男児。身長110cm，体重20kg。生来健康。腹痛と嘔吐を主訴に救急外来を受診。身体所見から急性虫垂炎が疑われ，CT検査で確定診断となり，腹腔鏡下虫垂切除術が予定された。

小児に対する術後鎮痛の必要性が成人と同様に認識されるようになってきた。しかし，小児に対する術後鎮痛は難しい。

　患者が子どもであるため，不快なことに対する反応は「泣く」になり，医師は患児が「泣く」原因を判断しなければならない。「泣く」原因は痛みだけとは限らず，シーネ固定や絶飲食など多岐にわたる。つまり，本当に「痛い」のかの判断が難しい。特に小児に特化した病院ではない場合，麻酔科医や看護師が小児への対応に必ずしも精通しているとはいえないことから，より一層の注意が必要となる。

■小児の術後鎮痛

術後の鎮痛が小児にも必要なことは十分知られるようになった。しかし，小児への区域麻酔についてはさまざまな意見があり，特に硬膜外麻酔については意見が分かれている。筆者は，必要があれば全身麻酔下に硬膜外麻酔を行い，これまでは良好な鎮痛が得られていたため，多くの開胸術や開腹術で硬膜外麻酔を行ってきた。しかし，2012年にMeyerら[1]は，4件の小児患者に対する硬膜外麻酔の重大な合併症を報告し，これまで発生率が非常に低いとされていた永続的な合併症も存在することが明らかにされた。

　さらに，北米を中心とした小児区域麻酔ネットワーク（PRAN）[2]によって，中枢ブロックと比較した単回投与の末梢神経ブロック peripheral nerve block（PNB）は合併症の発生率が低かったと報告された。PNBでも，カテーテルを留置した症例では血管への迷入などの合併症が報告されているが，長期間にわたる後遺症はみられなかった。

　これらの報告だけで硬膜外麻酔は危険であり，PNBが安全であるとは言えないが，術後鎮痛の手段として硬膜外麻酔だけでなく，超音波ガイド下PNBも考慮する必要

はある。

■術前評価

小児の麻酔をするにあたり，基本的な診察は欠かせない。気道確保困難因子や併存する先天性疾患（心疾患や筋疾患など）の有無は十分検討しなければ，導入や覚醒の方法，術後鎮痛法の決定はできない。小児は成人と異なり，覚醒時に無痛であっても安静が保てないことがある。空腹感や点滴の違和感など，その原因は多岐にわたる。そのため術中の薬物投与による覚醒時の鎮静レベルを考慮する必要があるが，上記のような危険因子がある場合は各症例について検討する。

そのうえで外科医と術式について相談し，腹腔鏡下手術を行う場合のポートの数と位置を確認する。後述するが，筆者は手術開始前に PNB を行うことが多いため，この確認は必須である。この際に術後の鎮痛薬投与に関しても意見を交換している。

本症例では導入時および覚醒時に問題となる併存疾患はなく，気道確保も容易であると推測された。また単孔式による手術であることを確認し，麻酔計画を立案することとした。

■麻酔計画

急性虫垂炎に対する外科手術は，近年，術後の早期回復や整容面を理由として腹腔鏡下手術が選択されている。さらに，穿孔例でも腹腔内の広範囲の観察が可能になるという利点から，腹腔鏡下手術を選択する小児外科医も多い。

腹腔鏡下に虫垂切除を行う場合，ポートは一般的には一つ（単孔式）か複数（多くは二つか三つ）（多孔式）かである。両者の在院日数や予後の影響に結論は出ていないが，患者が小児であることから創部の整容面を考慮し，単孔式手術を選択する施設が増加している。

しかし，単孔式のほうが術後痛が強いとする報告が多くみられる。それは臍部のポートが太くなり，筋肉や腹膜を裂くことが影響していると思われる。ここに麻酔科医が介入するポイントがある。

早期離床，退院を目指すため，東京慈恵会医科大学附属病院（当院）では小児外科医と相談し，術後はできるかぎり痛みを感じない鎮痛を目標としている。実際にはマルチモーダル鎮痛として仙骨硬膜外麻酔もしくは PNB，術中には麻薬およびアセトアミノフェンの投与，術後もアセトアミノフェンを定期投与する。当院の小児外科は単孔式で腹腔鏡下虫垂切除術を行っているため，PNB を行う場合は腹直筋鞘ブロック rectus sheath block（RSB）を施行している（**臨床メモ**）。

■麻酔法の実際

急性虫垂炎患者は多くの場合，緊急手術のためフルストマックと考え，迅速導入を選択する。ほぼ全例で手術室入室前には末梢静脈路が確保されているため，プロポフォール，ロクロニウム，フェンタニルを投与し，気管挿管する。

筆者は挿管後，執刀までの時間に RSB を行っている。術前にブロックを施行するのは，術中の麻薬の投与量を減らせるからである。また，腹腔鏡下手術の術後には気腹の影響からブロックする部位の観察が十分にできない場合がある。特に単孔式の場

臨床メモ

複数ポートの場合

以前，当院で複数（三つ）のポートを使用した際には，臍部のポートに対しては今回と同じ RSB を，そしてサイドのポートには創部浸潤麻酔を行っていた。

サイドのポートには腹横筋膜面 transversus abdominis plane (TAP) ブロックではどうか，という意見もあったが，残りのポートのうち一つが右季肋部にあったこと，投与する薬物の量が穿刺部位の増加によって多くなること，これまでの経験から患者が疼痛を訴える部位がほぼ臍部のポートに限られていたことなどから，このような方法を選択している。

合は，穿刺部位と気腹の影響を最も強く受ける部分が同じであるため，術前に施行するほうがよいと考えている。

◎プレスキャン
施行者は患児の右側に立ち[*1]，患児の臍の高さで両側にリニアプローブ（12 MHz）を腹直筋の短軸を観察するように当てる（図1）。このプレスキャンで腹直筋の厚さと目標までの深さ，穿刺部位から目標までの経路周辺の血管の有無，腹腔内の異常所見の有無を確認する。成人でのRSBと異なる点は，小児は皮下脂肪と腹直筋が薄く，目標までの深さに比して，筋膜などの組織は固く，針が貫通するのに抵抗を感じることである。この深さや周囲の構造物の確認は合併症を防ぐために重要である。

◎針の選択
当院では，穿刺に22GのTuohy針（80 mm）を使用している。これは，鈍針のほうが穿刺に伴う合併症のリスクが少ないこと，針の描出が容易であることを理由とした選択である。
　RSBの手技のポイントは，ここにあると考えている。というのは，腹直筋を貫通して，腹直筋鞘後葉の前面に薬液を注入しようとすると，小児のように腹腔内までの距離が短い場合，後葉を貫通しないようにかなり慎重になる。しかし鈍針で行っているかぎり，後葉を貫通することはほとんどない。

◎穿刺
穿刺は片側ずつ，リニアプローブの外側から内側に向けて平行法で行い（図2），腹直筋を貫通し，腹直筋鞘後葉の前面に薬液を注入する（図3）。
　鈍針を使用しているため，腹直筋を貫通する際にも抵抗を感じることが多く，手技に慣れないと腹直筋内に薬液を注入してしまう。画像を注意深く見ていれば筋内への注入は確認できるので，防ぐことは可能だが，体重の少ない小児では筋内注入の確認

[*1] 左側でも構わないが，手術室の位置関係で当院では右側に立っていることが多い。

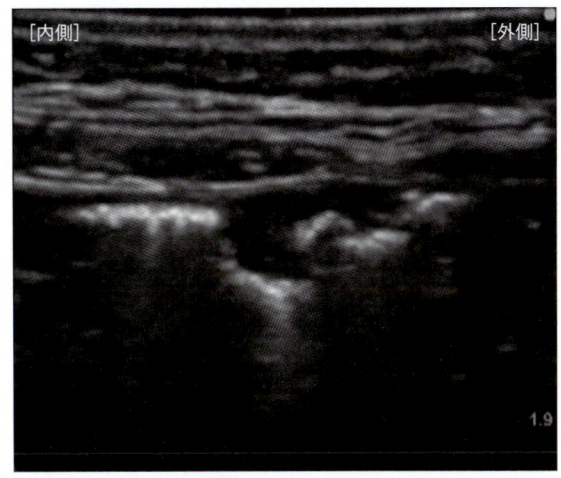

図1　プレスキャン画像

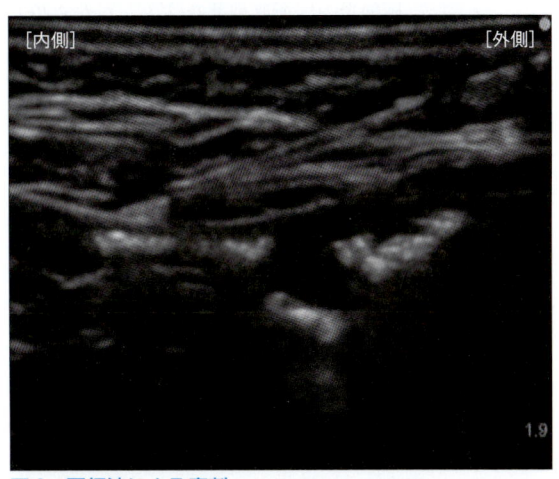

図2　平行法による穿刺

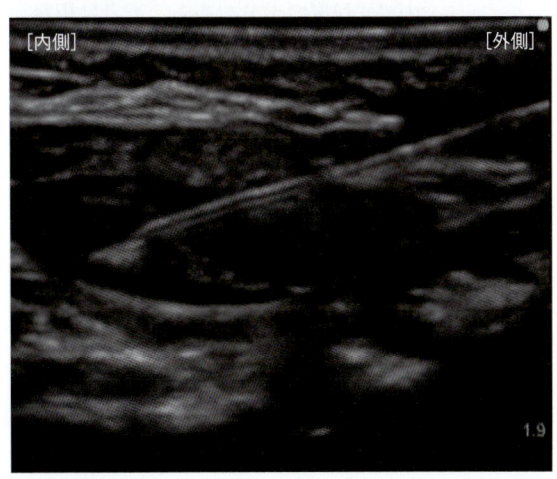

図3　薬液の注入

表1 ブピバカイン，レボブピバカイン，ロピバカインの推奨極量

		最大投与量（mg/kg）
単回投与	新生児	2
	小児	2.5
		最大投与速度（mg/kg/hr）
持続投与	新生児	0.2
	小児	0.4

〔Association of Paediatric Anaesthetists of Great Britain and Ireland. Good practice in postoperative and procedural pain management, 2nd edition. Paediatr Anaesth 2012；22（Suppl 1）：1-79 より作成〕

を何度も繰り返すと，実際のブロックで使用する局所麻酔薬量に影響する。腹直筋を貫通する際には，垂直方向よりも水平方向に力を加えるようにしてしっかりと筋組織を貫通させることを意識すると成功率は高くなる。

極微量の局所麻酔薬を注入しながら少しずつ針を進めていくと，腹直筋を貫通したところで腹直筋と腹直筋鞘後葉のあいだに局所麻酔薬が入り，スペースができたところに針を進められ，確実にブロックを施行できる。

薬物は片側につき0.2％ロピバカイン0.5 mL/kg ずつ，計 1 mL/kg〔1 mL/kg（ロピバカイン 2 mg/kg）〕としている（表1）[3]。

◎術中のフェンタニル

両側の RSB 手技終了後に執刀となるが，術中のフェンタニルはほとんどの症例で 5 μg/kg 程度で十分である。筆者は術後悪心・嘔吐（PONV）を避けるために術中のレミフェンタニルを併用してフェンタニルをさらに減量することもある。RSB とアセトアミノフェン，そして術中のフェンタニル投与により，覚醒時に疼痛を訴える患者は少ない。しかし術後に効果が減弱してくるため，アセトアミノフェンの定期投与や頓用を行う必要がある。悪心の出現は術後患者の QOL を下げるだけでなく，創部痛につながるため，悪心時には制吐薬も投与する。悪心についてもマルチモーダル鎮痛を行うことで，術中のフェンタニル使用量を減らし，発生自体が減少する。

■他の鎮痛法と RSB との比較

◎TAP ブロック

当院では RSB を選択しているが，他の手段としては，TAP ブロックが考えられる。RSB と比較すると，成人での施行経験が多く手技に慣れていることや，腹壁の筋弛緩が得られることがメリットとして挙げられる。ただし，臍部の鎮痛としては，側方アプローチでは鎮痛範囲に不安が残り，肋骨弓下アプローチが必要になる可能性が高い。術後鎮痛のみを目的とするならば，RSB のほうが手技としても確実であり，有利と考えている。

◎硬膜外麻酔

硬膜外麻酔は成人では現在広く行われており，良好な鎮痛が得られる強力な手段であるのは明らかで，小児に対する硬膜外麻酔も鎮痛法の重要な位置を占めている。しかし，小児に対する施行経験が少ないと，施行に抵抗を感じるようである。全身麻酔下で施行することと硬膜外腔までの距離が短いことが，施行を思いとどまらせる理由であると思われる。筆者は，硬膜外麻酔の単回投与やカテーテル留置の持続投与による鎮痛に良好な印象をもっているが，超音波ガイド下に行う PNB の安心感には，それを上回る価値を感じている（コラム）。

◎創部浸潤麻酔

創部に，直接，局所麻酔薬を注射する方法もある。特に RSB と比較しても有意差がなく[4]，腹腔内穿刺や下腹壁動脈穿刺などの合併症と簡便性を考えると，創部浸潤麻酔も術後鎮痛として十分効果的であると思われる。しかし，周術期の麻薬の使用量はRSB のほうが少なくてすむという報告[5]がある。さまざまな因子が関係するため，明らかな結論は出ていない。

■腹腔鏡下手術はそんなに痛いのか

ここまで，当院での腹腔鏡下虫垂切除術に対する鎮痛法を述べたが，そもそも区域麻酔を必要とするほど，この手術は痛いのか。その答えは「もちろん痛いし，かなり痛い」である。しかし，当院でも研修医をはじめ，多くの麻酔科医に「麻薬とアセトアミノフェンで十分ではないか」という質問をされることがある。Tomeckaら[6]は腹腔鏡下虫垂切除術の術後に，小児が痛みをどれくらい感じているか，0から10までの数値評価スケール（NRS）で評価した。60％以上の時間でNRSが4/10以上（moderateもしくはsevere）を「痛みを強く感じている」としたところ，手術当日は1/3，術翌日でも1/5の患児が痛みを強く感じたと報告している。もちろん，それ相応の鎮痛がなされたうえでの結果である。この報告の最後にTomeckaらは「現在の鎮痛手段が患者にとって十分なものであるのかどうかを考える必要がある」と述べている。筆者も同感である

● ● ●

筆者がPNBを施行する際に注意している点は二つである。一つは，患者のためになるならば，よりよい方法を取り入れるための努力を怠らない，もう一つは，各施設の基準やレベルに合わせて決して無理をしない，である。これまでの鎮痛手段にこだわるだけでなく，利点が多い新しい鎮痛手段があれば，決して無理することなく，しかし貪欲に患者のよりよい術後のために麻酔科医は努力すべきである。

（久米村 正輝）

コラム

PNBは硬膜外麻酔よりも簡単？

成人に対する硬膜外麻酔は多くの麻酔科医が経験しており，ある程度の経験年数を積めばかなりの頻度で施行する機会がある。それに対してPNBは，硬膜外麻酔のようにほとんどの麻酔科医が施行できるとはいえないのが現状である。

しかし，筆者が指導した研修医（麻酔科医になって3年以内）は，小児の場合，硬膜外麻酔よりもPNBのほうが習熟するまでの時間が短いと感じている。これには，目標までの距離が超音波を使用することにより可視化されることが関与しているようだ。もちろん硬膜外麻酔が有力な鎮痛手段であるのは間違いないので，最終的にはどちらも会得して自分の武器にしてもらいたい。

文献

1. Meyer MJ, Krane EJ, Goldschneider KR, et al. Case report : neurological complications associated with epidural analgesia in children: a report of 4 cases of ambiguous etiologies. Anesth Analg 2012 ; 115 : 1365-70.
2. Polaner DM, Taenzer AH, Walker BJ, et al. Pediatric Regional Anesthesia Network (PRAN) : a multi-institutional study of the use and incidence of complications of pediatric regional anesthesia. Anesth Analg 2012 ; 115 : 1353-64.
3. Association of Paediatric Anaesthetists of Great Britain and Ireland. Good practice in postoperative and procedural pain management, 2nd edition. Paediatr Anaesth 2012 ; 22 (Suppl 1) : 1-79.
4. Isaac LA, McEwen J, Hayes JA, et al. A pilot study of the rectus sheath block for pain control after umbilical hernia repair. Paediatr Anaesth 2006 ; 16 : 406-9.
5. Gurnaney HG, Maxwell LG, Kraemer FW, et al. Prospective randomized observer-blinded study comparing the analgesic efficacy of ultrasound-guided rectus sheath block and local anaesthetic infiltration for umbilical hernia repair. Br J Anaesth 2011 ; 107 : 790-5.
6. Tomecka MJ, Bortsov AV, Miller NR, et al. Substantial postoperative pain is common among children undergoing laparoscopic appendectomy. Paediatr Anaesth 2012 ; 22 : 130-5.

Section 5 小児 症例23

臍ヘルニア根治術

日帰り手術には超音波ガイド下腹直筋鞘ブロックを第一選択に

本症例で行うブロック ▶▶▶ 腹直筋鞘ブロック

症例

1歳6か月の女児。身長78cm，体重10kg。既往歴，合併症なし。今回，臍ヘルニアに対する根治術が予定された。日帰り手術を予定している。

臍ヘルニア手術は鼠径ヘルニア手術に並ぶ日帰り手術の代表疾患である。当日入院，手術，退院を円滑にするには，麻酔科医の役割も大きい。周術期の緊張を緩和するとともに，術後痛および麻酔合併症が最少となるような管理を目指したい。

本章では，島根大学医学部附属病院（当院）での1歳児臍ヘルニア根治術症例を想定して，具体的な管理方法を紹介する。

■手術までに行うこと

◎術前麻酔説明，前投薬，手術室探検ツアー

手術前日までに麻酔科外来で術前診察を行う。手術当日の絶飲食の説明や麻酔方法の説明を行い，絶飲食の指示と前投薬の指示をチェックリストに記入する。日本麻酔科学会ガイドラインにならい，絶飲食指示は，軽食，人工乳，牛乳は6時間前，母乳は4時間前，清澄水は2時間前とする。

前投薬にはミダゾラムシロップ0.25～0.5mg/kg（院内製剤）を使用する。

希望があれば，手術日までに手術室探検ツアーに参加してもらう（コラム）。

■麻酔計画

本症例は術前診察で特に問題点はなかったので，一般的な麻酔計画を立てる。麻酔方法としては，全身麻酔のみ，全身麻酔＋仙骨硬膜外麻酔，全身麻酔＋胸部硬膜外麻酔，全身麻酔＋体幹部末梢神経ブロック，などの選択肢がある。

全身麻酔のみの場合，フェンタニルあるいはレミフェンタニルを用いるか，高濃度の吸入麻酔薬と亜酸化窒素を使用するなどして，深い全身麻酔を維持しなければならない。しかし，術後覚醒遅延や術後悪心・

> **コラム**
>
> ### 手術室探検ツアー
>
> 当院では，手術を予定している患児と家族を対象に，手術室探検ツアーを行っている（**図A**）。月曜日と木曜日の日中に30分程度の時間で予約制とし，2組の家族まで同時に行っている。看護師が空いている手術室に案内し，患児とともに人形にモニターを付けたりマスクを口に当てたりする。可能なら患児に実際にマスクを当てる体験をしてもらうこともある。患児と家族に手術室に慣れてもらうことを目的としている。家族も事前に麻酔導入までの流れを体験できるので，手術当日に家族の協力が得られやすくなり，麻酔導入がスムーズになると実感している。
>
> **図A　術前手術室探検ツアーの案内書とツアー中の患児**

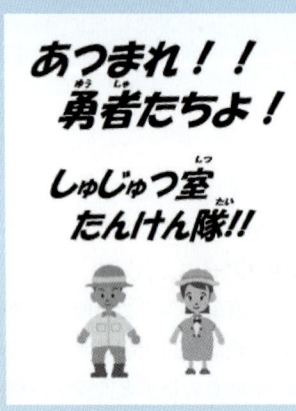

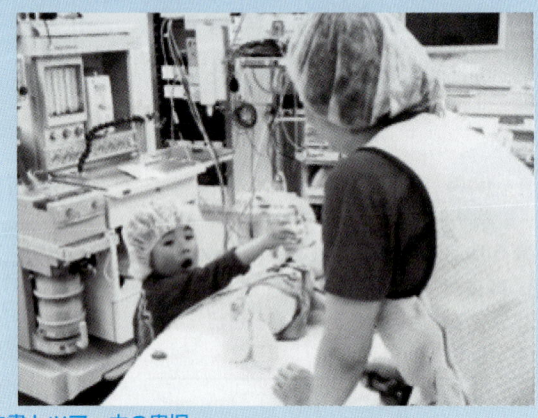

嘔吐（PONV）が起こる可能性が高まる。

仙骨硬膜外麻酔を併用する場合，術後の数時間は下肢の感覚運動障害によって患児が不安を感じたり歩行障害を生じたりする可能性がある。また，頭側方向の麻酔域が不十分になる可能性もある。

胸部硬膜外麻酔も適応と思われるが，仙骨硬膜外麻酔よりさらに経験を要する手技のため，筆者のような一般病院の麻酔科医としては，不安を感じる。

当院では，2008年から臍ヘルニア手術には，全身麻酔に超音波ガイド下腹直筋鞘ブロック rectus sheath block（RSB）[1〜3]を併用している。ブロック施行から8時間程度の良好な鎮痛が得られ，四肢の神経障害が起こらず，尿閉の心配もない。しかも，超音波ガイド下で施行することを最も推奨されているブロックの一つである[4]。日帰り手術の麻酔法としては，理想的なので第一選択としたい。

本症例は，セボフルランによる緩徐導入で全身麻酔を導入し，声門上器具（SGA）で気道確保を行い，超音波ガイド下RSBを行う予定とした。

■麻酔導入

当日は親子同伴入室を基本としている。少なくとも，パルスオキシメータは装着し，（場合によっては抱っこのまま）可能な限り酸素投与してから，セボフルラン（亜酸化窒素併用）で緩徐導入を行う。患児が入眠して瞳孔正中固定を確認したら，末梢静脈路を確保する。アトロピン0.1 mgを静脈内投与し，セボフルランの呼気終末濃度が十分に上昇していることを確認し，サイズ2のラリンジアルマスクProSeal®（LMA）を挿入する。LMAを人工呼吸回路に接続し，超音波ガイド下RSBの準備に入る。

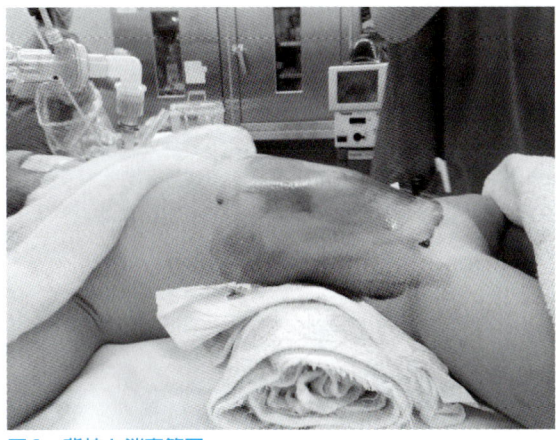

図1　背枕と消毒範囲
背枕を入れ，穿刺部を突出気味にすると穿刺しやすい。外腹斜筋，内腹斜筋，腹横筋の三層構造が確認できるように，外側までしっかり消毒する。

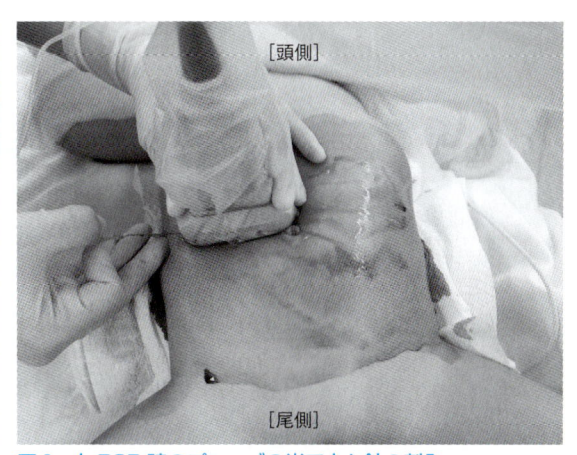

図2　右RSB時のプローブの当て方と針の刺入
プローブの外側から平行法で刺入する。高さは臍の上半分を心がけている。

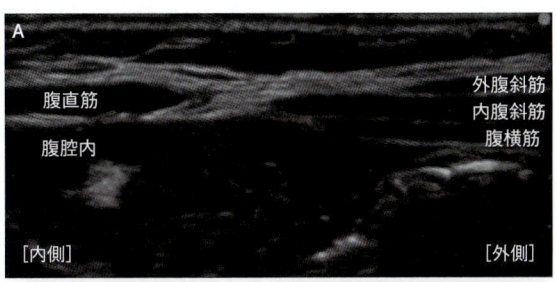

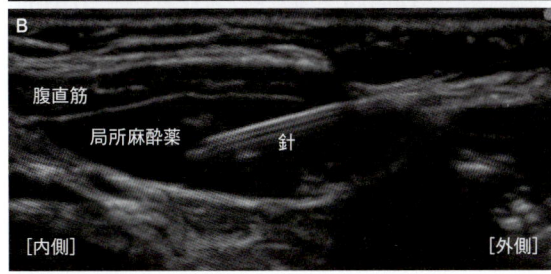

図3　左RSB
A：穿刺前。腹直筋外縁にある3層の筋肉を確認する。プローブを内側へずらし，薬液注入部を画面中央に位置させる。薬液注入部位は腹直筋のできるだけ外側がよい。
B：局所麻酔薬注入後。針は鈍針（32mm，23Gの一般注射針）を使用している。

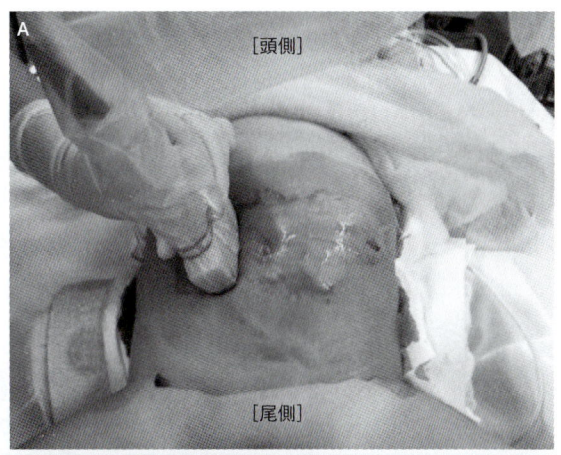

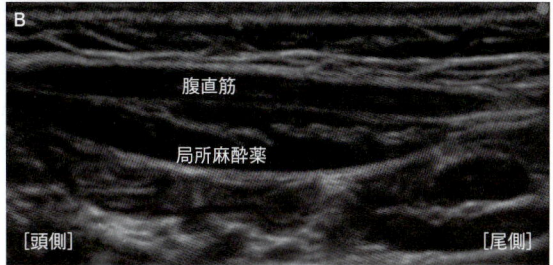

図4　注入した薬液の確認
A：薬液の広がりを確認するときのプローブの当て方。ブロック後にプローブを90°回転させる。
B：薬液注入後。薬液が頭尾方向へ広がっていることを確認する。

■ブロックの実際

背部に枕を置き，腹部プレスキャンのあとに消毒を行う。腹直筋鞘の外側を目標とするので，両側とも外側方向に十分に消毒をする（図1）。清潔なカバーで覆ったプローブ（リニア型，8～13MHz）を左手に持ち，右手に針を持つ（右利きの場合）。針は鈍（32mm，23Gの一般注射針）を用い，穿刺前には延長チューブと薬液（0.375％ロピバカイン）の入ったシリンジを接続して

内腔を満たしておく．臍レベルの腹直筋外縁でプローブの外側を刺入点とする（図2）．

腹直筋と腹直筋鞘後葉のあいだに平行法で針を進め，薬液を少量ずつ分割注入する（図3）．注入のたびに針先の位置を微調整しながら，合計0.2～0.3 mL/kgを注入する．プローブを90°回転し，頭尾方向の薬液の広がりが十分なこと（図4）を確認して，片側のブロックを終了する．

面倒でも，反対側は立ち位置および超音波装置を入れ替えて，同様に行う．

■術中管理

術中は酸素，空気，セボフルランで維持する．超音波ガイド下RSBが効いていれば，追加の鎮痛薬や筋弛緩薬は不要である．多くの場合，1 MAC程度のセボフルランで十分である．1 MACのセボフルランを維持したまま，閉創時までに自発呼吸を発現させていると，術後スムーズにLMAを抜去でき，トラブルなく覚醒させることができる．

術後経過

術後は4時間程度，小児科病棟で観察した．飲水ができ，おやつが食べられたので当日退院とし，疼痛時レスキュー用として，アセトアミノフェン坐薬を処方した．

翌日に電話診察を行ったところ，手術から7時間30分後ごろに，かがみこんで痛そうな姿勢になったので坐薬を1度使用したとのことであった．

■筆者らのこだわり

◎使用する針

小児用ブロック針が理想かもしれないが，当院では採用していない．成人症例で使用しているブロック針は，先が鈍であるが抵抗が強すぎ穿刺しにくく使用していない．腹壁のブロックでは神経障害を起こす危険性も低いこともあり，鈍針（32 mm，23 G一般注射針）で不都合ない．長さが十分でさらに細い針があれば，より望ましいかもしれない．

◎刺入時のベベルの向き

一般注射針を用いる場合は，刺入時のベベルを下向きに穿刺するよう工夫している．こうすることで，後葉直上に薬液を注入しやすく，かつ後葉を穿刺する危険性が低くなると考えているからである（図5）．

◎局所麻酔薬の濃度

使用する局所麻酔薬の種類やその適切な濃度（％），容量（mL）および用量（mg）に確立した基準はない．筋弛緩がまったくないと，腸が脱出しやすくなり，術中に腸損傷の危険性があるため，臍ヘルニア手術は，腹壁にある程度の筋弛緩が必要である．当院では，0.375％ロピバカインを使用することが多い．この濃度であれば，十分な鎮痛と筋弛緩が得られる．

臍ヘルニア手術症例は1歳以上がほとんどなので，ロピバカインの最大投与量を3 mg/kgと考える．本症例では，0.375％ロピバカインを合計8 mLまで用いることができる．注入時の条件にもよるが，片側に2～3 mLの局所麻酔薬を注入すれば，目的とするコンパートメントを十分に広げることができるため，準備した薬液を全量使用する必要はない．

◎刺入部

局所麻酔薬を注入するのは腹直筋と腹直筋鞘後葉のあいだであるが，多様な走行を示す[5～7]神経をできるだけ確実に遮断するためには，腹直筋のできるだけ外側であるほうがよい（図6）[1]．穿刺レベルは臍の高さとするが，第10胸神経（T_{10}）の走行（図7）を考えると，臍よりわずかに頭側にしたほうがよい．そのためプローブは，臍の上半分に重なるように置いている．この置き方を筆者らは「半べそアプローチ」とよんでいる．

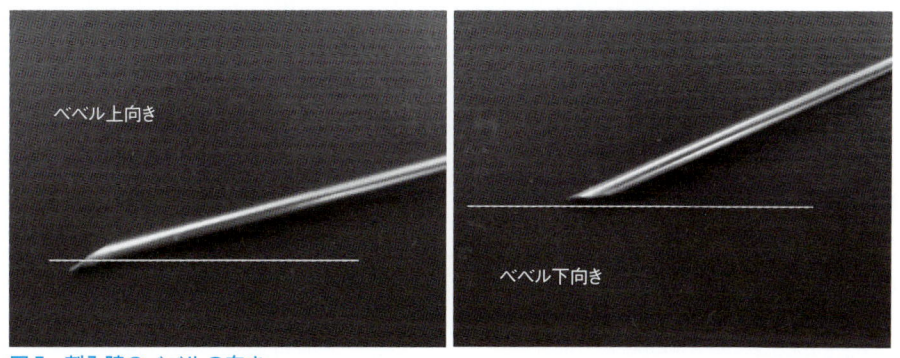

図5 刺入時のベベルの向き
ベベルを下向きにすると，腹直筋鞘後葉（白線で表示）上に，より安全に薬液を注入できる。

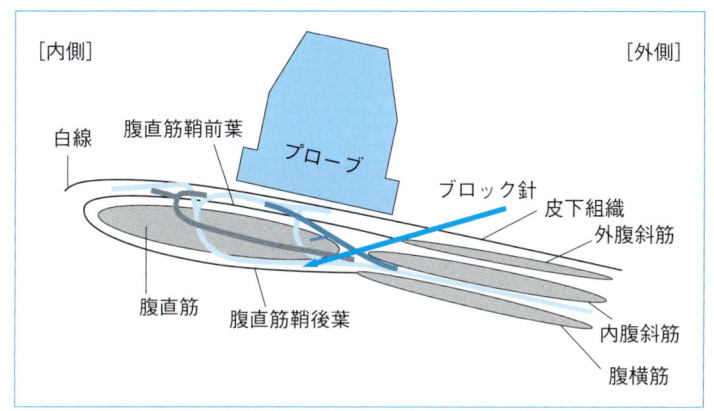

図6 腹直筋鞘と脊髄神経前枝前皮枝の走行
（紫藤明美．腹直筋鞘ブロック．In：佐倉伸一編．周術期超音波ガイド下神経ブロック―改訂第2版―．東京：真興交易医書出版部，2014：497-508 をもとに作成）
脊髄神経前枝が腹直筋鞘を貫く走行には多様性がある。できるだけ腹直筋外側を狙って薬液を注入すると成功しやすい。

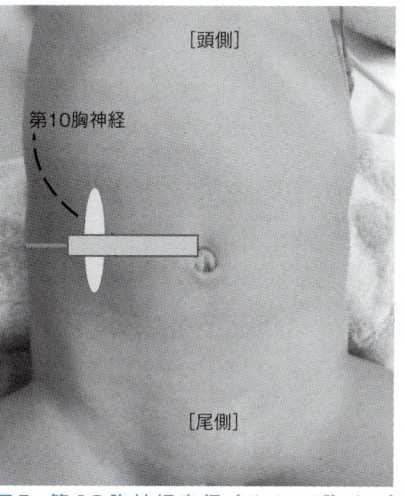

図7 第10胸神経走行（イメージ）とプローブの位置

◎呼吸性変動

小児は呼吸数が多く，かつ腹部の呼吸性変動が成人よりも大きく感じ，非常にブロック手技が難しくなる場合がある。その場合は，吸気時には両手とプローブと針を一体として患者の腹部に置き，動かさず，呼気時だけ操作することを心がけている。

■ RSBと仙骨硬膜外麻酔との比較

超音波ガイド下RSBの導入前，ほとんどの臍ヘルニア根治術は，ランドマーク法による仙骨硬膜外麻酔併用全身麻酔で管理していた。当院の橋本ら[8]は，超音波ガイド下RSBの導入後と，それ以前の仙骨硬膜外麻酔併用のころで，麻酔管理状況について後向きに比較した。

最初の1年間は超音波ガイド下RSB完了までに要する時間は20.9±6.0分で，仙骨硬膜外麻酔併用（17.0±6.9分）よりも有意に長かったが，翌年以降は有意差がなくなった。麻酔科医の慣れと環境の整備により，ブロック施行時間を短縮できた。使用した主な局所麻酔薬は，仙骨硬膜外麻酔ではメピバカインだったのに対し，超音波ガイド下RSBではロピバカインであった。超音波ガイド下RSB併用のほうが，セボフルラン維持濃度は有意に低く，筋弛緩薬使用頻度も低かった。また，超音波ガイド下RSB併用で気管挿管例が少なく，SGA使用例が多かった。

以上の結果には，併用した区域麻酔の違

いだけでなく，新しい麻酔薬や気道確保器具の登場など，他の因子も強く影響していると思われるが，両者はほぼ同等な麻酔管理が可能であることがわかった．

一方で，超音波ガイド下RSBは下肢のしびれや尿閉のような合併症の心配がないので，日帰り手術に適している．そのため現在は，ほぼ全例で超音波ガイド下RSBを行っている．

■体幹部末梢神経ブロックのほかの選択肢

ほかの選択肢としては，超音波ガイド下肋骨弓下腹横筋膜面 transversas abdominis plane（TAP）ブロックがある．しかし超音波ガイド下肋骨弓下TAPブロックは手技がやや難しく，より多くの局所麻酔薬を要すると予想される．また，超音波ガイド下RSBに比べ，より広範囲の麻酔域になることも予想される．成人での広範囲TAPブロックは呼吸機能に影響を与えないという報告[9]があるが，小児での影響はわかっていない．今後の比較検討が望まれる．

● ● ●

超音波ガイド下RSBは，「針先が見えていないときは針を進めない！」を厳守すれば初心者でも，ある程度の経験で施行可能なブロックである．超音波ガイド下神経ブロックに慣れていない麻酔科医が行う最初のブロックの一つとしておすすめしたい．

（森　英明・紫藤 明美・佐倉 伸一）

文　献

1. 紫藤明美．腹直筋鞘ブロック．In：佐倉伸一編．周術期超音波ガイド下神経ブロック—改訂第2版—．東京：真興交易医書出版部，2014：497-508.
2. Ferguson S, Thomas V, Lewis I. The rectus sheath block in paediatric anaesthesia: new indications for an old technique? Paediatr Anaesth 1996；6：463-6.
3. Courrèges P, Poddevin F. Rectus sheath block in infants : what suitability? Paediatr Anaesth 1998；8：181-2.
4. Abrahams MS, Horn JL, Noles LM, et al. Evidence-based medicine : ultrasound guidance for truncal blocks. Reg Anesth Pain Med 2010；35：S36-42.
5. Yap LH, Whiten SC, Forster A, et al. The anatomical and neurophysiological basis of the sensate free TRAM and DIEP flaps. Br J Plast Surg 2002；55：35-45.
6. Rozen WM, Tran TM, Ashton MW, et al. Refining the course of the thoracolumbar nerves : a new understanding of the innervation of the anterior abdominal wall. Clin Anat 2008；21：325-33.
7. Courreges P, Poddevin F, Lecoutre D. Para-umbilical block : a new concept for regional anaesthesia in children. Paediatr Anaesth 1997；7：211-4.
8. 橋本 愛，紫藤明美，横川直美ほか．超音波ガイド下腹直筋鞘ブロックの導入が，当院における小児臍ヘルニア根治術の麻酔管理に及ぼした影響．日臨麻会誌 2011；31：S310.
9. Petersen M, Elers J, Børglum J, et al. Is pulmonary function affected by bilateral dual transversus abdominis plane block? A randomized, placebo-controlled, double-blind, crossover pilot study in healthy male volunteers. Reg Anesth Pain Med 2011；36：568-71.

Section 5 小児　症例24

鼠径ヘルニア根治術

日帰り手術を妨げる症状を予防する

本症例で行うブロック ▶▶▶ 腸骨鼠径神経・腸骨下腹神経ブロック／腹横筋膜面ブロック

症例

1歳6か月の女児。身長75 cm，体重9.0 kg。既往歴なし。2か月前から時折，左鼠径部の腫脹を認めていたが，自然消失していた。近医から当院を紹介され，左外鼠径ヘルニアと診断された。右鼠径ヘルニアの有無は不明であった。日帰りで，左腹腔鏡下経皮的腹膜外ヘルニア閉鎖術を施行する予定となった。

鼠径ヘルニア根治術は，小児専門病院でなくても多くの施設で行われている。そのため，多くの麻酔科医が一度は担当したことがあるだろう。そして，近年は日帰り手術や腹腔鏡下経皮的腹膜外ヘルニア閉鎖術 laparoscopic percutaneous extraperitoneal closure（LPEC）が導入され，手術手技だけでなく入院形態も変化している。麻酔科医もこのような変化に対応する必要がある。

小児の鼠径ヘルニア根治術に対する麻酔は，一般的に全身麻酔に何らかの術後鎮痛法を併用する。日帰り手術の場合は，手術当日の退院を妨げない麻酔管理が求められる。

■小児鼠径ヘルニアの特徴

小児の鼠径ヘルニアは，ほとんどが外鼠径（間接）ヘルニアであり，腹膜鞘状突起の開存が関与する。新生児期に開存している腹膜鞘状突起は，生後6か月ごろに閉鎖する。この時点で閉鎖しなかった場合，その後に自然閉鎖することはまれである。1歳未満の鼠径ヘルニアは，腸管陥頓の危険性が高く，診断後は早期に手術を行うことが多い[1]。

■鼠径部の神経支配

鼠径部の感覚は，典型的には腸骨下腹神経 iliohypogastric nerve（IHN），腸骨鼠径神経 ilio-inguinal nerve（IIN），陰部大腿神経が支配している。

　IHNとIINは，ともに第12胸神経（T_{12}）および第1腰神経（L_1）から出る感覚神経で，腰方形筋の前面を下外側に走行する。IHNは恥骨上部や鼠径部の皮膚感覚を司る。大腰筋を貫いて腹横筋と内腹斜筋のあいだの腹横筋膜面を走行し，腸骨稜上部で外側皮枝と前皮枝に分岐する。前皮枝は上前腸骨棘の上部で内外腹斜筋間を走行し，さらに外腹斜筋を貫いて恥骨上部の皮膚に分布する[2]。

　IINは精索，陰嚢上部，陰茎基部，子宮

円索，陰唇や恥丘の皮膚感覚を司る．IHNのやや下方を走行し，同様に腹横筋膜面を通過する．上前腸骨棘の内側で内腹斜筋を貫いて内外腹斜筋膜間を走行し，男性では精索，精巣挙筋の表面を陰囊に向けて，女性では子宮円索に向けて走行する．ただし，IHN や IIN の走行には破格も多い．

陰部大腿神経は大腿三角の上部，陰囊，精巣挙筋，子宮円索，大陰唇の皮膚感覚を司る．第2および第3腰神経（L_2，L_3）から出て大腰筋の表面を下行し，内鼠径管内を走行する．その後，外精動静脈と伴走して精索の背側を陰囊に向けて走行する[3]．

*1 静注製剤（アセリオ®）を使用することもある．

■ 小児鼠径ヘルニア根治術の術後鎮痛法

上述の感覚神経に起因する体性痛のほかに，鼠径ヘルニア根治術の術中は腹膜牽引や気腹操作に伴う内臓痛も生じる．体性痛と内臓痛の両方を遮断するためには，さまざまな鎮痛法を組み合わせたマルチモーダル鎮痛が必要である．

具体的には，オピオイド，消炎鎮痛薬，末梢神経ブロック peripheral nerve block（PNB），仙骨硬膜外麻酔，創部浸潤麻酔があり，各々の特徴を理解したうえで，施設の状況も鑑みて選択する．

◎ オピオイド

オピオイドの静脈投与は簡便だが，呼吸抑制，術後悪心・嘔吐（PONV）など副作用の頻度も高い．森下ら[4]は，小児の鼠径ヘルニア根治術では，フェンタニルやモルヒネ投与はPONVが有意に増加する（投与群 18.6% vs. 非投与群 3.9%，$p<0.05$）と報告した．成人の乳腺手術でも，術中に 100 μg のフェンタニルを静注しただけで，術中にオピオイドをまったく使用しない場合に比べて PONV が有意に増加することが示されている[5]．日帰り手術では，PONV は当日帰宅を妨げる大きな要因となる．新潟市民病院（当院）では，当日退院予定の症例にモルヒネやフェンタニルは使用しない．

◎ 消炎鎮痛薬

アセトアミノフェンによる小児の重篤な副作用の報告が少なく，小児に対する鎮痛薬として頻用される．体性痛，内臓痛ともに鎮痛効果があると考えられている．筆者はアセトアミノフェン坐薬 20 mg/kg を麻酔導入後に投与している[*1]．

欠点は，効果発現までに30〜60分ほどかかるため，手術時間が短い場合は，終了時点で鎮痛効果が得られていない可能性があることである．また，アセトアミノフェン単独で手術侵襲による痛みを完全に抑えられるほどの鎮痛効果は得られない．ほかの鎮痛法と組み合わせる必要がある．

◎ PNB

鼠径ヘルニア根治術の体性痛は，前述のとおり，IIN と IHN の関与が大きい．これらの神経を遮断できる PNB として，腸骨鼠径・腸骨下腹神経（II/IHN）ブロックや腹横筋膜面 transversus abdominis plane（TAP）ブロックがある．仙骨硬膜外麻酔と比べ尿閉や下肢運動異常を生じにくい点は，有利である．

◎ II/IHN ブロック

II/IHN ブロックは，上前腸骨棘と臍を結ぶ線上にある両神経をブロックする方法である．内腹斜筋と腹横筋のあいだに薬液を注入するだけでなく，両神経がすでに内腹斜筋を貫いていることもあるため，外腹斜筋と内腹斜筋のあいだにも薬液を注入すると効果が確実である．

従来から行われていたランドマーク法では，成功率が 70〜80% と低いことが問題であった．近年は超音波ガイド下法が普及し，ブロックの成功率（皮膚切開時に心拍数上昇を認めなかった率）を 94〜100%まで向上させる[6,7]とともに，局所麻酔薬

の使用量を減らし得る[6]ことが報告されている。

合併症には，腸管穿刺，血腫，大腿神経ブロックなどがある（図1）[8]。穿刺部の背側には腸骨筋と大腿神経が走行しているため，腸骨筋膜下へ薬液を誤注入すると大腿神経ブロックが起こる。さらに，横筋筋膜は腸骨筋膜に連続するため，横筋筋膜上へ誤注入された薬液が腸骨筋膜下へ流入しても大腿神経ブロックが起こる[8]。大量の局所麻酔薬を使用した場合に限らず，少量の使用でも報告がある[9]。

◎ TAP ブロック

TAP ブロックにはさまざまなアプローチがあるが（コラム 1），鼠径ヘルニア根治術の鎮痛には，超音波ガイド下側方 TAP ブロックが適している。これは，中腋窩線上で肋骨弓と腸骨稜のあいだに超音波プローブを置き，腹横筋と内腹斜筋のあいだに局所麻酔薬を注入する手技である。

第 10 胸神経（T_{10}）〜L_1 の脊髄神経前枝から分岐した外側皮枝と前皮枝のブロックが可能で，皮膚，筋肉・筋膜および壁側腹膜由来の痛みを抑えることができる。IIN

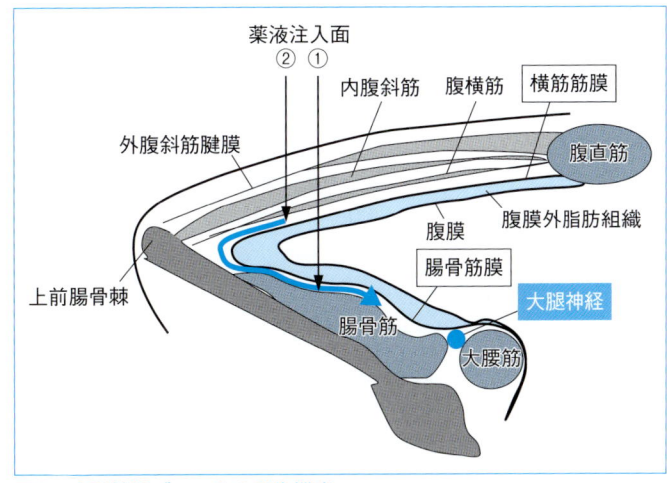

図1 大腿神経ブロックの発生機序
(Shivashanmugam T, Kundra P, Sudhakar S. Iliac compartment block following ilioinguinal iliohypogastric nerve block. Paediatr Anaesth 2006 ; 16 : 1084-6 の Figure 1 より作成)
II/INH ブロック穿刺部付近のシェーマ（右鼠径部水平断）。
①腸骨筋膜下への薬液の誤注入。
②横筋筋膜上へ注入された薬液が腸骨筋膜下へ流入。
①②とも，大腿神経ブロックの危険性がある。横筋筋膜は腸骨筋膜と連続しているため，横筋筋膜上に注入された薬液は腸骨筋膜下へ流入する。

と IHN は，ともに上前腸骨棘より中枢では腹横筋膜面を通過するため，TAP ブロックで，IIN と IHN もブロックできる。

合併症には，肝損傷，腸管穿刺，血腫などがある。また，II/IHN ブロックと同様に盲目的な後方 TAP ブロックによる大腿

コラム 1

TAP ブロックのさまざまなアプローチ

近年，「後方」TAP ブロックには，lateral TAP block や mid-axillary TAP block とよばれるアプローチと，腰方形筋ブロック quadratus lumborum block（QLB）とよばれる二つのアプローチが報告されている。

lateral TAP block や mid-axillary TAP block は，従来の「後方 TAP ブロック」のことであり，中腋窩線上で腹横筋と内腹斜筋のあいだに局所麻酔薬を注入する。一方，QLB は，超音波ガイド下に腰方形筋の外側かつ前方の胸腰筋膜上に局所麻酔薬を注入する方法である。

2007 年に Blanco が初めて発表し（論文未発表），さらに 2011 年には Carney ら[13]が QLB（本文では posterior approach と表記）の薬液の広がりを検討した。QLB と，McDonnell ら[14]が報告したランドマーク法の TAP ブロックは，ともに T_5〜L_1 の傍脊椎腔に薬液が広がることがわかった。1 例報告[15]では T_8〜L_1 の感覚遮断が得られており，広範囲の体性痛を遮断できる可能性が示唆された。

また，2015 年には Blanco ら[16]が，帝王切開 50 例で，QLB 群はプラセボ群と比べて術後 12 時間までのペインスコアが低く，モルヒネ使用量も少ないことを報告した。現在までに大規模な研究報告はないが，今後の検討が期待されるブロックである。

本章では，lateral TAP block や mid-axillary TAP block を側方 TAP ブロックとよび，QLB を後方 TAP ブロックとよぶ。

神経ブロックも報告されている[10]。

鼠径ヘルニア根治術の術後鎮痛法として，II/IHN ブロックと TAP ブロックのどちらを選択すべきかは，議論が分かれる。

Aveline ら[11] は，成人の鼠径ヘルニア根治術 273 例で，超音波ガイド下 TAP ブロックはランドマーク法 II/IHN ブロックよりも術後 24 時間までのペインスコアが低く，モルヒネ消費量が少ないことを報告した。

一方，Fredrickson ら[12] は，小児 41 例で，超音波ガイド下 II/IHN ブロック（交差法）は超音波ガイド下 TAP ブロック（平行法）よりもペインスコアが低いことを報告した。ただし，II/IHN ブロックでは超音波画像の視認性が悪く，穿刺時間も長かったことから，手技の困難性が示唆される。

また，II/IHN の走行には破格が多いため，その影響を最小にするならば，II/IHN ブロックよりも，より中枢側で行う側方 TAP ブロックのほうが確実性に優れる可能性がある。

◉仙骨硬膜外麻酔

仙骨硬膜外麻酔は，1 回の穿刺で鼠径ヘルニア根治術に伴う体性痛と内臓痛の両方を遮断できる。手技は容易である。しかし，くも膜下注入の危険性がゼロではないほか，下肢運動異常や尿閉が起こり得る。尿閉の発生率は，PNB が 1.8〜2.2％なのに対して，硬膜外麻酔では 14.0〜18.9％と報告されている[17]。特に日帰り手術の場合は，下肢運動異常や尿閉が当日帰宅を妨げる問題となるため，重要なポイントである。

小児鼠径ヘルニア根治術で，仙骨硬膜外麻酔をランドマーク法の PNB や創部浸潤麻酔と比較したメタ解析[18] では，術後のペインスコアや追加鎮痛薬の使用量に差は認められなかった。仙骨硬膜外麻酔と超音波ガイド下 PNB とを比較した報告は少ない。Abdellatif ら[19] の報告では，小児 47 例で，仙骨硬膜外麻酔群と超音波ガイド下 II/IHN ブロック群では，ペインスコアや追加鎮痛薬の使用量に有意差はなかったが，局所麻酔薬の使用量は超音波ガイド下 II/IHN ブロック群のほうが少なかった。

2014 年にはこの報告を含めて，仙骨硬膜外麻酔を PNB や創部浸潤麻酔と比較したメタ解析[20] が再度報告された。それによると，仙骨硬膜外麻酔は術後 24 時間までのペインスコアや追加鎮痛薬の回数は少なかったものの，下肢運動異常や尿閉は有意に多かった。

◉創部浸潤麻酔

閉創時に術者が創周囲に局所麻酔薬を散布する方法である。

Casey ら[21] は，小児鼠径ヘルニア根治術 60 例を，創部浸潤麻酔群とランドマーク法 II/IHN ブロック群とで比較したが，鎮痛効果に有意差は認められなかった。

当院でも超音波ガイド下 PNB 導入前は創部浸潤麻酔を行っており，術直後の鎮痛法として有用であった。しかし通常，閉創時に行うため，術中の鎮痛には寄与せず，術中の全身性の麻酔薬使用量を削減する効果はない。また，鎮痛効果に術者の違いに起因するばらつきのある印象があった。

■日帰り手術の術後鎮痛

小児鼠径ヘルニア根治術は日帰りで行う施設も多い。本症例も日帰り手術が予定されており，その術後鎮痛にはいくつか注意すべき点がある。

求められるのは，高い鎮痛効果に加え，退院を妨げる合併症の発生率が低いことである。術後痛が少ないほうが望ましいのは自明である。特に小児では，全身麻酔からの覚醒時興奮がしばしば出現するが，痛みは覚醒時興奮の誘因の一つであり，覚醒時興奮予防という観点からも術後鎮痛は重要である。

PONVや区域麻酔による下肢運動異常および尿閉は、患者にとって不快な症状である。手術当日の帰宅の可否を決める一般的な基準はないが、バイタルサインが安定していることは当然で、意識、歩行、痛み、PONV、経口摂取、排尿、出血などに関する評価をスコア化して帰宅基準を設定する手法が多い[22]。術後を入院で管理する症例では軽視されがちなこれらの症状は、日帰り手術では帰宅の可否にかかわる問題であり、その予防が非常に重要となる。

各鎮痛法の利点と欠点をよく理解して、日帰り手術に適した術後鎮痛法を適宜組み合わせて施行する必要がある（表1）。

■当院の日帰り手術管理

当院では、年間約200例の小児鼠径ヘルニア根治術を施行しており、原則として男児はPotts法によるヘルニア嚢の高位結紮術、女児はLPECを行っている。

当院では、手術前日の午前中に入院手続きをとり、手術当日の夕方に退院しているため、厳密には日帰り手術ではないが、日帰り手術と同様に早期退院を目指した麻酔管理を行っている。退院基準は、バイタルサインが安定しており活気があること、消炎鎮痛薬で対応可能な範囲の痛みであること、重度のPONVがなく水分摂取が可能なこと、四肢の運動が良好なこと、尿閉がないこと、としている。これらを満たさない場合は、当日退院はせずに観察入院としている。当院での管理に準じて、本症例の麻酔法を検討する。

■本症例のポイント

本症例は日帰り手術が予定されているため、PONVや尿閉の危険性が少ない術中麻酔管理法および術後鎮痛法を選択する。そこで、オピオイドの投与や仙骨硬膜外麻酔は行わず、術中管理は全身麻酔と超音波ガイド下側方TAPブロックで行う。

表1　各鎮痛法の特徴

	オピオイド	消炎鎮痛薬	PNB	仙骨硬膜外麻酔	創部浸潤麻酔
体性痛遮断効果	○	○	◎	◎	◎
内臓痛遮断効果	◎	○	×	◎	×
PONVの回避	×	◎	◎	◎	◎
下肢運動麻痺の回避	◎	◎	△	△	△
尿閉の回避	△	◎	◎	×	◎

◎：非常に有効，○：有効，△：有害なことがある，×：無効もしくは有害．

コメント

TAPブロック or RSB

LPECで、臍部の創そのものに対する鎮痛は、腹直筋鞘ブロックrectus sheath block（RSB）でもよい。ただし、TAPブロックはRSBよりも中枢側で行うので、RSBよりも腹壁全体への鎮痛効果や筋弛緩効果が期待できる。これは腹腔鏡下手術では有利である。また、下腹部外側の小切開創に対する鎮痛効果も得られるため、筆者はTAPブロックを選んでいる。

■麻酔の実際

小児には麻酔前投薬としてベンゾジアゼピン系の鎮静薬がしばしば使用されるが、時にその効果が術後まで遷延することがあるため、本症例で前投薬は行わない。セボフルラン、亜酸化窒素、酸素を用いて緩徐導入し、そのまま吸入麻酔薬（呼気終末セボフルラン濃度2％程度）で全身麻酔を維持した。全身麻酔導入後に末梢静脈路を確保し、気道は声門上器具（SGA）で確保した。アセトアミノフェン坐薬200 mgを挿肛してから、超音波ガイド下PNBを行った。

本症例のLPECでは、腹腔鏡を挿入するポートのための臍切開のほか、鉗子挿入のための左下腹部小切開と外鼠径輪縫縮のための左下腹部小切開が予定されていた。また、術前には右鼠径ヘルニアの有無が不明であったが、右にも存在した場合は、右下腹部にも小切開を加える必要がある。そのため、両側の側方TAPブロックを施行した（コメント）。

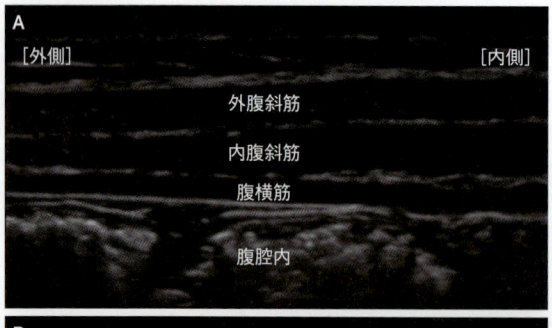

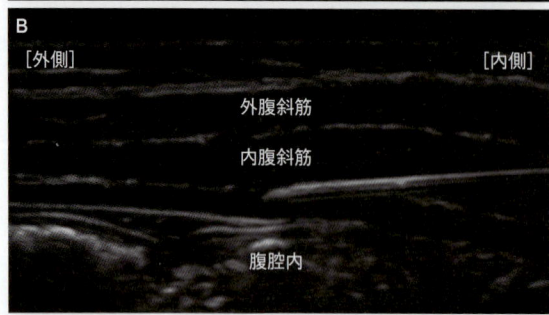

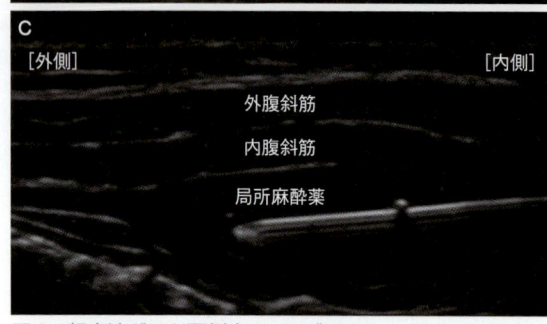

図2 超音波ガイド下側方TAPブロック
2歳6か月の女児.
A：側腹部. 外腹斜筋, 内腹斜筋, 腹横筋とそのあいだの筋膜が鮮明に確認できる.
B：内腹斜筋筋膜穿刺後. 内腹斜筋と腹横筋に針が刺入されている（平行法, 23Gのカテラン針を使用）.
C：局所麻酔薬注入後. 内腹斜筋と腹横筋のあいだに局所麻酔薬が注入されている.

*2 当院では，ロピバカインを穿刺箇所の数に応じて0.2〜0.375%程度に希釈し，3 mg/kgを超えないよう，片側あたり2〜6 mL程度注入している．超音波ガイド下では確実に腹横筋筋膜面に局所麻酔薬を注入できるため，実際は2 mg/kg程度で十分なことが多い．

（呼気終末濃度3％程度）して対応した.

　腹腔鏡による対側検索で，右側にも外鼠径ヘルニアがあったので，両側のヘルニア根治術を行った．手術は25分で終了した．

術後経過
手術終了後に吸入麻酔薬の投与を終了し，十分な自発呼吸を確認してからSGAを抜去した．覚醒状態が良好で，呼吸および循環動態が安定していることを確認してから，回復室へ移動した．その後，病棟で経過を観察し，痛み，PONV，下肢運動異常，尿閉がないことを確認して，術当日夕方に退院した．

● ● ●

　小児鼠径ヘルニアの鎮痛法にゴールドスタンダードはない．しかし，手術を日帰りで行う場合は，体性痛遮断効果があり，かつPONVや尿閉といった退院を妨げる合併症が少ない超音波ガイド下PNBの利点は大きい．ただし，PNBは内臓痛を遮断できないため，アセトアミノフェンなどの消炎鎮痛薬を活用したマルチモーダル鎮痛を行うことが重要である．

（大久保 涼子）

高周波リニアプローブ（13 MHz）を使用し，平行法で穿刺した（図2B）．穿刺針はカテラン針（23 G, 60 mm）を使用した（コラム2）．小児は成人よりも皮下脂肪が少なく，筋膜もはっきり見え，きれいな超音波画像を得られることが多い（図2A）．0.25%ロピバカインを片側あたり4 mLずつ注入した*2．

　手術開始後，皮膚切開時のバイタルサインに大きな変化はなかったが，気腹開始直後に心拍数と血圧が上昇した．腹膜刺激による内臓痛と判断し，セボフルランを増量

文献
1. 沖永功太．鼠径ヘルニアは小児と成人でのどのような違いがあるか？小児外科 2012；44：805-6.
2. 北山眞任．腹壁の解剖．In：小松 徹，佐藤 裕，白神豪太郎ほか編．新・超音波ガイド下区域麻酔法．東京：克誠堂出版，2012：141-6.
3. 柵瀬信太郎．鼠径ヘルニア手術に必要な解剖．小児外科 2012；44：807-23.
4. 森下 淳，蔵谷紀文，弓場智子ほか．小児そけいヘルニア手術における術中オピオイド併用が覚醒時興奮に及ぼす影響．日小児麻酔会誌 2003；9：126-9.
5. Shirakami G, Teratani Y, Segawa H, et al. Omission of fentanyl during sevoflurane anesthesia decreases the incidences of postoperative nausea and vomiting and accelerates postanesthesia recovery in major breast cancer surgery. J Anesth 2006；20：188-95.
6. Willschke H, Marhofer P, Bösenberg A, et al. Ultrasonography for ilioinguinal/iliohypogastric nerve blocks in children. Br J Anaesth 2005；95：226-30.
7. Willschke H, Bösenberg A, Marhofer P, et al. Ultrasonographic-guided ilioinguinal/iliohypogastric nerve block in pediatric anesthesia：what is the optimal volume？ Anesth Analg 2006；102：1680-4.
8. Rosario DJ, Jacob S, Luntley J, et al. Mechanism of femoral nerve palsy complicating percutaneous ilioinguinal field block. Br J Anaesth 1997；78：

コラム2

穿刺針は絶対に鈍針!!?

PNBでは一般的に，神経損傷を防ぐために鈍針の使用が推奨されている．しかし，小児は成人に比べて皮膚や筋膜に弾力があるため，鈍針では皮膚や筋膜を貫くときに組織が大きくtentingし（図A-a），貫通したときにはすでに針が深く進んでいた，ということが起こりやすい．

これを防ぐために筆者は，小児のTAPブロックには，22〜25Gの鋭針を使用している．図Aと比べると，鋭針で穿刺をした図2Bでは必要以上に針が深く刺入されていない．鈍針ほどではないが，筋膜を貫く感覚もわかる．ただし，超音波画像で常に針先の位置を確認しながら穿刺する技術を習得していることが大前提である．

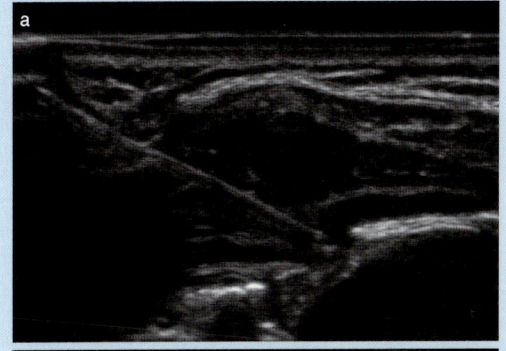

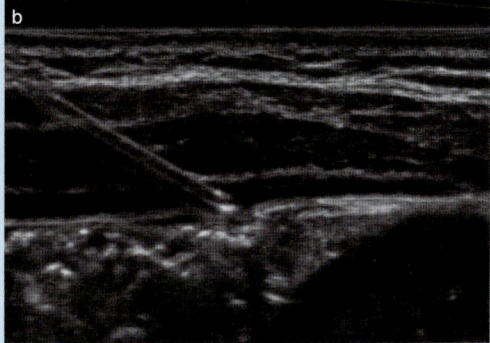

図A　Tuohy針を使用した小児の超音波ガイド下側方TAPブロック
1歳7か月の女児．
a：内腹斜筋筋膜を貫く前．筋膜の弾力が強く，高度にtentingしている．
b：筋膜穿刺後．腹横筋に針が深く刺入されている．

314-6.
9. Shivashanmugam T, Kundra P, Sudhakar S. Iliac compartment block following ilioinguinal iliohypogastric nerve block. Paediatr Anaesth 2006；16：1084-6.
10. Manatakis DK, Stamos N, Agalianos C, et al. Transient femoral nerve palsy complicating "blind" transversus abdominis plane block. Case Rep Anesthesiol 2013；2013：874215.
11. Aveline C, Le Hetet H, Le Roux A, et al. Comparison between ultrasound-guided transversus abdominis plane and conventional ilioinguinal/iliohypogastric nerve blocks for day-case open inguinal hernia repair. Br J Anaesth 2011；106：380-6.
12. Fredrickson MJ, Paine C, Hamill J. Improved analgesia with the ilioinguinal block compared to the transversus abdominis plane block after pediatric inguinal surgery：a prospective randomized trial. Paediatr Anaesth 2010；20：1022-7.
13. Carney J, Finnerty O, Rauf J, et al. Studies on the spread of local anaesthetic solution in transversus abdominis plane blocks. Anaesthesia 2011；66：1023-30.
14. McDonnell JG, O'Donnell B, Curley G, et al. The analgesic efficacy of transversus abdominis plane block after abdominal surgery：a prospective randomized controlled trial. Anesth Analg 2007；104：193-7.
15. Kadam VR. Ultrasound-guided quadratus lumborum block as a postoperative analgesic technique for laparotomy. J Anaesthesiol Clin Pharmacol 2013；29：550-2.
16. Blanco R. Eur J Anaesthesiology 2015 July 29：PDF only.
17. Baldini G, Bagry H, Aprikian A, et al. Postoperative urinary retention：anesthetic and perioperative considerations. Anesthesiology 2009；110：1139-57.
18. Baird R, Guilbault MP, Tessier R, et al. A systematic review and meta-analysis of caudal blockade versus alternative analgesic strategies for pediatric inguinal hernia repair. J Pediatr Surg 2013；48：1077-85.
19. Abdellatif AA. Ultrasound-guided ilioinguinal/iliohypogastric nerve blocks versus caudal block for

postoperative analgesia in children undergoing unilateral groin surgery. Saudi J Anaesth 2012 ; 6 : 367-72.
20. Shanthanna H, Singh B, Guyatt G. A systematic review and meta-analysis of caudal block as compared to noncaudal regional techniques for inguinal surgeries in children. Biomed Res Int 2014 ;2014 : 890626.
21. Casey WF, Rice LJ, Hannallah RS, et al. A comparison between bupivacaine instillation versus ilioinguinal/iliohypogastric nerve block for postoperative analgesia following inguinal herniorrhaphy in children. Anesthesiology 1990 ; 72 : 637-9.
22. 覚醒・PACU・帰宅基準. In: 日本麻酔科学会, 日本臨床麻酔学会, 日帰り麻酔研究会編. 日帰り麻酔の安全のための基準ガイドブック. 東京：克誠堂出版, 2001 : 45-57.

Section 5 小児 症例25

新生児の動脈管開存症

より少ない麻薬使用量で，より効果的な周術期管理を

本症例で行うブロック ▶▶▶ 持続胸部傍脊椎ブロック

症例

生後41日，修正週数39週6日の男児。身長49 cm，体重3.1 kg。内科的治療に抵抗する動脈管開存症に対し，外科的処置として動脈管結紮術が予定された。患児は在胎34週0日に子宮内胎児発育不全 intrauterine growth retardation（IUGR）のため，緊急帝王切開にて出生。出生時体重は1600 g。

動脈管開存症 patent ductus arteriosus（PDA）の患児に対する動脈管結紮術の麻酔では，しばしば身体の小ささ，代謝，発達などの患児の未熟性が問題となる。一方で，その未熟性などを理由に，周術期の鎮痛手段として区域麻酔は敬遠されがちである。

旭川医科大学病院（当院）では，以前は新生児の動脈管結紮術には全身麻酔だけであった。近年は積極的に胸部傍脊椎ブロック thoracic paravertebral block（TPVB）を併用し，現在まで良好な鎮痛を得ている。

■術前評価

患児は，生後に呼吸促迫症候群が指摘されており，新生児集中治療室（NICU）で挿管管理のもと，内科的治療を受けていた。経過中，呼吸状態は落ち着き抜管された。その後は酸素投与も必要とせず，経皮的動脈血酸素飽和度（SpO_2）98％。成長発達は週数相当であり，PDA以外に奇形などは指摘されていなかった。

■ブロック範囲と麻酔計画

動脈管結紮術は，体位は右側臥位，第4肋間開胸で行われることが多い。そのため，オピオイドを主体とした疼痛管理のほかに局所麻酔による鎮痛手段としては，胸部硬膜外麻酔，TPVB，肋間神経ブロック，創部浸潤麻酔などが挙げられる。

硬膜外麻酔は有用だが，硬膜穿刺に加え，重篤な合併症として，硬膜外血腫，硬膜外膿瘍の危険性がある。

肋間神経ブロックは，術者による手技も可能であり有用であるが，血中濃度上昇による局所麻酔薬中毒 local anesthetic systemic toxicty（LAST）が問題となり得る。新生児では，LASTは起こりにくいといわれる一方で，その代謝の未熟性，生理的低蛋白血症のために，局所麻酔薬の投与量は

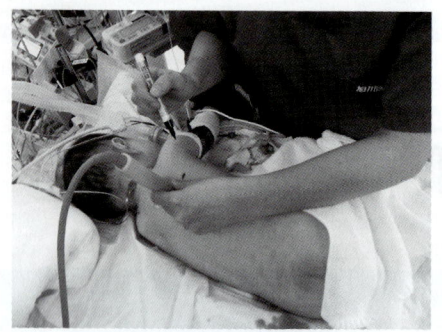

図1 患者体位と施行者の位置（例）

成人よりも減らさなければならない。例えば、局所麻酔薬の主要な結合タンパクであるα1-酸性糖タンパク質は、生下時では成人の50％以下であり、未熟児であればより低いとされる[1]。

創部浸潤麻酔は術後のカテーテル留置も可能であり、有用とする報告も散見されるため、患児の未熟性がより顕著であり、他の手技の効果が予測できない場合や技術的に困難な場合に選択され得る。

本症例では全身麻酔に持続TPVBを併用する予定とする。当院では、患児の未熟性やTuohy針の太さも考慮し、TPVB施行にあたっての患者の必要最低体重を3kg程度としている。

傍脊椎腔は、脊柱管のように固い構造物に囲まれた閉鎖腔ではないため、重篤な神経学的後遺症を残す可能性は、硬膜外麻酔より低い。また、成人の場合、交感神経の遮断効果は片側であっても、循環動態に影響を与えるが、新生児では、交感神経系が未熟であり、代償性の反射も起こりにくいため、TPVBによる循環動態への影響はほぼないと考えられる。そしてTPVBは、肋間神経ブロックよりも薬液の吸収は少なく、一方で、穿刺部位を中心に数椎間分の肋間神経および交感神経を、より効果的にブロックする。

■ ブロックの実際

新生児（小児）に対するTPVBは、全身麻酔下で行う。他の神経ブロックでも、小児では全身麻酔下で手技を行うことが多いが、TPVBは厳密にはコンパートメントブロックであり、硬膜外麻酔などに比べても超音波ガイド下で行う限り神経損傷などのリスクは低いと考えられる。

穿刺法にはランドマーク法や神経刺激法などの手法もあるが、筆者は、超音波ガイド下で平行法による肋間アプローチ（Shibataの手法[2]）を採用している。この手法は、傍脊椎腔の横断像を描出し、20GのTuohy針を平行法で外側から穿刺する。常に針先を描出できるので、血管穿刺や胸膜穿刺のリスクを軽減できる。

近年は同じ肋間アプローチでも、横突起が画像に映るレベルか椎弓が映るレベルかなど、手法も細分化されている[3]。

◎ 患者体位

全身麻酔導入後、術側を上にした側臥位、つまり右側臥位で施行する。頸部を前屈させる必要はない。抱き枕を使って、やや前方に傾けた側臥位にする。

なお、患児の体位を変換したら、必ず気管チューブの位置に問題がないことを確認する。新生児では、わずかなチューブのずれが大きな問題となることがある。

◎ プレスキャン

穿刺前に必ずプレスキャンを行う。施行者の立ち位置は、患児の背側でも腹側でも構わないが、腹側のほうが新生児では針の刺入が容易なことが多い（図1）。重要なことは、脇を締め、上体は手術台に預けて、プローブを体全体できちんと固定することである。

手技を確実にするためのこの環境作りを怠ってはならない。成人よりも小さな身体であることを考慮し、手術台の高さ、患児のベッド上の位置、超音波装置の位置、施行者の立ち位置を適切に調整する。プレスキャンは、Bモードだけでなく、必ずカラーDopplerも用い、画像構築の際、刺

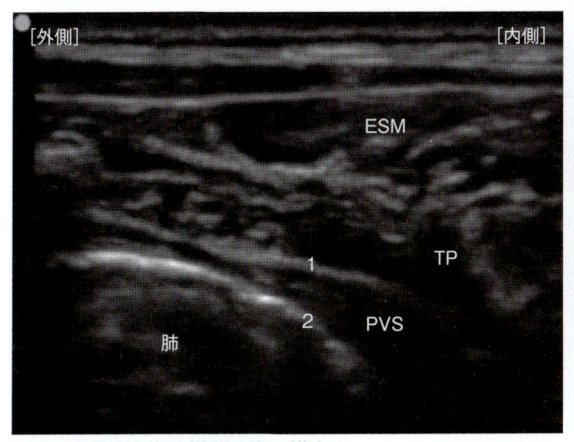

図2 胸部傍脊椎腔横断面像の描出
1：内肋間膜，2：胸膜，ESM：脊柱起立筋，TP：横突起，PVS：傍脊椎腔。

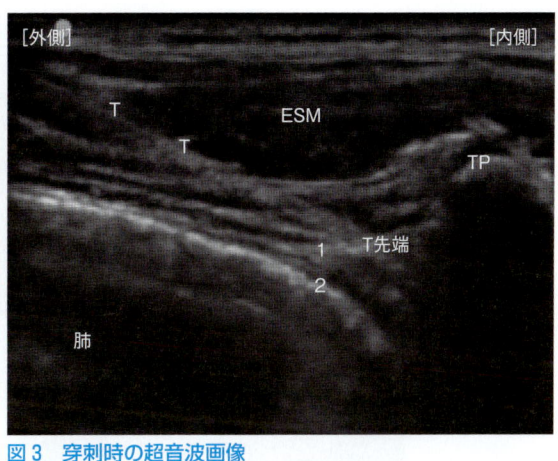

図3 穿刺時の超音波画像
1：内肋間膜，2：胸膜，ESM：脊柱起立筋，T：Tuohy針，TP：横突起。

入予定経路の動静脈を確認する。

プローブはホッケースティック型リニアプローブが適している。ただしグリップ部分が細く，プローブの固定が不安定になりやすいことには留意する。

動脈管結紮術は第4肋間開胸で行われることが多いため，穿刺レベルは同じ肋間，もしくはその上下の肋間隙とする。成人と比べて新生児では体幹面積も狭いので，術創と同じレベルで平行法による肋間アプローチで穿刺しようとすると，穿刺部位が切開部位と重複する可能性がある。単回投与ならば問題になることは少ないが，術前にカテーテルの挿入まで行う場合には，術者との切開部位の確認が必要となる。通常，上下に1椎間ずらすことで対処は可能である。

穿刺レベルを決定したら，背部正中から1～2cm程度の部位に矢状断面を確認できるようにプローブを置く。ここで内肋間膜を同定し，続いてプローブを肋間と平行になるよう回転させ（コラム），再び内肋間膜および胸膜，横突起などが確認できる横断画像を描出する（図2）。

傍脊椎腔は内肋間膜と壁側胸膜のあいだの空間である。小児では横突起の彎曲が成人より強く見える。また，新生児では，この傍脊椎腔が層状に見えることが多い。針の刺入に適切な画像を描出したら，マーカーで印をつけ，刺入経路をイメージする。

◎穿刺

当院では，小児硬膜外麻酔用のTuohy針（20 G，50 mm）を使用している。Tuohy針先端の彎曲は，ベベルをプローブに向けて刺入した際に反射波が多くなり，針先の描出が容易になるとともに，胸膜穿刺のリスクを軽減する。Tuohy針は内筒を抜き，延長チューブと薬液を吸ったシリンジを接続し，シリンジおよび穿刺針内の空気を抜いておく。

新生児の弾力のある皮膚を貫いたあとは，超音波画像に注目し，針を進める。針が描出されない場合，プローブの接地面が狭い新生児では，特にプローブを動かすべきではなく（容易に内肋間膜の適切な画像から逸脱する），刺入点の調節が必要である。

針先が超音波画像に描出されたら，そのままプローブと平行に針を進め，内肋間膜を貫く（図3）。このときの弾力，抵抗は，成人よりも強いことが多い。血液が吸引されないことを確認し，薬液を注入する。

先述したように，小児の傍脊椎腔は層状に見えることも多く，内肋間膜の判別が難しく感じられることもあるが，このとき，壁側胸膜が腹側に押し下げられていく画像

コラム

新生児の肋骨は水平！とはいうが…

肋間アプローチで画像を構築する際，肋骨が重なって見えるような画像は不適切である。新生児ではプローブの接地面が狭く，プローブを「肋骨の走行と平行にする」ことが特に重要である。

解剖学的に新生児の肋骨の走行は水平に近いといわれているが，体位の影響もあり，傍脊椎腔の近傍では，ある程度頭側への角度がついて走行していることが多い。前もって胸部 X 線像を確認するとよい（図A）。

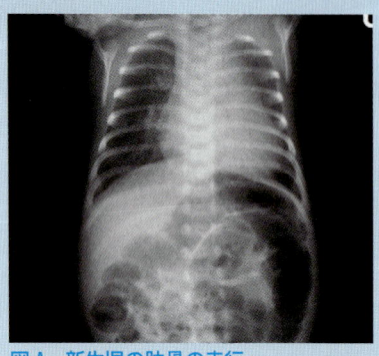

図A　新生児の肋骨の走行
椎体付近の肋骨の走行に注目。新生児（生後25日）であっても，背側では肋骨はやや頭側に向かって走行していることがわかる。

が観察できれば，針先の位置は適切である。多数の層のうちの一つは胸内筋膜である可能性も高く，成人を対象とした研究[4]では，この胸内筋膜を貫くことで薬液が上下方向に広がりやすくなるとする報告もあるが，TPVB で胸内筋膜を貫くべきかは，いまだ結論が出ていない。目標とする鎮痛域が狭い本症例では，そこまで「攻める」必要はなく，当院でも安全性の観点から原則は「針先は横突起の下（腹側）までは進めない」ことを徹底している。

また，鈍的な針先の Tuohy 針刺入により，新生児では適切な位置に針先があっても，比較的容易に浅層の筋肉内〜皮下組織まで薬液が広がることがある。そのため，穿刺回数は少なければ少ないほどよい。

カテーテル挿入

カテーテルを挿入する場合は，薬液を予定投与量の半分ほど注入し，傍脊椎腔を十分に拡張させたあとに延長チューブを外し挿入する。このとき，Tuohy 針を 90°もしくは 180°回転させるか否かには議論がある。当院では，カテーテルが椎間孔へと向かわないように 180°回転させるが，この手技の際，針先端が傍脊椎腔から抜けてしまうことがあり，回転させたあとにもう一度，少量の薬液を注入し，針先の位置を確認する。手技に慣れるまでは，カテーテル挿入は介助者が行うほうがよい。

カテーテルは針先から 1〜2 cm 進めれば十分である。カテーテル挿入後は成人同様に，カテーテルを介し薬液および少量の空気を，フィルターを介さずに注入し，カテーテル先端の位置を確認する。カテーテルの先端自体は超音波画像上，横突起の音響陰影などの影響もあり，視認できないことも多い（図4）。

■麻酔の実際

麻酔は吸入麻酔で導入し，静脈路を確保し，ロクロニウム 2 mg を投与後に気管挿管を行い，調節呼吸で管理する。動脈路確保，末梢挿入型中心静脈カテーテル peripherally inserted central catheter（PICC）または中心静脈カテーテル挿入も行う。患児の体格が許すのであれば，経食道心臓超音波用プローブも挿入する。

カテーテルの固定やドレーピングが術野と非常に近くなるため，当院では，TPVB は術前に単回投与で行うか，術後に1肋間ずらした部位で行う。後者の場合，術中管理は，吸入麻酔に加え，オピオイドを使用した鎮痛管理が基本となる。高用量フェンタニル（25〜50μg/kg 静注）を用いることもあったが，近年ではレミフェンタニルを中心にしている。

小児は分布容積が大きいため必要量が多く，実際に目標濃度に到達するまでの時間

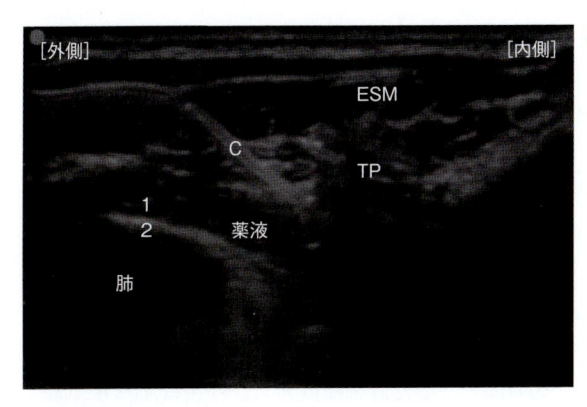

図4 カテーテル挿入後
1：内肋間膜，2：胸膜，C：カテーテル，ESM：脊柱起立筋，TP：横突起。

表1 Behavioral Obsevational Pain Scale (BOPS)

スコア	表情	表現	体位
0	穏やか，笑み	普通に会話できる，笑う，きゃっきゃっと声を出す	じっとしてる，四肢をリラックスさせている，座っている，歩いている
1	穏やかでない，何かにこだわっている	静かにしている，すすり泣く	落ち着きのない動き，創部に手を伸ばす
2	しかめっ面，苦悶状	大泣きする，わめく，痛い痛いと叫ぶ	身体を緊張させている，四肢を体幹に引き寄せている

も加味し，導入後から1〜2μg/kg/minで持続静注する。患児の呼吸状態，循環動態が許すのであれば，手術室で抜管する。必要に応じて術後鎮静としてデクスメデトミジン，またはミダゾラムおよびフェンタニルの持続静注が選択されることも多い。

術者と相談のうえ，本症例ではTPVBは術後に持続神経ブロックを行い，状態が許せば抜管する方針となった。

経過

導入後，レミフェンタニルを1.5μg/kg/minで開始し，執刀直前にフェンタニルを10μg静注した。術中は術野からの圧迫などの影響でSpO₂低下や血圧低下がみられることもあったが，低濃度ドパミン投与（0.5〜5μg/kg/min）で対処し，適切に動脈管が結紮されたことを確認して手術終了となった。

術後は手術室でTPVBを行い，0.25%レボブピバカイン2 mL投与後，留置したカテーテルから0.125%レボブピバカインを0.5 mL/hrで開始し抜管となった。覚醒は良好で，客観的疼痛スケールBOPS[5]*1（表1）も1点であった。

NICU帰室後も状態は落ち着いており，術後4時間後から経口ブドウ糖液摂取を開始，夜間からは，哺乳も開始された。BOPSは術後4時間：0，術後12時間：0，術後24時間：1で，術後24時間での鎮痛薬（アセトアミノフェン坐薬100 mg 1/3本）使用は1回であった。

TPVBのカテーテル刺入部から軽度薬液が漏れているとNICUから一度だけコールがあったが，ドレーピングの交換だけで経過観察とし，カテーテルは術後40時間で抜去した。術後のボーラス投与は使用しなかった。その後も経過は良好で，術後6日目で退院となった。

■本症例のポイント

新生児期にみられるストレス反応の程度は，成人よりも3〜5倍大きいとされる[6,7]。モルヒネやフェンタニルなどのオピオイドの投与は，このようなストレス刺激を確かに緩和する。しかし，本症例のような「低出生体重児あがり」の児は，オピオイドによる呼吸抑制を生じやすい。

TPVBは，穿刺レベルを中心に数椎間分の肋間神経および交感神経をブロックする。

*1 Behavioral Observational Pain Scale。当院では，術後鎮痛の評価に測定が簡便な客観的疼痛スケールBOPSを採用している。

全身麻酔に区域麻酔を併用することは，オピオイド投与量を減らすことで，その副作用を軽減しつつ，有害なストレス反応を抑制することを可能にする．

Di Pedeら[8]は，開胸術を受ける6か月以下の乳児に対し全身麻酔単独と全身麻酔に硬膜外麻酔，またはTPVBを併用した周術期管理方法を比較している．そして，後者のほうが術後に集中治療を必要とした割合が低く，食事摂取，便排泄までの時間も短かった，としている．ただしTPVBを施行しても，迷走神経や横隔神経まではブロックされないため，術中も多少のオピオイド投与は必要となることには留意が必要である．

新生児は分布容積が大きく，単回投与を行った際の血漿濃度はそれほど高く上昇しないが，24時間以上の持続投与をした場合の血漿濃度については不明なので，安全域をとった薬液量の設定が重要である．必要な「容量」に関しては，平均7か月の乳児のcadaverに対し下位胸椎から傍脊椎腔に塗料を注入し上下への広がりを検討した報告[9]があるが，広がりは薬液量依存性であり，0.2～0.3 mL/kgで5～6分節広がった，としている．

当院では，上記の報告を参考に，新生児には単回投与で0.2％ロピバカインまたは0.25％レボブピバカインを1.5～2 mg/kg，持続投与で0.1～0.125％のロピバカインまたは，レボブピバカイン0.2～0.5 mg/kg/hrを24～48時間程度使用している．

TPVB導入以前は，患児の啼泣時の対処として鎮静・鎮痛薬の追加投与が必要となる症例もみられたが，導入後はおしゃぶりなどを与えてあやせば落ち着くことも多くなった．

● ● ●

新生児に対する神経ブロックの導入は，たしかに抵抗は強いかもしれない．新生児に対するTPVBの検討はまだ少なく，患児の未熟性との兼ね合いもあり，確立された手技とはいえない側面もある．

しかし，成人に対して超音波ガイド下神経ブロックが有用であるならば，新生児に対しても，その有用性を提供すべきであると思う．新生児は，術後に言葉を発しないが，TPVBはきっとあなたに患児の穏やかな表情を提供する．今後はTPVBによって疼痛以外にも改善され得る因子の検討も望まれる．

（佐藤　慎）

文献

1. Lerman J, Strong HA, LeDez KM, et al. Effects of age on the serum concentration of alpha 1-acid glycoprotein and the binding of lidocaine in pediatric patients. Clin Pharmacol Ther 1989 ; 46 : 219-25.
2. Shibata Y, Nishiwaki K. Ultrasound-guided intercostal approach to thoracic paravertebral block. Anesth Analg 2009 ; 109 : 996-7.
3. Krediet AC, Moayeri N, van Geffen GJ, et al. Different approaches to ultrasound-guided thoracic paravertebral block : an illustrated review. Anesthesiology 2015 ; 123 : 459-74.
4. Naja MZ, Ziade MF, El Rajab M, et al. Varying anatomical injection points within the thoracic paravertebral space: effect on spread of solution and nerve blockade. Anaesthesia 2004 ; 59 : 459-63.
5. Hesselgard K, Larsson S, Romner B, et al. Validity and reliability of the Behavioural Observational Pain Scale for postoperative pain measurement in children 1-7 years of age. Pediatr Crit Care Med 2007 ; 8 : 102-8.
6. Anand KJ. Pain, plasticity, and premature birth : a prescription for permanent suffering? Nat Med 2000 ; 6 : 971-3.
7. Adams HA, Saatweber P, Schmitz CS, et al. Postoperative pain management in orthopaedic patients: no differences in pain score, but improved stress control by epidural anaesthesia. Eur J Anaesthesiol 2002 ; 19 : 658-65.
8. Di Pede A, Morini F, Lombardi MH, et al. Comparison of regional vs. systemic analgesia for post-thoracotomy care in infants. Paediatr Anaesth 2014 ; 24 : 569-73.
9. Albokrinov AA, Fesenko UA. Spread of dye after single thoracolumbar paravertebral injection in infants. A cadaveric study. Eur J Anaesthesiol 2014 ; 31 : 305-9.

索　引

数字・欧文

3 in 1 block　19

acoustic window　27
adductor canal block　113, 134
Advanced Needle Visualization　41
Aldrete スコア　89
American Society of Anesthesiologists（ASA）→米国麻酔科学会
American Society of Regional Anesthesia and Pain Medicin（ASRA）→米国区域麻酔学会
anterior cruciate ligament reconstruction（ACLR）→前十字靱帯再建術
AO Surgery Reference　123
APTT　8

Behavioral Obsevational Pain Scale（BOPS）　249
bone patellar tendon-bone（BTB）移植　141
BSmart™　39

cannulated cancellous screw（CCS）　125
cat sign　27
catheter-over-needle（CON）　50
catheter-through-needle（CTN）　50
comet tail sign　192
Contiplex®　73, 130
Contiplex®C　50
continuous passive motion（CPM）→持続的他動運動
CSEA→脊髄くも膜下硬膜外併用麻酔

dorsal scapular nerve（DSN）→肩甲背神経

European Diploma in Regional Anaesthesia and Pain Therapy（EDRA）　62

European Society of Anaesthesiology（ESA）→欧州麻酔科学会
European Society of Regional Anaesthesia & Pain Therapy（ESRA）→欧州区域麻酔学会
EXPAREL®　122, 161
extrapleural pneumonectomy（EPP）→胸膜肺全摘術

femoral nerve block（FNB）→大腿神経ブロック
flying bat　27, 218

Garden 分類　124

Heyde 症候群　188
Hunter 管　114

i-gel®
　大腿骨頸部骨折　126
　乳癌手術　180
iliohypogastric nerve（IHN）→腸骨下腹神経
ilio-inguinal nerve（IIN）→腸骨鼠径神経
IV3000®　74
IV-PCA　170, 187, 208

Jacoby's line　217, 218

ketorolac　120

Labat, Gaston　4
late segmental collapse　123
lateral TAP block　239
local anesthetic systemic toxicity（LAST）→局所麻酔薬中毒
local infiltration analgesia（LIA）→膝関節局所浸潤麻酔
long thoracic nerve（LTN）→長胸神経
loss of resistance 法　25
lumbar plexus block（LPB）→腰神経叢ブロック
Lundy, John　4

lung point　198
lung pulse　198
lung sliding　198

Mayo, William J.　4
medial parapatellar approach　129
midaxillary TAP block　239
modified post-anesthesia discharge scoring system（MPADSS）　89
multiple injection　39

needle through needle　215, 219
New York School of Regional Anesthesia（NYSORA）　37
NOAC→非ビタミンK阻害凝固薬
NSAIDs→非ステロイド性抗炎症薬

patent ductus arteriosus（PDA）→動脈管開存症
Pauchet, Victor　4
PCA ポンプ　76, 77, 137
pectoral nerves（PECS）ブロック→胸筋神経ブロック
periarticular injection（PAI）→関節周囲薬物注射
peripheral nerve block（PNB）→末梢神経ブロック
pleurectomy/decortication（P/D）→胸膜切除/肺剝皮術
PONV→術後悪心・嘔吐
psoas compartment block　19
PT-INR　8

quadratus lumborum block（QLB）→腰方形筋ブロック
quadratus lumborum block（QLB）Ⅲ→腰方形筋ブロックⅢ

range of motion（ROM）→膝屈曲-伸展角度
rapid pacing　184, 187
rectus sheath block（RSB）→腹直筋鞘ブロック

saw sign　217
Schleich, Carl L.　3
sciatic nerve block(SNB)→坐骨神経ブロック
serratus plane block(SPB)　164
shamrock view　20, 21, 125
shamrock アプローチ　125, 126
short femoral nail　124
Simple Needle Visualization　41
stratosphere sign　198

target controlled infusion(TCI)　76, 210
thoracic paravertebral block(TPVB)→胸部傍脊椎ブロック
thoracolumbar fascia(TLF)　19
tibial nerve block　142
total knee arthroplasty(TKA)→人工膝関節置換術
transcatheter aortic valve implantation(TAVI)→経カテーテル的大動脈弁留置術
transversus abdominis plane(TAP)ブロック→腹横筋膜面ブロック
Tuffie's line　217
Tuohy 針　137, 149, 169, 181, 185, 197, 205, 207, 212, 227, 243, 247

unicompartment knee arthroplasty(UKA)→膝単顆人工関節置換術

WHO 手術安全チェックリスト　16
wide-awake surgery　106, 107
Winnie, Alon P.　3
Wong-Baker フェイススケール　80

和　文

あ行

悪性胸膜中皮腫　167
亜酸化窒素　35, 241
アスピリン　7, 9, 10
アセトアミノフェン
　経カテーテル的大動脈弁留置術（TAVI）　187

肩関節手術　77, 96
骨接合術　103
臍ヘルニア根治術　234
小児　31, 32, 35
前十字靱帯再建術（ACLR）　116, 145, 146
鼠径ヘルニア根治術　238, 241
大腿骨頸部骨折　127
帝王切開術　219
頭頸部手術　60
乳癌手術　181
腹腔鏡下虫垂切除術　226
腹腔鏡補助下胃全摘術　191, 193
アドレナリン
　膝関節局所浸潤麻酔　131
　前十字靱帯再建術（ACLR）　145
　——添加 1％リドカイン　110
　——添加局所麻酔薬　106
アトロピン　75, 232
アピキサバン　8, 10
アロンアルファ A「三共」®　74, 137
アンギオテンシンⅡ受容体拮抗薬（ARB）　71
アンチトロンビン　8

一過性腓骨神経麻痺　131
イブプロフェン　116
陰茎背神経ブロック　34
陰部大腿神経
　鼠径ヘルニア　237
　腰神経叢ブロック　19, 125

烏口突起　72
運動神経遮断　113

鋭針　88, 89, 108
腋窩郭清　178, 182
腋窩神経
　持続腕神経叢ブロック　71, 72
　腕神経叢ブロック鎖骨上アプローチ　100
腋窩神経ブロック　95
　頸髄損傷　93〜95
腋窩リンパ節郭清　165
腋窩腕神経叢ブロック　12
エドキサバン　8

エノキサパリン　193, 220
エフェドリン　75, 150, 216
横隔胸膜　168
横隔神経
　持続腕神経叢ブロック　73
　腕神経叢ブロック斜角筋間アプローチ　86
横隔神経損傷　68
横隔神経不全麻痺　93
横隔神経麻痺
　フェンタニル　58
　腕神経叢ブロックによる——　93
横隔膜　192
横隔膜脚　23
横筋筋膜
　shamrock view　22
　大腿神経ブロック（FNB）　239
　腰方形筋ブロック（QLB）　210
横筋筋膜面ブロック　22
欧州区域麻酔学会（ESRA）　62
欧州麻酔科学会（ESA）
　ガイドライン　9
黄色靱帯　27, 217
横突起
　shamrock view　21
　胸部傍脊椎ブロック（TPVB）　177, 247
　新生児　247
　——と音響陰影　20
　腰椎のスキャン　217
オキシトシン　220
オピオイド
　胸膜切除/肺剥皮術　168, 170
　小児　35, 238
　人工膝関節置換術（TKA）　138
　前十字靱帯再建術（ACLR）　145
　鼠径ヘルニア根治術　238
　動脈管結紮術　245, 248
　内臓痛　202
　乳癌手術　179
　腹腔鏡下子宮全摘術　213
オピオイド持続静注　31
音響陰影　20

か行

外顆骨折骨接合術　148

回旋筋腱板損傷　71
外側胸筋神経　163, 164
外側広筋　113
外側大腿皮神経　125
　坐骨神経ブロック(SNB)　126
　腰神経叢ブロック　19, 125
外側大腿皮神経ブロック
　小児　34
　大腿骨頸部骨折　125
外側皮枝
　胸筋神経(PECS)ブロック　163, 164
　持続腹横筋膜面(TAP)ブロック　205, 207
　側方腹横筋膜面(TAP)ブロック　241
　腹横筋膜面(TAP)ブロック　156, 157, 203, 206
　腹直筋鞘ブロック(RSB)　233
　腰方形筋ブロック(QLB)　210, 212
外腹斜筋　22
外腹斜筋腱膜　239
開腹胆嚢摘出術　195, 196
外肋間筋　164
下顎骨歯肉癌　57
下顎骨部分切除　57
下顎神経ブロック　56, 59
覚醒時興奮　240
下肢運動異常　241
下肢手術　113
下肢伸展挙上　120, 135
合併症リスク　9
カテラン針　242
下臀神経　124
下臀皮神経　124, 125
観血的プレート固定術　85
患者自己調節鎮痛(PCA)　31, 76, 142, 198
関節可動域訓練　132
関節周囲薬物注射(PAI)　121
関節突起　217
関節内注射　133
関節リウマチ　105

気管挿管　130
気胸

　胸部傍脊椎ブロック(TPVB)　175
　――の否定　198
腕神経叢ブロック鎖骨上アプローチ　38, 102
気道トラブル　130
脚延長術　34
急性虫垂炎　226
休薬期間　7, 10
胸横筋膜面ブロック　180
胸神経
　胸筋神経(PECS)ブロック　164
　胸部傍脊椎ブロック(TPVB)　174
胸筋神経(PECS)ブロック
　――に必要な解剖　163
　乳癌手術　163, 179
　――の合併症　165, 182
　――の効果部位　164
　プレスキャン　180
　薬液注入部位　164
胸筋神経(PECS)Ⅱブロック　163, 174, 179
胸肩枝　181
胸肩峰動脈　181
胸鎖乳突筋　87
胸神経　87
　胸部傍脊椎ブロック(TPVB)　168, 173
　浅頸神経叢ブロック　87
　腹横筋膜面(TAP)ブロック　155
　腰方形筋ブロック(QLB)　210
胸椎横突起　169
胸内筋膜　248
胸背神経　163, 174
胸部硬膜外麻酔　245
胸部傍脊椎ブロック(TPVB)　186
　横突起間からの画像描出　20
　胸膜切除/肺剥皮術(P/D)　167
　経カテーテル的大動脈弁留置術(TAVI)　185
　持続――　167, 195～198
　新生児　245
　穿刺針の進め方　170
　中心静脈カテーテル　185
　動脈管結紮術　245
　乳癌手術　173, 179

　――の合併症　175
　ブロックの範囲　173
　薬液の注入　177
胸膜
　胸部傍脊椎ブロック(TPVB)　176, 177, 247
胸膜切除/肺剥皮術(P/D)　167
胸膜穿刺　175
胸膜肺全摘術(EPP)　168
胸腰筋膜　21～23, 210
棘下筋　72
棘間靱帯　27
棘上筋　71, 72
棘上筋腱　79
局所麻酔薬
　ステロイドの添加　79
　多孔式カテーテル　204
　――と区域麻酔法　3
局所麻酔薬中毒(LAST)　17, 120
棘突起　217
　胸腰筋膜　22
近位坐骨神経ブロック　12
筋収縮　38, 68
筋皮神経　108
　選択的知覚神経ブロック　108
　末梢神経のダイアグラム　107
　腕神経叢ブロック鎖骨上アプローチ　100
筋皮神経ブロック　67
筋膜　106
筋膜下ブロック　106
筋力低下　28, 142

区域麻酔
　小児　31
　――による脊髄ショック　96
　――の歴史　3
　マルチモーダル鎮痛と――　32
　くも膜下カテーテル留置術　12
くも膜下腔　217
クロピドグレル　7, 10, 99

経カテーテル的大動脈弁留置術(TAVI)　183
　胸部傍脊椎ブロック(TPVB)　183
　手術手順　184

索引　253

心尖アプローチ(TA-TAVI) 183
　——の循環管理 186
脛骨神経
　坐骨神経ブロック(SNB) 148
　前十字靱帯再建術(ACLR) 142
　選択的脛骨神経ブロック 134, 136, 142～144
　大腿神経ブロック(FNB) 134
　内転筋管ブロック 142
　腰神経叢ブロック 125
脛骨神経ブロック 133, 141
頸神経
　胸筋神経(PECS)ブロック 163
　浅頸神経叢ブロック 86, 87
　選択的神経根ブロック 86
　——の同定 88
頸神経根 80
頸神経叢
　腋窩神経ブロック 93
　持続肩甲上神経ブロック 93
　自律神経過緊張反射 96
　腕神経叢ブロック斜角筋間アプローチ 86
頸椎横突起 72, 73, 87
頸部郭清術 57
ゲイン 45
ケタミン 32, 59, 144, 168, 170
血管穿刺 13, 38
ケトプロフェン 120
腱移行術 106
腱移植術 105
肩関節腱板修復術 79
肩関節手術
　腋窩神経ブロック 93
　胸筋神経(PECS)ブロック 165
　持続肩甲上神経ブロック 93
　持続腕神経叢ブロック 71
肩甲下筋 71, 72
肩甲下神経 71, 94
肩甲上神経ブロック 93, 94
肩甲上動脈
　持続肩甲上神経ブロック 93, 94
　腕神経叢ブロック鎖骨上アプローチ 101
肩甲背神経(DSN) 68
　——症候群 68

剣状突起 202
腱断裂 105
腱板修復術 79
腱板損傷 71
腱板断裂 79
肩峰 72
腱膜 155, 207

高カリウム血症 93
交感神経過緊張反射 96
交感神経遮断 209
交感神経ブロック 12
抗凝固薬 7～10, 21
抗凝固療法 160, 201
抗血小板薬 7, 9, 10, 21
抗血小板療法 201
抗血栓薬 7
抗血栓療法 7, 21, 137
高周波リニアプローブ
　胸筋神経(PECS)ブロック 180
　胸部傍脊椎ブロック(TPVB) 175
　持続胸部傍脊椎ブロック(TPVB) 197, 198
　持続腕神経叢ブロック 72
　深頸神経叢ブロック 58
　側方腹横筋膜面(TAP)ブロック 242
　腹横筋膜面(TAP)ブロック 204
　腰方形筋ブロック(QLB) 212
　肋間神経ブロック 191
　肋骨弓下腹横筋膜面(TAP)ブロック 196
　腕神経叢ブロック 80, 101
後上腕回旋動脈 95
後前腕皮神経 109
拘束性換気障害 93
後大腿皮神経 125
広背筋
　shamrock view 21
　胸筋神経(PECS)ブロック 163, 164
　腰方形筋ブロック(QLB) 210
後腹膜血腫 9, 19
後方腹横筋膜面(TAP)ブロック 239
後方複合体 27

硬膜 217
硬膜外カテーテル 219, 220
硬膜外ステロイド投与 12
硬膜外内視鏡手術 12
硬膜外麻酔
　開腹胆囊摘出術 196
　経カテーテル的大動脈弁留置術(TAVI) 185
　持続—— 134, 201
　膝関節鏡手術 26
　小児 31, 33, 225
　足関節骨折 147
　——と周術期抗凝固療法 167
　——のプレスキャン 28
　——の有害事象の発生率 33
　腹腔鏡下胆囊摘出術 195
　腹腔鏡下虫垂切除術 228
硬膜外モルヒネ 219
硬膜穿刺後頭痛 28
硬膜穿通感 25
呼吸性変動 235
呼吸抑制 238
骨間神経 106, 107
骨・関節構成要素 106
骨切り術
　外顆骨折—— 148
　小児 34
　大腿骨頸部骨折 123, 124
　肘骨折 99
骨付き膝蓋腱移植 141
骨盤内リンパ節郭清 201
コンベックスプローブ 5, 19, 26, 46, 125, 185, 213, 216

さ行

最内肋間筋 164
臍ヘルニア 34
臍ヘルニア根治術
　腹直筋鞘ブロック(RSB) 231
　肋骨弓下腹横筋膜面(TAP)ブロック 236
鎖骨下動脈穿刺 102
鎖骨骨折 85
鎖骨上神経
　持続腕神経叢ブロック 71
　浅頸神経叢ブロック 86
　選択的神経根ブロック 86

腕神経叢ブロック鎖骨上アプローチ
　　100
坐骨神経
　持続大腿神経ブロック（FNB）
　　129
　選択的脛骨神経ブロック　　136,
　　143
　大腿神経ブロック（FNB）　　134
　腰神経叢ブロック　　124, 125
坐骨神経ブロック（SNB）
　カテーテル留置　　149
　持続——　　147
　膝窩部——　　12, 129
　小児　　34, 35
　前十字靱帯再建術（ACLR）　　141
　足関節骨折　　147
　大腿骨頸部骨折　　123〜125
　　——と局所浸潤麻酔　　121
　　——の合併症　　127
　傍仙骨アプローチ　　125
三角筋
　腋窩神経ブロック　　95
　持続腕神経叢ブロック　　71
三叉神経　　56

子宮筋腫　　209
シクロオキシゲナーゼ（COX）　　7
ジクロフェナク　　96, 131
ジクロフェナク坐薬　　137, 144, 199,
　　211
持続的他動運動（CPM）　　131, 137
膝窩動脈
　坐骨神経ブロック（SNB）　　148
　選択的脛骨神経ブロック　　136,
　　144
膝関節　　119
膝関節鏡手術　　26
膝関節局所浸潤麻酔（LIA）　　119,
　　129
　前十字靱帯再建術（ACLR）　　145
　鎮痛効果を増強する薬物　　120
　変形性膝関節症　　133
　薬物の種類と濃度　　120
膝屈曲-伸展角度（ROM）　　138
膝単顆人工関節置換術（UKA）　　115

尺骨神経

選択的知覚神経ブロック　　106,
　　107, 109
　末梢神経のダイアグラム　　107
　腕神経叢ブロック鎖骨上アプローチ
　　100
縦隔胸膜　　168
手関節形成術　　105
手指自動伸展運動　　105
手術安全チェックリスト　　15
手術室探検ツアー　　231
出血性合併症　　9, 11〜13, 21
術後悪心・嘔吐（PONV）　　5, 32,
　　135, 137, 179, 211, 228, 231, 238, 241
術後回復力強化（ERAS）プロトコール
　　5
術後覚醒遅延　　231
術後鎮痛法（小児）　　31, 35
術後廃用症候群　　123
循環動態　　93, 95, 187
小円筋
　腋窩神経ブロック　　95
　持続腕神経叢ブロック　　71, 72
消炎鎮痛薬　　238, 241
上顎神経　　55
上顎神経ブロック　　55, 57
小胸筋　　163, 180, 181
上前腸骨棘　　239
上臂動脈　　125
小児区域麻酔ネットワーク（PRAN）
　　33, 225
静脈血栓塞栓症　　8
静脈内患者自己調節鎮痛（IV-PCA）
　　133, 161, 187, 205, 209
静脈内区域麻酔　　12
上肋間アプローチ　　202
上腕三頭筋　　95
自律神経過緊張反射　　96
自律神経性反射亢進症候群　　93
シロスタゾール　　10
腎盂形成術　　34
伸筋群筋膜下ブロック　　109
神経根ブロック　　85
神経刺激　　4, 67
神経刺激針　　13, 37, 38, 143
神経支配
　坐骨神経　　148
　上肢の——　　86

鼠径部の——　　237
大腿の——　　125, 130, 134
臀部の——　　125
乳癌手術　　173
皮膚の——　　100
腹腔鏡下子宮全摘術　　210
深頸神経叢ブロック　　12, 56, 60
神経穿刺　　67
神経内注入　　38, 67
神経ブロック針→ブロック針
　選択的脛骨神経ブロック　　135
　鈍針と鋭針　　48, 89
　内転筋管ブロック　　134
　——の選択　　47
　——の描出　　45
　——の歴史　　4
　腕神経叢ブロック　　80
人工骨頭置換術　　123, 124
人工膝関節単顆置換術（UKA）　　133
人工膝関節置換術（TKA）
　持続内転筋管ブロック　　115, 133
　膝関節局所浸潤麻酔（LIA）　　119
　大腿四頭筋筋力　　138
　大腿神経ブロック（FNB）　　138
　転倒リスク　　113
　内転筋管ブロック　　114
　変形性膝関節症　　133
浸潤麻酔法　　3
深腓骨神経　　148
深部神経ブロック　　19

ステロイド　　79, 81, 120

正中神経
　選択的知覚神経ブロック　　106
　末梢神経のダイアグラム　　107
　腕神経叢ブロック鎖骨上アプローチ
　　100
声門上器具（SGA）　　130, 174
生理的低蛋白血症　　245
脊硬麻針　　216
脊髄くも膜下硬膜外併用麻酔（CSEA）
　　215
脊髄くも膜下麻酔　　33
脊髄硬膜外血腫　　9
脊髄刺激電極埋め込み術　　12
脊髄ショック　　96

索引　255

脊髄神経　155
脊髄神経幹　164
脊髄神経後枝　164
脊髄神経後枝内側枝ブロック　12
脊髄神経前枝　156, 157
脊髄神経前枝前皮枝　235
脊髄損傷　218
脊髄反射　96
脊柱管　25, 27, 212
脊柱管ブロック　25
　休薬期間　7, 10
　再開時期　11
　尿閉　150
脊柱起立筋
　shamrock view　21, 22
　胸筋神経(PECS)ブロック　164
　腰神経叢ブロック　125
　腰方形筋ブロック(QLB)　210
　腰方形筋ブロック(QLB)III　23
脊麻針　216
セッティング　175
セボフルラン
　外顆骨折骨接合術　150
　胸部傍脊椎ブロック(TPVB)　176
　肩関節手術　95
　臍ヘルニア根治術　232, 234
　人工膝関節置換術(TKA)　130
　鼠径ヘルニア根治術　241, 242
　大腿骨頸部骨折　126, 127
　乳癌手術　174, 177
セレコキシブ　131, 137
前鋸筋　89, 163, 164, 181
浅頸神経叢　72〜74
浅頸神経叢ブロック　12, 85
仙骨　217
前骨間神経・後骨間神経ブロック　109
仙骨硬膜外麻酔　240
　感覚運動障害　232
　小児　33
　鼠径ヘルニア根治術　238, 241
　腹腔鏡下虫垂切除術　226
　腹直筋鞘ブロック(RSB)との比較　235
前十字靱帯再建術(ACLR)　115, 141, 145

前十字靱帯断裂　141
選択的脛骨神経ブロック　133
　人工膝関節置換術(TKA)　133, 134
　前十字靱帯再建術(ACLR)　141, 143
　——と局所浸潤麻酔　121
　——の同定　89
　——のプレスキャン　144
選択的神経根ブロック
　下肢手術　113
　鎖骨骨折　85
　注意すべきポイント　89
選択的知覚神経ブロック　105
　腱移植術　105
　手関節形成術　105
　ブロック範囲　106
　末梢神経のダイアグラム　107
センチネルリンパ節郭清　173
センチネルリンパ節生検　179
浅腓骨神経　148
前皮枝
　胸筋神経(PECS)ブロック　163, 164
　——の鎮痛法　180
前方複合体　27
前腕の神経ブロック　12
前腕皮神経　108
　選択的知覚神経ブロック　106, 108, 109
　末梢神経のダイアグラム　107
前腕皮神経ブロック　108

臓側胸膜　192
総腓骨神経
　坐骨神経ブロック(SNB)　148
　選択的脛骨神経ブロック　134, 136, 143, 144
創部浸潤麻酔　160
　経カテーテル的大動脈弁留置術(TAVI)　183, 185
　子宮筋腫　209
　持続——　160
　小児　33
　鼠径ヘルニア根治術　238, 241
　動脈管結紮術　245
　腹腔鏡下虫垂切除術　226, 229

リポソームブピバカイン　161
足関節骨折　147
足関節背屈障害　145
側腹筋群三層レベル　205
側方腹横筋膜面(TAP)ブロック　202, 214, 239
鼠径ヘルニア　33
鼠径ヘルニア根治術
　腸骨鼠径・腸骨下腹神経ブロック　237
　腹横筋膜面(TAP)ブロック　237

た行

ターニケット　99, 110, 129, 135, 144, 145, 149
ターニケットペイン　110, 129, 130, 147, 150
ダーマボンド®　137
大胸筋　163, 180, 181
体性痛
　持続腹横筋膜面(TAP)ブロック　202
　仙骨硬膜外麻酔　241
　鼠径ヘルニア根治術　238
　腹腔鏡下子宮全摘術　209
大腿骨近位部骨折　127
大腿骨頸部骨折　123
大腿骨頭無腐性壊死　123
大腿三角　116
大腿四頭筋
　筋力　114, 116, 138
　大腿神経ブロック(FNB)　133
　等尺性筋力　137
大腿神経　115, 135
　持続大腿神経ブロック(FNB)　115, 121, 129, 130, 141
　前十字靱帯再建術(ACLR)　142
　大腿神経ブロック(FNB)　239
　——と内転筋管　114
　——と腰神経叢ブロック　19
　内転筋管ブロック　134, 143
　末梢神経ブロック　113
　腰神経叢ブロック　124, 125
大腿神経ブロック(FNB)
　持続——　115, 120, 129, 130, 141
　小児　34, 35
　神経穿刺　67

人工膝関節置換術(TKA)　129
腸骨鼠径・腸骨下腹神経(II/IHN)
　ブロックの合併症　239
　——と抗凝固薬　9
　——と内転筋管ブロック　113,
　　114
　腹横筋膜面(TAP)ブロックの合併
　　症　240
大腿直筋　113
大腿動脈　134, 143
大腿皮神経
　外側大腿皮神経ブロック　125
　大腿神経ブロック(FNB)　134
　腰神経叢ブロック　124
大動脈弁逆流　71
大動脈弁狭窄症　183
大内転筋　143
体表ランドマーク法　13
タイムアウト　15
大網部分切除術　201
大腰筋
　shamrock view　21, 22
　鼠径ヘルニア　237
　大腿神経ブロック(FNB)　239
　腰神経叢ブロックと——　20,
　　125
　腰方形筋ブロック(QLB)　210
　腰方形筋ブロック(QLB) III　23
大腰筋筋溝ブロック　19
大腰筋内血腫　19
多孔式カテーテル　160, 203, 204
多合指症　34
脱分極性筋弛緩薬　93
ダビガトラン　8, 10

チェックリスト　15
チエノピリジン系抗血小板薬　7
チクロピジン　7, 10
中間広筋　113
肘骨折　99
虫垂炎　34
虫垂切除術　225
中枢ブロック　33
注入圧測定　37, 39
超音波装置　41, 74, 175
長胸神経(LTN)　68
　胸筋神経(PECS)ブロック　163

　——症候群　68
　乳癌手術　174
腸骨　206
腸骨下腹神経(IHN)　237
腸骨下腹神経ブロック　12
腸骨棘　237
腸骨筋　125, 239
腸骨筋膜　239
腸骨筋膜下ブロック　125
腸骨鼠径神経(IIN)
　小児鼠径ヘルニア　237
　腰神経叢ブロック　125
腸骨鼠径神経ブロック　34
腸骨鼠径・腸骨下腹神経(II/IHN)ブ
　ロック　34, 35, 237
　鼠径ヘルニア根治術　238
　——と腹横筋膜面(TAP)ブロック
　　155
　——の合併症　239
腸骨稜　202
　鼠径ヘルニア　237
　腰方形筋ブロック(QLB)　210
長掌筋筋膜下ブロック　109

椎間関節　27
椎間板内治療　12
椎骨動脈　87
椎体　217
椎体横突起　125
椎体形成術　12

帝王切開術　215, 216
低分子ヘパリン　8, 10, 212
停留精巣　34
デキサメタゾン
　局所麻酔薬への添加　79, 120
　膝関節局所浸潤麻酔(LIA)　131
　人工膝関節置換術(TKA)　135,
　　138
　前十字靱帯再建術(ACLR)　144
　鎮痛時間　81
　腕神経叢ブロック　80
デクスメデトミジン　71, 249
手首の神経ブロック　12
デスフルラン　60, 80, 170, 190
デュアルガイダンス　21, 125

橈骨神経
　選択的知覚神経ブロック　106,
　　107, 109
　末梢神経のダイアグラム　107
　腕神経叢ブロック鎖骨上アプローチ
　　100
糖尿病患者　39
動脈管開存症(PDA)　245
動脈管結紮術　245
ドパミン　249
トラマドール　116, 137
トリプルガイダンス　37, 39
ドロペリドール　135
　開腹手術　205
　人工膝関節置換術(TKA)　135,
　　138
トロンボキサン A_2　7
鈍針　88, 89

な行

内臓痛
　軽減効果　210
　持続腹横筋膜面(TAP)ブロック
　　202
　仙骨硬膜外麻酔　241
　側方腹横筋膜面(TAP)ブロック
　　212
　鼠径ヘルニア根治術　238, 242
　腹腔鏡下子宮全摘術　209
　腰方形筋ブロック(QLB)　212
内側胸筋神経　164
内側広筋
　選択的脛骨神経ブロック　143
　内転筋管ブロック　143〜145
内側神経束　163
内側前腕皮神経　100, 108
内転筋管　114, 135
内転筋管ブロック　116, 135
　下肢手術　113
　持続——　115, 131, 133
　人工膝関節置換術(TKA)　114,
　　134, 138
　前十字靱帯再建術(ACLR)　115,
　　141, 143
　大腿神経ブロック(FNB)との比較
　　114
　——のプレスキャン　144

内腹斜筋
　shamrock view　22
　胸筋神経(PECS)ブロック　164
　持続腹横筋膜面(TAP)ブロック
　　205, 207
　鼠径ヘルニア　237
　大腿神経ブロック(FNB)　239
　腹横筋膜面(TAP)ブロック
　　155〜157, 203, 206
　腹直筋鞘ブロック(RSB)　233
　腰方形筋ブロック(QLB)　210,
　　212
内肋間膜
　胸部傍脊椎ブロック(TPVB)
　　176, 247
　内腹斜筋　241

ニードルガイド　47
ニカルジピン　150, 187
乳癌手術
　胸横筋膜面ブロック　180
　胸筋神経(PECS)ブロック　165,
　　179
　胸部傍脊椎ブロック(TPVB)
　　173
　乳腺部分切除術　179
　乳房切除後疼痛症候群(PMPS)
　　178
　尿閉　150, 241

脳梗塞　99
ノルアドレナリン　187

は行

ハムストリング腱移植　141
針強調技術　41
パルスオキシメータ　232
パルスジェネレーター埋め込み術
　　12
半月線　155, 196, 205, 207
半腱様筋腱(および薄筋腱)移植
　　141
ハンソンピン　124, 125

ビーチチェア位　76
日帰り手術　231, 237
肥厚性幽門狭窄症　34

腓骨神経
　坐骨神経ブロック(SNB)　148
　――のMRI画像　132
　腰神経叢ブロック　125
腓骨神経麻痺　132
皮神経　106
非ステロイド性抗炎症薬(NSAIDs)
　31, 81, 116, 120, 202
ビタミンK　8
ビデオ喉頭鏡　216
ヒドロキシエチルデンプン(HES)製
　剤　186, 216
非ビタミンK阻害抗凝固薬(NOAC)
　8
皮膚　106
腓腹神経　148
皮膚分節　72

部位間違い　15

フェニレフリン
　経カテーテル的大動脈弁留置術
　　(TAVI)　186, 187
　帝王切開術　216
フェンタニル
　外顆骨折骨接合術　148, 150
　肩関節手術　74, 95
　腱板修復術　80
　臍ヘルニア根治術　231
　鎖骨骨折　86, 89
　小児　31
　人工膝関節置換術(TKA)　134,
　　135
　前十字靱帯再建術(ACLR)　142,
　　145
　鼠径ヘルニア根治術　238
　大腿骨頸部骨折　126, 127
　帝王切開術　216, 220
　頭頸部手術　58, 60
　動脈管結紮術　248, 249
　乳癌手術　174, 177, 181
　腹腔鏡下子宮全摘術　209, 211
　腹腔鏡下胆嚢摘出術　195
　腹腔鏡下虫垂切除術　226, 228
　卵巣癌　161
フェンタニル IV-PCA
　腹腔鏡下子宮全摘術　211, 213
　腹腔鏡補助下胃全摘術　191,

　193
フォーカス　45
フォンダパリヌクス　8, 10
腹横筋
　shamrock view　22
　持続腹横筋膜面(TAP)ブロック
　　205, 207
　側方腹横筋膜面(TAP)ブロック
　　241
　鼠径ヘルニア　237
　大腿神経ブロック(FNB)　239
　腹横筋膜面(TAP)ブロック　155
　　〜157, 203
　腹直筋鞘ブロック(RSB)　233
　腰方形筋ブロック(QLB)　210,
　　212
　肋骨弓下腹横筋膜面(TAP)ブロッ
　　ク　196
腹横筋膜面　203, 237
腹横筋膜面(TAP)ブロック
　アプローチ法　202
　カテーテルの先端位置　202
　局所麻酔薬の広がり　156
　経カテーテル的大動脈弁留置術
　　(TAVI)　183
　後方アプローチ　22, 157
　子宮筋腫　209
　持続――　201, 203, 205〜207
　上肋間アプローチ　156
　腎盂形成術(小児)　34
　側方アプローチ　156, 157, 214
　鼠径ヘルニア根治術　238, 240
　帝王切開術　219
　――の合併症　239
　腹腔鏡下胆嚢摘出術　195
　腹腔鏡下虫垂切除術　226, 228
　ブロック範囲　155
　膀胱尿管逆流症手術(小児)　34
　卵巣嚢腫　209
腹腔鏡下経皮的腹膜外ヘルニア閉鎖術
　　(LPEC)　237
腹腔鏡下子宮全摘術　209
腹腔鏡下胆嚢摘出術　160
腹腔鏡下虫垂切除術　225, 226
腹腔鏡補助下胃切除術　189
腹腔神経叢ブロック　12
伏在神経

前十字靱帯再建術（ACLR） 142
大腿神経ブロック（FNB） 134
内転筋管ブロック 116, 144
腰神経叢ブロック 125
伏在神経ブロック
　前十字靱帯断裂 141
　大腿四頭筋構成筋への影響 114
　内転筋管ブロックとの違い 116
腹式子宮全摘術 201
腹式単純子宮全摘除術 160
腹直筋
　胸筋神経（PECS）ブロック 164
　持続腹横筋膜面（TAP）ブロック 205
　大腿神経ブロック（FNB） 239
　腹横筋膜面（TAP）ブロック 155, 203
　肋骨弓下腹横筋膜面（TAP）ブロック 196
腹直筋鞘後葉-腹横筋レベル 205
腹直筋鞘ブロック（RSB） 227, 233
　臍ヘルニア根治術 234
　小児 34, 35, 42
　仙骨硬膜外麻酔との比較 226
　鼠径ヘルニア根治術 225
　針の選択 227
　腹腔鏡補助下胃全摘術 233
　プレスキャン 227, 231
　ベベルの向き 235, 240
　薬液の確認 235
　卵巣癌 233
腹壁筋群 21
腹膜鞘状突起 237
ブピバカイン
　推奨極量 228
　ステロイド添加―― 81
　脊髄くも膜下硬膜外併用麻酔（CSEA） 220
　――と軟骨毒性 120
フルルビプロフェンアキセチル 96, 102, 129, 130, 150, 191, 206
プレガバリン 139
プレスキャン
　胸筋神経（PECS）ブロック 180
　胸部傍脊椎ブロック（TPVB） 185, 246
　坐骨神経ブロック（SNB） 149

持続胸部傍脊椎ブロック（TPVB） 197
持続腕神経叢ブロック 72
新生児 246
脊髄くも膜下硬膜外併用麻酔（CSEA） 217, 219
浅頸神経叢ブロック 86
選択的脛骨神経ブロック 144
選択的神経根ブロック 86
内転筋管ブロック 134, 143
腹横筋膜面（TAP）ブロック 204
腹直筋鞘ブロック（RSB） 227
肋間神経ブロック 191
肋骨弓下腹横筋膜面（TAP）ブロック 196
腕神経叢ブロック鎖骨上アプローチ 101
プローブ
　操作の基本 46
　――と周波数 45
プロスタグランジンI$_2$ 7
プロタミン 8, 187
ブロック針→神経ブロック針 87, 191, 196, 216, 234
プロポフォール 76
　外顆骨折骨接合術 150
　胸膜切除/肺剥皮術 170
　経カテーテル的大動脈弁留置術（TAVI） 187
　肩関節手術 76, 95
　腱板修復術 80
　骨接合術 99, 102
　鎖骨骨折 89
　人工膝関節置換術（TKA） 130, 135
　前十字靱帯再建術（ACLR） 142, 144
　頭頸部手術 59
　乳癌手術 174, 179
　腹腔鏡下胆嚢摘出術 195
　腹腔鏡下虫垂切除術 226
　腹腔鏡補助下胃全摘術 190
　幼若脳への影響 32
プロポフォールTCI 186, 210

米国区域麻酔科学会（ASRA）
　ガイドライン 9

　――とチェックリスト 17
米国麻酔科学会（ASA） 5
閉鎖神経
　持続大腿神経ブロック（FNB） 129
　大腿神経ブロック（FNB） 134
　腰神経叢ブロック 19, 124, 125
閉鎖神経ブロック
　小児 34
　前十字靱帯再建術（ACLR） 142
壁側胸膜 192
ヘパリン 8, 185, 201
変形性膝関節症 129, 133, 138

縫工筋 116, 143
傍脊柱筋 22
傍脊椎腔 247
傍大動脈リンパ節郭清 201
ホッケースティック型リニアプローブ 247

ま行

マイクロコンベックスプローブ 46, 168～170
末梢神経刺激電極埋め込み術 12
末梢神経のダイアグラム 107
末梢神経ブロック（PNB）
　持続―― 50, 71, 72, 74, 79
　小児 31
　――と安全対策 15
　――と抗血栓療法 7
　――とトリプルガイダンス 37, 39
　――の運用指針 9
　――のモニタリング 37
　――の歴史 4
末梢挿入型中心静脈カテーテル（PICC） 248
麻薬 226
麻薬系鎮痛薬 5
マルチモーダル鎮痛 31, 60, 112, 160

ミダゾラム 32, 148, 249
ミダゾラムシロップ 231
未分画ヘパリン 8, 10

メチルプレドニゾロン　121
メトクロプラミド　211, 219
メピバカイン
　外側大腿皮神経ブロック　125
　坐骨神経ブロック(SNB)　126
　ステロイド添加――　81
　仙骨硬膜外麻酔　235

モルヒネ
　胸膜切除/肺剥皮術　170
　局所麻酔薬との混合　121
　膝関節局所浸潤麻酔(LIA)　131
　人工膝関節置換術(TKA)　138
　前十字靱帯再建術(ACLR)　145
　鼠径ヘルニア根治術　238
　卵巣癌　205, 208

や行

薬物動態シミュレーション　170

指(の神経)ブロック　12, 34

腰神経
　腹横筋膜面(TAP)ブロック　155
　腰方形筋ブロック(QLB)　210
腰神経叢
　shamrock view　22
　外側大腿皮神経ブロック　125
　同定　20, 21
腰神経叢ブロック　125
　shamrock view　20, 21
　shamrock アプローチ法　125, 126
　――後方アプローチ　20, 21
　大腿骨頸部骨折　123, 124
　――の合併症　127
腰椎　210, 217
腰椎横突起　20, 23, 210
腰動脈　21
腰部・胸部硬膜外麻酔　33
腰部交感神経節ブロック　9, 12
腰方形筋
　shamrock view　21, 22
　描出のコツ　213
　腰神経叢ブロック　125
　腰方形筋ブロック(QLB)　210, 212

腰方形筋ブロック(QLB) III　23
腰方形筋ブロック(QLB)　22
　アプローチ法　210
　後方腹横筋膜面(TAP)ブロック　239
　側方腹横筋膜面(TAP)ブロックとの比較　214
　腹腔鏡下子宮全摘術　209
　プレスキャン　212
　ポジショニング　211
腰方形筋ブロック(QLB) III　19, 23

ら行

ラニチジン　219
ラリンジアルマスク(LMA)　174, 232
卵巣癌　201
卵巣嚢腫　209
ランドマーク法　4

リアルタイムスキャン　25
リドカイン
　経カテーテル的大動脈弁留置術(TAVI)　187
　肩関節手術　96
　持続大腿神経ブロック(FNB)　130
　持続腕神経叢ブロック　74
　人工膝関節置換術(TKA)　131
　ステロイド添加――　81
　腕神経叢ブロック鎖骨上アプローチ　100, 101
リニアプローブ　45
　腋窩神経ブロック　95
　胸部傍脊椎ブロック(TPVB)　167, 185
　検知可能な最小血管径　90
　坐骨神経ブロック(SNB)　148
　持続肩甲上神経ブロック　94
　膝関節鏡手術　26
　浅頸神経叢ブロック　86
　選択的脛骨神経ブロック　134
　選択的神経根ブロック　86
　――と分解能　45
　内転筋管ブロック/選択的脛骨神経ブロック　143
　腹直筋鞘ブロック(RSB)　227

リバーロキサバン　8, 10
リバウンド痛　147
両側付属器切除術　201
レボブピバカイン
　腋窩神経ブロック　95
　外顆骨折骨接合術　150
　患者自己調節鎮痛(PCA)　198
　胸筋神経(PECS)IIブロック　164
　胸筋神経(PECS)ブロック　165, 181
　胸部傍脊椎ブロック(TPVB)　185, 249
　経カテーテル的大動脈弁留置術(TAVI)　187
　肩関節手術　77
　坐骨神経ブロック(SNB)　149
　持続胸部傍脊椎ブロック(TPVB)　198
　持続肩甲上神経ブロック　95
　持続創部浸潤麻酔　161
　持続内転筋管ブロック　137
　持続腕神経叢ブロック　76
　新生児　249
　推奨極量　228
　ステロイド添加――　81
　浅頸神経叢ブロック　88
　選択的脛骨神経ブロック　135, 144
　選択的神経根ブロック　89
　動脈管結紮術　250
　――と軟骨毒性　120
　内転筋管ブロック　134, 144
　肋間神経ブロック　192, 193
　肋骨弓下腹横筋膜面(TAP)ブロック　196
　腕神経叢ブロック鎖骨上アプローチ　100
レミフェンタニル
　外顆骨折骨接合術　150
　胸膜切除/肺剥皮術　170
　経カテーテル的大動脈弁留置術(TAVI)　186, 187
　肩関節手術　95
　臍ヘルニア根治術　231
　人工膝関節置換術(TKA)　129,

130
前十字靱帯再建術(ACLR)　142,
　　144, 145
頭頸部手術　57〜60
動脈管結紮術　248, 249
乳癌手術　179, 180
腹腔鏡下子宮摘術　209〜211
腹腔鏡下胆囊摘出術　195
腹腔鏡下虫垂切除術　228
腹腔鏡補助下胃全摘術　190, 191
卵巣癌　205

ロキソプロフェン
　開腹手術　208
　腱板修復術　80
　鎖骨骨折　89
　前十字靱帯再建術(ACLR)　145
　乳癌手術　182
　腹腔鏡下子宮全摘術　212
ロサルタン　71
肋間筋　192
肋間神経
　胸部傍脊椎ブロック(TPVB)　168
　乳癌手術　174
　——の解剖　164
　肋間神経ブロック　192
肋間神経ブロック
　経カテーテル的大動脈弁留置術
　　(TAVI)　185
　動脈管結紮術　245
　腹腔鏡補助下胃全摘術　189, 191
　プレスキャン　192
肋骨
　胸部傍脊椎ブロック(TPVB)　176
　新生児の——　248

肋骨弓　202
肋骨弓下アプローチ　202
肋骨弓下斜角アプローチ　157, 202, 203
肋骨弓下腹横筋膜面(TAP)ブロック
　189, 195
　腹腔鏡下胃切除術　189
　ブロックの実際　195
肋骨胸膜　168
肋骨矢状断面像　169
ロピバカイン
　安全な使用量　120
　胸筋神経(PECS)ブロック　165
　胸部傍脊椎ブロック(TPVB)
　　169, 174, 175
　肩関節手術　96
　持続大腿神経ブロック(FNB)
　　130
　持続腹横筋膜面(TAP)ブロック
　　204, 205, 208
　持続腹横筋膜面(TAP)ブロック側
　　方アプローチ　202
　持続腕神経叢ブロック　74
　膝関節局所浸潤麻酔　119, 122, 131
　小児　35
　人工膝関節置換術(TKA)　131
　推奨極量　228
　ステロイド添加——　79, 81
　選択的知覚神経ブロック　108
　創部浸潤麻酔　183
　側方腹横筋膜面(TAP)ブロック
　　242
　デキサメタゾン添加——　80
　頭頸部手術　58, 59

動脈管結紮術　250
——と軟骨毒性　120
腹横筋膜面(TAP)ブロック　183
腹直筋鞘ブロック(RSB)　228, 233
腰神経叢ブロック　125

わ行

ワルファリン　8, 10, 208, 210
腕神経叢
　胸筋神経(PECS)ブロック　163
　浅頸神経叢ブロック　87
　——の同定　88
腕神経叢ブロック　80
　合併症の可能性　81
　持続——　71
　神経刺激　67
　——と抗凝固薬　9
　——による横隔神経麻痺　93
腕神経叢ブロック鎖骨上アプローチ
　38, 102
　横隔神経損傷の危険性　68
　横隔神経麻痺の発生　94
　局所麻酔薬の注入箇所　102
　小児　34
　神経穿刺　67
　浅頸神経叢ブロックとの比較　89
　肘骨折　99
　針先と神経の位置関係　40
　プローブの角度　100
腕神経叢ブロック斜角筋間アプローチ
　12, 15, 79, 80, 86
　後方アプローチ　68, 69
　——の注意点　35, 67

LiSA コレクション
超音波ガイド下末梢神経ブロック 第2巻
実践25症例　　　　　　　　　　　　定価：本体6,000円+税

2016年4月27日発行　第1版第1刷 ©

編　者　森本　康裕
　　　　もりもと　やすひろ

発行者　株式会社 メディカル・サイエンス・インターナショナル
　　　　代表取締役　若松　博
　　　　東京都文京区本郷1-28-36
　　　　郵便番号 113-0033　電話(03)5804-6050

印刷：横山印刷／表紙装丁：トライアンス

ISBN 978-4-89592-851-9 C3047

本書の複製権・翻訳権・上映権・譲渡権・公衆送信権(送信可能化権を含む)は (株)メディカル・サイエンス・インターナショナルが保有します。
本書を無断で複製する行為(複写，スキャン，デジタルデータ化など)は，「私的使用のための複製」など著作権法上の限られた例外を除き禁じられています。大学，病院，診療所，企業などにおいて，業務上使用する目的(診療，研究活動を含む)で上記の行為を行うことは，その使用範囲が内部的であっても，私的使用には該当せず，違法です。また私的使用に該当する場合であっても，代行業者等の第三者に依頼して上記の行為を行うことは違法となります。

JCOPY 〈(社)出版者著作権管理機構　委託出版物〉
本書の無断複写は著作権法上での例外を除き禁じられています。複写される場合は，そのつど事前に，(社)出版者著作権管理機構(電話 03-3513-6969, FAX 03-3513-6979, info@jcopy.or.jp)の許諾を得てください。